广州中医药大学特色创新教材

临床检验方法性能验证与确认

主　　编　黄宪章　王建兵

副 主 编　何　敏　张乔轩　高云龙　万泽民

　　　　　唐文志　刘　玲

编　　委 （按姓氏笔画排序）

　　　　　万泽民　王建兵　石　文　刘　丹

　　　　　刘　玲　严　君　杨永强　吴晓宾

　　　　　吴新忠　何　敏　张乔轩　尚陈宇

　　　　　高云龙　唐文志　黄宪章　黄爱军

　　　　　韩　光　韩丽乔　廖衍强

编写秘书　万泽民

科学出版社

北　京

内 容 简 介

临床检验方法分定量、定性和半定量三类，每类方法评价有性能验证与确认两种。本书先介绍临床检验质量规范、计量溯源性和测量不确定度，再按照定量检验、定性检验和半定量检验三类方法介绍性能验证与确认。在编写本书时能够将最新进展与临床相结合，力求内容新颖，结合临床案例，实用性强，层次清晰，重点突出，符合课程教学的要求。

本书可供医学检验技术专业学生、检验工作人员、实验室检测人员使用，也可供临床医师、护师、医学生和科研人员等参考。

图书在版编目（CIP）数据

临床检验方法性能验证与确认 / 黄宪章，王建兵主编. —北京：科学出版社，2024.2

广州中医药大学特色创新教材

ISBN 978-7-03-078133-8

Ⅰ. ①临…　Ⅱ. ①黄…　②王…　Ⅲ. ①临床医学–医学检验–中医学院–教材　Ⅳ. ①R446.1

中国国家版本馆 CIP 数据核字（2024）第 036136 号

责任编辑：郭海燕　孙　曼 / 责任校对：胡小洁
责任印制：徐晓晨 / 封面设计：蓝正设计

科学出版社 出版
北京东黄城根北街 16 号
邮政编码：100717
http://www.sciencep.com
北京虎彩文化传播有限公司印刷
科学出版社发行　各地新华书店经销
*
2024 年 2 月第 一 版　开本：787×1092　1/16
2024 年 2 月第一次印刷　印张：20
字数：512 000
定价：**108.00 元**
（如有印装质量问题，我社负责调换）

前　言

医学检验是临床医学的重要组成部分，在疾病的预防、诊断、治疗和预后判断中发挥了重要作用，是疾病诊疗的"侦察兵"和"情报系统"。

近年来，医学检验快速发展，出现了以临床实验室检测自动化、信息化与实验室管理标准化为特征的新趋势。如何运用现代检验的新知识、新技术，保证检验结果的可溯源性、不同检测机构的临床实验室或不同检测系统检测结果的可比性，特别是我国检验界多使用非配套检测系统，对医学检验提出了更高要求。有鉴于此，我们组织了长期从事临床检验质控、计量溯源、检验性能验证与确认等方面的专家和中青年技术骨干编写了本书。

新的临床检验自动化仪器、新的测量方法在使用前或使用过程中需要对非标准方法、实验室设计的方法、超出预定范围使用的标准方法和修改过的确认方法进行确认；对未加修改而使用的已确认的检验程序进行验证，以证实满足检验预期用途。不少临床工作者由于不熟悉这些新进展，使这些新技术和新项目没有发挥其应有的作用，因此，编者通过对这些知识点进行梳理编写了本书，并力求内容新颖，结合临床案例，实用性强，以便更好地适应临床诊疗服务的需要。

全书共 6 章。第一章临床检验质量规范，包括设定质量规范的层次模式，如何进行临床检验质控等。第二章计量溯源性，6 种校准等级模式代表了当前的技术水平，临床检验结果应追溯至可获得的较高计量学级别的参考物质或参考程序。第三章测量不确定度，介绍了测量不确定度评定的基本原则和基本方法，包括自下而上（bottom-up）方法和自上而下（top-down）方法。第四章定量检验方法性能验证与确认，包括精密度、正确度、准确度、线性与可报告范围、检测限、分析干扰、基质效应等评价试验，参考区间建立和应用，携带污染的发现及其解决方案。第五章定性检验方法性能验证与确认，阐述了定性方法的精密度、符合率、检出限的验证与确认，以及临床诊断效能的评价等。第六章半定量检验方法性能验证与确认，包括符合率、精密度和准确度的验证与确认。

本书在编写方法上，力争突出基本概念和基本知识相结合，做到便于教与学。同时，为了适应快速发展的医学检验，增加了计量溯源、检验性能验证与确认等方面的新知识。另外，为了便于理解，本书提供了大量案例分析，做到学与练相结合，进一步培养学员的实际工作能力。

本书的编写邀请了广东医科大学附属第三医院（佛山市顺德区龙江医院）刘玲主任医师，其他编者均为广州中医药大学第二临床医学院人员。

在本书编写过程中得到了许多专家的耐心指导，他们提出许多宝贵的意见和建议，在此谨表示衷心的感谢。

尽管各位编者在编写的过程中尽心尽力，但由于时间和编者水平有限，书中难免有疏漏和不当之处，恳请专家、读者批评指正，以便今后进一步修订和完善。

黄宪章　王建兵

2024 年 2 月

目 录

第一章　临床检验质量规范

质量规范（quality specification）或分析质量规范（analytical quality specification）包括允许不精密度、偏倚及允许总误差等质量指标。检验质量规范通常以这些形式来表示，其中以允许总误差最为常用，它反映了从临床实用角度所能接受的分析误差大小。

第一节　质量规范概述

现代质量管理（quality management）涉及的内容要比每天日常工作中执行的简单统计质控丰富得多。在质量管理中还包括良好实验室规范（实践）（GLP）、质量保证（quality assurance，QA）、质量改进（quality improvement，QI）和质量计划（quality planning，QP）。这些要素组成了检验医学领域全面质量管理的基本要素。

质量的定义有许多，但在医学检验领域可解释为建立在检验医学上执行所有试验的质量是可帮助临床医生进行良好医学实践的条件。因此，在可控制、实践、保证或改进实验室质量之前，必须准确地知道确保满意的临床决策时需要什么样的质量水平。因此，规定要求的质量是建立质量管理所必需的前提条件（图 1-1）。

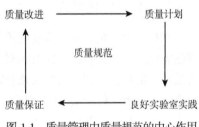

图 1-1　质量管理中质量规范的中心作用

一、设定质量规范

临床医学决策所要求的执行水平具有不同的名称。当前最广泛应用的名词是质量规范，其他的名词包括质量目标（quality goals）、质量标准（quality standards）、适当的标准（desirable standards）、分析目标（analytical goals）和分析性能目标（analytical performance goals）。

如果你询问与试验结果产生有关的不同人员和涉及申请试验的其他人员，如何规定良好的实验室试验，每个人将可能给出非常不同的回答。例如：

（1）实验室负责人可能回答，"试验在能力验证和室间质量评价计划中取得满意的成绩"。

（2）实验室管理者可能回答，"试验价廉、容易执行"。

（3）技术人员可能回答，"试验均在室内质控范围内"。

（4）急诊室临床医生可能回答，"在床旁和利用全血就能非常快速地执行试验"。

（5）科研医生可能回答，"试验具有高的临床灵敏度、特异性和预测值"。

（6）儿科医生可能回答，"试验要求具有很少的样本量"。

这些假设的回答反映出事实上实验室试验具有许多的不同特性，最好的名称为性能特征（performance characteristics）。每一种方法可由其性能特征进行充分的描述，其可分为两大类：

（1）实用性特征（practicability characteristics）：是关于执行程序的详细描述，包括要求的技术熟练程度、分析速度、要求的样本量、分析样本的类型等许多方面。

（2）可靠性特征（reliability characteristics）：是关于方法的科学性方面，如精密度、偏倚、检出限和测量范围。

在理想情况下，对实验室程序的每一性能特征都应有质量规范，特别是可靠性特征，如精密度和偏倚。为了执行适当的实验室质量管理体系，实验室必须规定精密度、偏倚及允许总误差的质量规范。

二、质量规范的使用

通过考虑如何将任何新的分析系统、仪器或方法引入到临床实验室服务，就能很好地阐述实验室质量管理的许多方面需要客观的质量规范。

这些步骤包括：①文件化要求；②评价可用的系统；③准备规范；④建立简单评价目录；⑤执行方法评价或确认及评估评价数据；⑥制定有计划的室内质控系统；⑦参加适当的能力验证或室间质量评价计划。

（一）文件化要求

在过程的开始就规定客观的质量规范是基本的要求。引进任何新的技术的第一步都必须仔细完成此项工作，并且应有相当多的思想。实验人员必须详细地记录关于适当的实用性和可靠性性能特征。实验人员必须规定需要什么，如试验项目目录，样本基质（血清、血浆、脑脊液、尿液、体液），样本来源（成人、儿童、新生儿），急诊及常规试验的时间及通量，方法的化学性，试剂包装大小，校准物的赋值，校准频率及稳定性，质控样本的数量及质控规则的种类。应该描述试验所需的空间（区域）及目前可获得的服务（如电源、水、照明、电线）。也应该知道目前或将来需要的经费。在这一阶段更重要的是，应该规定精密度、偏倚和允许总误差的质量规范，以及检出限、可测量范围、干扰、特异性及携带污染。

（二）评价可用的系统

一旦明确地规定了所需要的，就可评价可获得的潜在的满足实验的需求。可以咨询出版社和主要生产厂家、杂志的文章作者，也可以通过研究厂家的广告宣传和数据，并参加他们的学术会议或讲座，特别是讨论和代表大会；或访问其他的实验室并与同行讨论解决方案的正反方面的问题；也可研究能力验证和室间质量评价报告，以获得丰富的信息，然后对以前设定的质量规范与实验室技术上和方法学上可能获得的、期望的规范进行比较。

（三）准备规范

当对可用的系统进行评价后，可能进行回顾分析，并对需要的定义进行修订。然后我们应该为商业投标的潜在提供商制定详细的文件。规范和投标文件应包括尽可能多的性能特征、详细数值的质量规范。至少应该这样做：提醒厂家方法可靠性特征影响着临床决策，并且在实验室仍然是重要的考虑因素。

（四）建立简单评价目录

一旦厂家和提供商对规范或投标文件已做出反应，我们需为实验室建立可解决问题的目录。然后将厂家每一可靠性特征的规范声明与已规定的质量规范进行比较。

（五）执行方法评价或确认及评估评价数据

在购买或租赁之前及在引入实验室服务之前通常需要对候选的分析系统或仪器进行简单的或详细的评价。有许多优秀的已发表的方案详细地告诉我们如何进行方法评价或确认。将这些具有性能特征的大量数据与期望的质量规范进行比较的目的是做出可接受性的判断。

（六）制定有计划的室内质控系统

当引入分析系统或仪器进行服务时，应建立良好的质控系统，同时引入质量管理的所有其他方面。质量计划是决定检测质控物的数量及判断接受或拒绝（判断失控）质控规则的基础，并且如果没有详细的使用质量规范就不能完成此项工作。

（七）参加适当的能力验证或室间质量评价计划

对于实验室开展的检验项目，有时甚至通常是强制性要求参加能力验证或室间质量评价计划。这些计划和方案最好是使用客观设定的质量规范，使用产生的固定限来判断其可接受性。

文件很好地记录了在方法评价和质控中需要客观的质量规范。例如，1999 年检验医学权威杂志《临床化学》在其作者说明中陈述，获得的性能特征结果应客观地与文件记录的质量规范、发表的当前技术水平、法律如美国临床实验室改进法案修正案（CLIA'88）要求的性能，或专家小组推荐结果等进行比较。而且，美国临床实验室标准化协会（Clinical and Laboratory Standard Institute，CLSI）更新了美国的统计质控指南。修订的指南包括计划统计质控方法的信息，其第一要求就是规定质量要求。

三、设定质量规范的问题

质量计划使室内质控系统得到了彻底的改革。然而，有专家认为在质量计划过程中难以设定质量规范，建议最好坚持采用传统的统计质控。其他的建议对使用数值质量规范有一些异议，如下所示。

（1）现今的书籍、综述、论文中有许多推荐，这些建议对于非专业人员来说难以决定哪一模型是好的，哪一模型有问题，在选择最适当的质量规范用于质量计划方面将面临挑战。

（2）试验结果用于许多不同的临床情况，包括研发、教学和培训、监测、诊断、病例发现及筛查，可能没有单一的质量规范设置使任何方法适合于所有临床目的。

（3）随着时间的变迁，新的推荐不断地发表，甚至专家可能看出保持他们观点和推荐的变化必须与时俱进。这可能说明实际上没有普遍存在的专业上协商一致的关于设定质量规范的最好方法。

（4）有些人已提到有证据显示当前的方法学和技术性能水平已损害患者（或临床医生）利益，并且对多年的改变表示怀疑。

（5）由于存在涉及能力验证规则的立法而不是教育类型的室间质量评价，如美国 CLIA'88 要求，实验室努力的方向主要是达到要求的标准，这样，由能力验证设定的固定限成为应用于实践的质量规范。

（6）临床检验分析系统的生产厂家并没有使用专业客观设置规范作为开发市场的主要考虑，而更主要考虑的是当前技术和在合理成本上可达到的技术。

尽管存在这些困难。关于它们的建立和应用的知识对于现代临床实验室运作是至关重要的。

第二节　设定质量规范的层次模式

关于如何设定质量规范已有许多文章、论著、综述和检验医学教材可参考，且已举行讨论这方面话题的特殊主题会议。因此，设定质量规范的难点之一是，有许多发表的建议，对于非专业人员来说决定哪一种模式是好的，哪一种模式有问题是不容易的。

因此，国际纯粹与应用化学联合会（IUPAC）、国际临床化学和实验室医学联合会（International Federation of Clinical Chemistry and Laboratory Medicine，IFCC）和世界卫生组织（WHO）于 1999 年 4 月在瑞典斯德哥尔摩召开了相关会议，讨论在检验医学设定质量规范的全球策略上是否能达到协商一致，无论实验室是大还是小，是私立还是公立，是发达国家还是发展中国家。会议邀请了来自 23 个国家的发表设定质量规范模式的原创工作人员做报告。

本次会议达到了其目的，文章和协商一致的声明已发表在《斯堪的纳维亚临床和实验室调查杂志》（*Scandinavian Journal of Clinical and Laboratory Investigation*）的增刊中。协商一致的声明中将可获得的模式以分等级结构方式进行表示（表 1-1）。

表 1-1　设定质量规范策略的分等级结构

等级	策略	条款
1	评价分析性能对特定临床决策的影响	特定临床情况下的质量规范
2	评价分析性能对一般临床决策的影响	A. 基于生物学变异的一般质量规范
		B. 基于医疗观点的一般质量规范
3	专业建议	A. 国家或国际专家小组指南
		B. 个别或学会工作组专家指南
4	由法规机构或室间质量评价组织者制定的质量规范	A. 由法规机构制定的质量规范
		B. 由室间质量评价组织者制定的质量规范
5	已发表的当前技术水平数据	A. 已发表的能力验证和室间质量评价的数据
		B. 已发表的特定的方法学

层次中较高的模式优于层次中较低的模式，一般建议是适当的模式用于特定的临床目的。然而，这些建议并不是一成不变的，2014 年定义分析性能规范：欧洲临床化学和检验医学联合会第一届战略会议共识声明将设定质量规范策略的分等级结构简化为以下三个层次。

（1）基于分析性能对临床结果的影响设定性能规范。

（2）基于被测量的生物学变异设定性能规范。

（3）基于当前技术水平设定性能规范。

以上第一个层次实施有困难，第二个层次最广泛被接受也最常用。以上三个层次平行并列，根据需要选择具体的层次。

将层次中提倡的质量规范进行比较的困难之一是规范的表示有不同的格式。有些规范讲的是精密度，有些是偏倚，还有一些是允许总误差。

允许总误差质量规范对随机变异和系统变异的联合效果设定可接受准则。许多人建议医生考虑总误差，质量计划的思想要求使用总误差质量规范，并且能力验证和室间质量评价计划使用的固定限也是以允许总误差表示质量规范的形式。因此，至关重要的是在考虑设定质量规范层次及模式结果的实际意义之前确定如何计算总误差。

第三节　总　误　差

一、相关概念

1. 误差（error）　是指对于真值或对于可接受的、预期真值或参考值的偏离，分为随机误差和系统误差。

2. 总误差（total error）　是能影响分析结果准确度的确定误差的组合，包括随机误差和系统误差，是不准确度的估计。

3. 随机误差（random error）　是指在可重复的条件下，对相同的被测量无数次检测结果的均值与检测结果的差异。以该均值下的标准差大小来衡量。

4. 系统误差（systematic error）　是指在可重复的条件下，对相同的被测量无数次检测结果的均值与被测量真值的差异。表示系统误差的统计量为偏倚。

5. 测量偏倚（measurement bias）　简称偏倚，有的文献称为偏移，指系统测量误差的估计值。常通过将测量结果的平均值减去参考值（如有证参考物质的值）获得，偏倚可为正数或负数。可计算绝对偏倚，也可计算相对偏倚。

二、误差类型

误差即测量误差（error of measurement），是指被测量的结果和真值之差。真值（true value）是指与给定的特定量定义一致的量的值，其为一理想的概念。误差值可正可负，根据误差的性质，可将其分为随机误差和系统误差两类。

1. 随机误差　反映了分析方法的不精密度，由不可避免和难以预测的测定仪器、试剂、环境等实验条件的改变，以及分析人员操作习惯等因素的变化而引起。严格按照标准化的操作规程进行试验及严格控制试验条件可减少随机误差。例如，在实验过程中，在同一条件下对同一对象反复进行测量，虽极力控制或消除系统误差，每次测量结果仍会出现一些随机变化即随机测量误差，以及在抽样过程中由于抽样的偶然性而出现抽样误差。

随机误差具有统计规律性，主要包括：①对称性，是随机误差的最本质特性，指绝对值相等而符号相反的误差，出现的次数大致相等，即测量值是以它们的算术平均值为中心而对称分布的。②有界性，指测量值误差的绝对值不超过一定的界限，不出现绝对值很大的误差。③单峰性，是指绝对值小的误差比绝对值大的误差数目多，即测量值是以它们的算术平均值为中心相对集中地分布的。

2. 系统误差

（1）分类：系统误差可分为恒定误差（constant error，CE）和比例误差（proportional error，PE）。恒定误差指测定值与真值之间存在恒定的误差，其误差大小与干扰物浓度相关，而与被测物浓度无关。比例误差则与被测物浓度成正比。

（2）来源：①方法误差，由检测方法分析性能固有的缺陷所致。如方法特异度低、抗干扰能力差，可通过改进或更改方法来减小方法误差。②仪器误差，是由仪器的技术性能不佳所产生的误差。常由仪器波长漂移、量器不准、温度或 pH 测量不准等引起，通过波长校准、计量器具的定期校验、仪器技术性能的认真考核等措施，可有效减小仪器误差。③试剂质量差、试验用水不符合要求、参考物不纯也会带来系统误差。④由于操作不规范，如反应的保温时间不足、加样不准等引起。

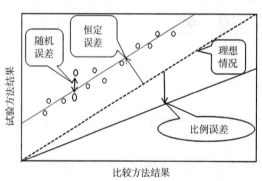

图 1-2　误差类型示意图

系统误差和随机误差是相对的，随机误差和系统误差在一定条件下能相互转化。图 1-2 直观地表示出了恒定误差、比例误差和随机误差。

三、总误差的计算方法

总误差（total error，TE）能以不同的方式来进行计算，最常用的方式是偏倚（bias）和不精密度（标准差 s 或变异系数 CV）的线性相加。注意，在这些计算中，偏倚使用的是绝对值，实际上就是不考虑偏倚的正或负。文献中有一些推荐方式，包括：

（1）偏倚加 2 倍的不精密度，或 TE=偏倚+2s（或 CV）。

（2）偏倚加 3 倍的不精密度，或 TE=偏倚+3s（或 CV）。

（3）偏倚加 4 倍的不精密度，或 TE=偏倚+4s（或 CV）。

然而，有许多质量计划的理论与实践的基本文献使用下列公式计算允许总误差（TE_a）：

TE=偏倚+1.65s（或 CV）

图 1-3 显示出了这一计算公式的基础。

当报告结果的不精密度以绝对值表示时采用 s，以百分数表示时采用 CV，CV =（$s/\bar{x}$）×100%。

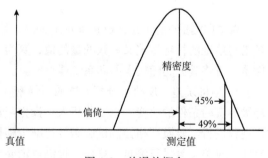

图 1-3　总误差概念

实验室使用允许误差的公式来源于以下方式：当使用 95%概率时，允许误差为 5%，如图 1-3 所示，实验室想要排除的数据仅是分布的一端。当使用 90%的概率时，允许误差 10%，实验室想要排除的数据包括上端和下端各有 5%，这时计算允许总误差的适当乘数是 1.65，此乘数被称为 Z 分数。允许总误差的公式：

$$允许总误差 = 偏倚 + Z \times 不精密度 \tag{1-1}$$

$$或\quad 允许总误差 = 偏倚 + 1.65 \times 不精密度（95\%概率）\tag{1-2}$$

$$或\quad TE_a = B_A + 1.65\,CV_A \tag{1-3}$$

式中：B_A 为分析偏倚，CV_A 为不精密度。

第四节　设定质量规范的策略

在层次模式中并没有包括所有的设定质量规范的策略。在文献中，特别是标准教材中，已发现某些模式有许多缺陷，应考虑淘汰。

专业人员认为可获得的模式仍然具有优点，其分层的方式如表 1-1 所示。然而，模式包含的任何特定的策略并不意味着其没有任何缺陷。

一、特定临床情况下的质量规范

理想情况下，质量规范的策略应根据评价分析性能对特定临床决策的影响而设定并以数字方式导出。因此，对每一个试验及每一种临床情况，实验室导出的质量规范直接与临床结果相关联。这种方法几乎处在层次中的最上层。遗憾的是，按照表 1-1，等级 1 设定质量规范的方法是非常困难的，仅对有限数量的临床检测项目在不同的临床情况下进行设定。

如血清胆固醇，当其用于筛查试验，且假定有如图 1-4 所示的真实总体分布的理论实例。假定血清胆固醇具有高斯分布，关于临床措施的固定浓度具有广泛的一致性。

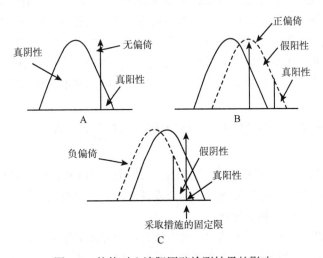

图 1-4　偏倚对血清胆固醇检测结果的影响

如果实验室分析偏倚是正态分布的，则曲线将向右移动，如图 1-4B 所示。现在总体中有更多的部分高于选定的临床决策固定限，包括真正高于固定限的血清胆固醇浓度的个体，以及由于正的分析偏倚导致高浓度的个体。因此，将出现"假阳性"的结果。

　　分析本身的性能特征影响临床结果。例如，协商的临床指南规定的政策是对血清胆固醇高于固定限的每一个人给出饮食的建议，然后召回到门诊、采取药物治疗，进行进一步的实验室检测及追访，甚至简单的试验重复，这将加重患者负担，浪费国家医疗资源。高于预期比例的人群将被标记为"高风险人群"，其中一些人是由于分析偏倚所导致的错误划分。

　　与此相反，如果实验室的偏倚是负的，曲线将向左侧移动。如图 1-4C 显示的结果。由于偏倚，某些人的实际血清胆固醇浓度高于临床行动的固定限，但却得出了较低的值。因此，"假阴性"的数量将增加。这将导致短期没有额外的试验和药物的成本节约，但从长期来看将潜在地导致巨额成本，正如人群中的某些人错失了对早期冠心病的最初的检测。

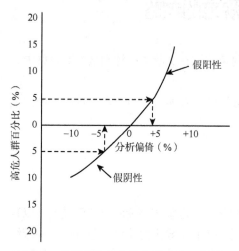

图 1-5　分析偏倚和高危人群百分比增加与降低之间的关系

　　正偏倚和负偏倚对高危人群比例的影响可从高斯分布简单计算知识导出：通过计算在固定界限内和外的人群所占百分数，以及对一些偏倚计算这些值，就可计算出分析偏倚和高危人群百分比增加与降低之间的关系，如图 1-5 所示。

　　如果根据允许错误划分百分比来规定医学要求，允许的分析偏倚-质量规范就很容易通过插入方式获得。在本实例中，如果临床医生同意 5% 人群不正确的划分是满意的话，实验室将允许的分析偏倚可达到±（3%～4%）。

　　注意：这种方法给出了偏倚质量规范。可执行类似（但更困难）的计算来检查不精密度对临床结果的影响。然而，当使用固定限进行试验解释时，偏倚是最重要的性能特征。

将这种清楚的临床策略规定为一种设定质量规范可能的最好方法。

　　然而，主要的缺点是大多数的试验结果用在多种临床情况下，只有少数试验结果用在单一明确的临床情况下，其标准化可接受的医学策略直接与试验结果相关。另一重要的缺点就是计算的质量规范很大程度上依赖于临床医生如何使用这些数字化的试验结果。实验室已询问临床医生如何使用有限的试验结果解释临床情况（如检测糖尿病的糖化血红蛋白），但在临床实践上，他们不愿意或不能以特定的名词规定如何精确地使用试验结果。

二、一般临床使用基于试验结果的质量规范

　　在临床上实验室试验结果可用于多种场合。使用试验结果的两种主要的临床情况是：①监测特定患者；②使用参考区间进行诊断或发现病例。一般可应用的质量规范基于生物学变异，即个体内和个体间生物学变异。

　　在本组中（层次中的第二层）的第二种方法是基于寻求临床输入，我们能产生一般的质量规范的观点。以往仅少数研究是这样做的，且通常效果不佳。然而，观念是很好的：临床医生使用我们的试验结果，据此他们应该能够告诉我们需要什么样的质量。因此，这一策略

产生的质量规范基于感知的医学需求。在试验结果常规解释的基础上，我们计算质量规范是基于临床医生对一系列短期病例研究做出的反应。应用实例如下。

患者，63 岁，男性，高血压，胆固醇 6.60mmol/L。对此患者的治疗建议是生活方式的改变如饮食的改变。2 个月后对他的评价考虑：

（1）血清胆固醇是多少表示他已采取医生的建议？

（2）临床医生调查的步骤：①理想情况下，选择单一试验和单一主要的临床情况所要求的质量规范；②选择一组临床情况医生给予定期分析；③写出一系列病史，描述常见、相对明确的临床情况，其分析结果是患者保健的至关重要的部分；④亲自一对一与医生交流，向临床医生分发调查表。

病史是描述患者具有的明确的临床状况，对于特定患者要给出第一次结果。然后，询问临床医生给出被认为是足够的不同于第一次值的特定的值，从而修改临床决策。第一次值可能是在常规参考区间或基于总体的参考界限之内或之外。

三、从对临床描述的响应中计算精密度质量规范

执行数据分析要求的详细计算是很容易的。既然我们在此关注的是随时间变化的单个受试者（对象）的变化，在这种情况下重要的性能特征是精密度而不是偏倚，但偏倚应包括在内。应用前面描述的 65 岁男性患者的研究步骤如下。

（1）核对并整理回复或回答。

（2）计算 6.60 与响应值之间的差值。

（3）计算差值的频数分布。

（4）计算差值的中位数、第 25 百分位数、第 75 百分位数。

（5）决定概率大小和发现适当的 Z 值。

（6）从文献中找出个体内生物学变异。

（7）在期望的概率水平上计算出做出临床决策所要求的分析性能。

（8）使用差值的中位数、第 25 百分位数、第 75 百分位数来建立三种水平的质量规范：适当的、最适当的和最低的。

临床医生已告诉我们什么样的变化是有临床意义的，然后我们考虑的概率必须是适合解决临床医生问题的语义，因为不同用词意味着不同水平的概率。此外，给定有意义差值建议是建立在特定个体的系列结果的基础上，这些差值包括生物学变异。个体内生物学变异，必须从大量的文献中进行收集。

即使对于特定的临床情况下的单个分析物，也可获得广泛的响应。通常使用响应的中位数为适当的质量规范。由响应的第 25 百分位数和第 75 百分位数来规定最适当的和最低的质量规范。这些质量规范通常与适当的精密度有关。

四、来自专业人员推荐的质量规范

一些国际的和国家级的专业团体已推荐了详细的质量规范。其中有些关于精密度，有些关于偏倚，有些关于允许总误差。基于这些建议广泛采用的质量规范如下。

（1）美国国家胆固醇教育计划专家组已发表的脂类分析的精密度、偏倚和允许总误差。

（2）美国糖尿病协会文件规定的自身监测血糖系统和糖化血红蛋白分析的质量规范。

（3）美国国家临床生物化学科学院已推荐的甲状腺素检测、治疗药物监测及用于糖尿病和肝功能诊断、监测试验的质量规范。甲状腺素检测指南建议精密度、偏倚和允许总误差的质量规范最好基于生物学变异，如糖尿病和肝功能指南。

（4）欧洲工作组已提议的基于生物学变异用于分析系统精密度和偏倚的评价的质量规范。

（5）欧洲工作组已建议并确认的常规方法和用于能力验证或室间质量评价计划材料赋值的参考方法的质量规范，也是基于生物学变异。

这些质量规范建立在此项研究的大量实验和临床经验基础之上，在它们发表之前，通常是对可获得的证据经过了详细的讨论。这些规范的使用者可评价得出结论过程的客观性，因为得出推荐的方法是在文献中发表的。

五、准备协商一致文件的步骤

使用专家专业推荐导出质量规范指南的推荐策略方法如下。

（1）专业团体决定需求并任命专家小组成员。

（2）专家小组决定推荐范围。

（3）专业机构对范围达成协议并批准进一步的工作。

（4）专家书写文件内容。

（5）外部同行评审文件内容。

（6）校对文件。

（7）在会议（和网络）上介绍文件，征求意见。

（8）修订文件。

（9）外部同行评审重新起草文件。

（10）在网络上张贴重新起草的文件，再次进行评论。

（11）考虑适当的观点。

（12）准备最后文件。

（13）在适当的杂志上发表最终文件。

（14）广泛地发表执行摘要。

（15）在规定的时间内审核文件。

在已发表的指南中推荐了不太广泛使用的质量规范——"最好的实践"或"良好的实验室实践"指南。这些质量规范通常是在某个协商一致会议上提出而没有经过广泛的讨论的结果。它们有一定的价值，它们通常是建立在某个特定机构的专家或专家组的广泛知识的基础上。然而，指南通常是主观的，不常基于可接受的模型、新的方法或实验数据。这些质量规范处于国家或国际专家组推荐下的层次结构。

因为质量规范是完全不同的类型，有些是分别给出精密度、偏倚和允许总误差数据，其他情况仅给出这些特征中的一种情况或两种情况的数据，所以强烈建议在应用它们之前仔细地阅读有关的建议。

六、基于法规和室间质量评价的质量规范

（一）国家卫生健康委员会临床检验中心室间质量评价标准

国家卫生健康委员会临床检验中心（原卫生部临床检验中心，简称 NCCL）自 20 世纪 80 年代开展室间质量评价工作以来，就制定了室间质量评价标准，随着技术的进步，开展室间质量评价的项目逐渐增多，制定的室间质量评价标准也逐渐严格，2021 年 NCCL 的室间质量评价标准见表 1-2。

表 1-2 国家卫生健康委员会临床检验中心室间质量评价标准

检验项目	可接受范围
NCCL-C-01 常规化学；NCCL-C-02 干化学	
钾	靶值±6%
钠	靶值±4%
氯	靶值±4%
钙	靶值±5%
磷	靶值±10%
葡萄糖	靶值±7%
尿素	靶值±8%
尿酸	靶值±12%
肌酐	靶值±12%
总蛋白	靶值±5%
白蛋白	靶值±6%
总胆固醇	靶值±9%
三酰甘油	靶值±14%
总胆红素	靶值±15%
丙氨酸氨基转移酶	靶值±16%
天门冬氨酸氨基转移酶	靶值±15%
碱性磷酸酶	靶值±18%
淀粉酶	靶值±15%
肌酸激酶	靶值±15%
乳酸脱氢酶	靶值±11%
直接胆红素	靶值±2s（标准差）
铁	靶值±15%
总铁结合力	靶值±2s
镁	靶值±15%
锂	靶值±0.3mmol/L 或±20%（取大值）
铜	靶值±2s
锌	靶值±2s
酸性磷酸酶	靶值±30%
γ-谷氨酰转肽酶	靶值±11%

续表

检验项目	可接受范围
α-羟丁酸脱氢酶	靶值±30%
胆碱酯酶	靶值±20%
脂肪酶	靶值±20%
肌酸激酶-MB（U/L）	靶值±25%
糖化白蛋白	靶值±20%
果糖胺	靶值±20%
NCCL-C-03 心肌标志物	
肌酸激酶-MB（μg/L）	靶值±30%
肌酸激酶-MB（U/L）	靶值±25%
肌红蛋白	靶值±30%
肌钙蛋白-I	靶值±30%
肌钙蛋白-T	靶值±30%
超敏 C-反应蛋白	靶值±30%
同型半胱氨酸	靶值±2.5μmol/L 或±20%（取大值）
NCCL-C-04 脂类分析	
胆固醇	靶值±9%
三酰甘油	靶值±14%
高密度脂蛋白胆固醇	靶值±30%
低密度脂蛋白胆固醇	靶值±30%
载脂蛋白 A I	靶值±30%
载脂蛋白 B	靶值±30%
脂蛋白（a）	靶值±30%
NCCL-C-05 血气分析和酸碱分析	
pH	靶值±0.04
PCO_2	靶值±5mmHg 或±8%（取大值）
PO_2	靶值±8%
Na^+	靶值±4%
K^+	靶值±6%
Ca^{2+}	靶值±5% 或±0.25mmol/L（取大值）
Cl^-	靶值±4%
NCCL-C-06 特殊蛋白	
IgG、IgA、IgE、IgM、C3、C4、C-反应蛋白（CRP）、类风湿因子（RF）、抗链球菌溶血素 O（ASO）、转铁蛋白（TRF）、前白蛋白（PA）、κ轻链、λ轻链、结合珠蛋白（HPT）	靶值±25%
NCCL-C-07 内分泌	
游离三碘甲腺原氨酸（游离 T_3）	靶值±25%
总三碘甲腺原氨酸（总 T_3）	靶值±25%
游离甲状腺素（游离 T_4）	靶值±25%
总甲状腺素（总 T_4）	靶值±20%

续表

检验项目	可接受范围
促甲状腺激素（TSH）	靶值±25%
皮质醇	靶值±25%
雌二醇	靶值±25%
卵泡刺激素（FSH）	靶值±25%
黄体生成素（LH）	靶值±25%
孕酮	靶值±25%
催乳素	靶值±25%
睾酮	靶值±25%
C-肽	靶值±25%
叶酸	靶值±30%
胰岛素	靶值±25%
维生素 B_{12}	靶值±25%
25-OH-VD$_2$	靶值±25%
25-OH-VD$_3$	靶值±25%
总 25-OH-VD	靶值±25%
甲状腺球蛋白（TG）	靶值±25%
生长激素（GH）	靶值±25%
甲状旁腺激素（PTH）	靶值±30%
促肾上腺皮质激素（ACTH）	靶值±30%
醛固酮（ALD）	靶值±25%
性激素结合球蛋白（SHBG）	靶值±25%
17α-羟孕酮（17α-OHP）	靶值±25%
硫酸脱氢表雄酮（DHEA-S）	靶值±25%
NCCL-C-08 肿瘤标志物	
癌胚抗原（CEA）、甲胎蛋白（AFP）、人绒毛膜促性腺激素（HCG）、前列腺特异性抗原（PSA）、CA199、CA125、CA153、β$_2$ 微球蛋白、铁蛋白、总 β-HCG、游离 PSA	靶值±25%
NCCL-C-09 全血治疗药物监测	
环孢霉素、他克莫司、西罗莫司	靶值±25%
NCCL-C-10 血清治疗药物监测	
卡马西平	靶值±25%
地高辛	靶值±20% 或±0.2μg/L（取大值）
苯妥英	靶值±25%
茶碱	靶值±25%
丙戊酸	靶值±25%
NCCL-C-11 糖化血红蛋白	
HbA1c	靶值±6% 或±0.4% HbA1c（取大值）
NCCL-C-12 脑钠肽/N-末端前脑钠肽	
脑钠肽（BNP）、N-末端前脑钠肽（NT-proBNP）	靶值±30%

续表

检验项目	可接受范围
NCCL-C-13 尿液定量生化	
钾	靶值±29%
钠	靶值±26%
氯	靶值±26%
钙	靶值±31%
镁	靶值±25%
磷	靶值±23%
葡萄糖	靶值±20%
尿素	靶值±21%
尿酸	靶值±24%
肌酐	靶值±17%
总蛋白	靶值±44%
白蛋白	靶值±30%
淀粉酶	靶值±30%
微量白蛋白	靶值±30%
NCCL-C-14 半胱氨酸蛋白酶抑制剂 C	
半胱氨酸蛋白酶抑制剂 C	靶值±20%
NCCL-C-15 代谢物、总蛋白正确度验证	
葡萄糖	靶值±3.5%
尿素	靶值±4%
尿酸	靶值±6%
肌酐	靶值±6%
总蛋白	靶值±2.8%
NCCL-C-16 脂类正确度验证	
总胆固醇	靶值−4.5%～6%
三酰甘油	靶值±7.5%
高密度脂蛋白胆固醇	靶值±7.5%
NCCL-C-17 酶学正确度验证	
丙氨酸氨基转移酶（ALT）（含磷酸吡哆醛）	靶值±8%
天门冬氨酸氨基转移酶（AST）（含磷酸吡哆醛）	靶值±7.5%
γ-谷氨酰转肽酶（GGT）	靶值±7.5%
乳酸脱氢酶（LDH）	靶值±7.5%
肌酸激酶（CK）	靶值±7.5%
淀粉酶（AMY）	靶值±7.5%
碱性磷酸酶（ALP）	靶值±9%
NCCL-C-18 糖化血红蛋白正确度验证	
HbA1c	靶值±5%或±0.33% HbA1c（取大值）

续表

检验项目	可接受范围
NCCL-C-19 电解质正确度验证	
钠	靶值±2.0%
钾	靶值±3.0%
钙	靶值±2.5%
镁	靶值±7.5%
氯	靶值±2.0%
NCCL-C-20 血清视黄醇结合蛋白	
血清视黄醇结合蛋白（RBP）	靶值±25%
NCCL-C-21 尿液蛋白标志物 Ⅰ	
尿免疫球蛋白 G（UIGG）	靶值±30%
尿转铁蛋白（UTRF）	靶值±30%
α_1-微球蛋白（α_1-MG）	靶值±30%
β_2-微球蛋白（β_2-MG）	靶值±30%
尿液视黄醇结合蛋白（URBP）	靶值±30%
NCCL-C-22 肿瘤标志物 Ⅱ	
癌抗原 72-4（CA72-4）、人附睾蛋白 4（HE4）、细胞角蛋白 19 片 段抗原 21-1（CYFRA21-1）、神经元特异性烯醇化酶（NSE）、 鳞状细胞癌抗原（SCCA）、CA50、CA242	靶值±25%
NCCL-C-23 胃蛋白酶原	
胃蛋白酶原Ⅰ（PGⅠ）、胃蛋白酶原Ⅱ（PGⅡ）、PGⅠ/PGⅡ比率 （PGR）	靶值±30%
NCCL-C-24 抗米勒管激素	
抗米勒管激素（AMH）	靶值±30%
NCCL-C-25 血清淀粉样蛋白 A	
血清淀粉样蛋白 A（SAA）	靶值±30%
NCCL-C-26 血铅	
血铅	靶值±40μg/L 或±10%（取大值）
NCCL-C-27 便携式血糖检测仪	
葡萄糖	靶值±20% 或±1mmol/L（取大值）
NCCL-C-28 脑脊液生化检测	
白蛋白	靶值±20% 或±0.1g/L（取大值）
总蛋白	靶值±15% 或±0.1g/L（取大值）
氯化物	靶值±20%
葡萄糖	靶值±10% 或±1.0mmol/L（取大值）
乳酸脱氢酶	靶值±30%
IgA	靶值±25%
IgG	靶值±25%
IgM	靶值±25%
乳酸	靶值±20% 或±0.1mmol/L（取大值）

检验项目	可接受范围
NCCL-C-29 全血五元素（铜锌钙镁铁）	
铜	靶值±25%
锌	靶值±25%
钙	靶值±0.25mmol/L
镁	靶值±25%
铁	靶值±20%
NCCL-C-30 血清蛋白电泳	
清蛋白	靶值±20%
α_1 球蛋白	靶值±30%
α_2 球蛋白	靶值±30%
β 球蛋白	靶值±30%
β_1 球蛋白	靶值±25%
β_2 球蛋白	靶值±30%
γ 球蛋白	靶值±25%
M 蛋白	靶值±25%
NCCL-C-31 尿碘	
尿碘	靶值±30%
NCCL-C-32 血清降钙素原	
降钙素原（PCT）	靶值±30%
NCCL-C-33 常规化学 II	
腺苷脱氨酶	靶值±25%
β-羟丁酸	靶值±30%
超氧化物歧化酶	靶值±25%
总胆汁酸	靶值±25%
碳酸氢根	靶值±25%
乳酸	靶值±25%
游离脂肪酸	靶值±25%
NCCL-C-34 类固醇激素正确度验证	
孕酮	靶值±12.5%
皮质醇	靶值±12.5%
睾酮	靶值±12.5%
雌二醇	靶值±12.5%
NCCL-C-35 维生素正确度验证	
25- OH-VD$_3$	靶值±12.5%
NCCL-C-36 甲状腺激素正确度验证	
甲状腺素（T$_4$）	靶值±12.5%
三碘甲腺原氨酸（T$_3$）	靶值±12.5%

续表

检验项目	可接受范围
NCCL-C-37 同型半胱氨酸正确度验证	
同型半胱氨酸	靶值±10%
NCCL-C-38 儿茶酚胺及其代谢物检测	
甲氧基去甲肾上腺素（NMN）	靶值±30%
甲氧基肾上腺素（MN）	靶值±30%
3-甲氧酪胺（3-MT）	靶值±30%
一般免疫学	
抗核抗体	反应性或阴性
抗人类免疫缺陷病毒（HIV）	反应性或阴性
肝炎（HBsAg，anti-HBc，HBeAg）	反应性或阴性
风疹	反应性或阴性
NCCL-H-01 全血细胞计数	
白细胞计数	靶值±15%
红细胞计数	靶值±6%
血红蛋白测定	靶值±6%
血细胞比容	靶值±9%
血小板计数	靶值±20%
平均红细胞体积（MCV）	靶值±7%
平均红细胞血红蛋白含量（MCH）	靶值±7%
平均红细胞血红蛋白浓度（MCHC）	靶值±8%
NCCL-H-02 凝血试验	
凝血酶原时间（PT）	靶值±15%
国际标准化比值（INR）	靶值±20%
活化部分凝血活酶时间（APTT）	靶值±15%
纤维蛋白原（Fbg）	靶值±20%
血浆凝血酶时间（thrombin time，TT）	靶值±20%
NCCL-H-03 尿液化学分析	
比重	靶值±0.005
pH	靶值±0.5
蛋白、葡萄糖、胆红素、酮体、红细胞、尿胆原、白细胞	阳性时：靶值±1 等级
亚硝酸盐	阴性或阳性
NCCL-H-08 流式细胞分析：淋巴细胞亚群测定	
CD3$^+$（%）	靶值±15%
CD3$^+$CD4$^+$（%）	靶值±15%
CD3$^+$CD8$^+$（%）	靶值±20%
CD3$^-$CD16$^+$CD56$^+$（%）	靶值±35%
CD3$^-$CD19$^+$（%）	靶值±25%

续表

检验项目	可接受范围
NCCL-H-09 血液黏度检测	
切变率为 1/s 下的黏度（mPa·s）	靶值±30%
切变率为 50/s 下的黏度（mPa·s）	靶值±30%
切变率为 200/s 下的黏度（mPa·s）	靶值±30%
NCCL-H-10 网织红细胞计数	
网织红细胞百分比（%）	手工法：靶值±1（≤4%时）或靶值±2（>4%时） 仪器法：靶值±30%
NCCL-H-11 全血细胞计数正确度验证	
白细胞计数	靶值±15%
红细胞计数	靶值±6%
血红蛋白	靶值±6%
血细胞比容	靶值±9%
血小板计数	靶值±20%
平均红细胞体积（MCV）	靶值±7%
平均红细胞血红蛋白含量（MCH）	靶值±7%
平均红细胞血红蛋白浓度（MCHC）	靶值±8%
NCCL-H-12 凝血因子检测	
FⅧ、FⅨ、FⅪ、FⅫ、FⅡ、FⅤ、FⅦ、FⅩ	靶值±25%
NCCL-H-13 D-二聚体检测和纤维蛋白（原）降解产物检测	
D-二聚体（D-dimer）	靶值±50%
纤维蛋白（原）降解产物（FDP）	靶值±2s
NCCL-H-14 抗凝蛋白检测	
抗凝血酶	靶值±20%
蛋白 C	靶值±15%（>60%时）或靶值±9（≤60%时）
蛋白 S	靶值±25%（>40%时）或靶值±10（≤40%时）
NCCL-H-07 红细胞沉降率测定 Ⅰ	
红细胞沉降率	靶值±3.0（≤10mm/h时）或靶值±30%（>10mm/h时）
NCCL-H-15 红细胞沉降率测定 Ⅱ	
红细胞沉降率	靶值±2.0（≤10mm/h时）或靶值±20%（>10mm/h时）
NCCL-E-01 新生儿遗传代谢病筛查：苯丙氨酸、促甲状腺素（血斑）	
苯丙氨酸	靶值±30%或±1mg/dL（取大值）
促甲状腺素	靶值±30%
NCCL-E-02 中孕期母血清产前筛查	
甲胎蛋白（AFP）（μg/L）	靶值±30%或±5μg/L（取大值）
甲胎蛋白（AFP）（kIU/L）	靶值±30%或±5kIU/L（取大值）
人绒毛膜促性腺激素（HCG）	靶值±30%
β-HCG	靶值±30%
游离 β-HCG（μg/L）	靶值±30%

续表

检验项目	可接受范围
游离 β-HCG（mIU/mL）	靶值±30%
游离雌三醇	靶值±30%
NCCL-E-08 新生儿遗传代谢病筛查：葡萄糖-6-磷酸脱氢酶（血斑）	
葡萄糖-6-磷酸脱氢酶（G-6-PD）（U/g Hb）	靶值±30% 或±0.1U/g Hb（取大值）
G-6-PD（U/dL）	靶值±30% 或±0.1U/dL（取大值）
NCCL-E-09 新生儿遗传代谢病筛查：17 羟孕酮（血斑）	
17-羟孕酮	靶值±30%
NCCL-E-10 新生儿遗传代谢病串联质谱筛查：氨基酸和酰基肉碱（血斑）	
丙氨酸（Ala）	靶值±25%
缬氨酸（Val）	靶值±25%
精氨酸（Arg）	靶值±25%
亮氨酸族（Xle）	靶值±25%
甲硫氨酸（Met）	靶值±25%
苯丙氨酸（Phe）	靶值±25%
酪氨酸（Tyr）	靶值±25%
瓜氨酸（Cit）	靶值±25%
游离肉碱（C0）	靶值±30%
乙酰肉碱（C2）	靶值±30%
丙酰肉碱（C3）	靶值±30%
丁酰肉碱（C4）	靶值±30%
3-羟基丁酰肉碱（C4OH）	靶值±30%
异戊酰肉碱（C5）	靶值±30%
戊二酰肉碱（C5DC）	靶值±30%
己酰肉碱（C6）	靶值±30%
辛酰肉碱（C8）	靶值±30%
癸酰肉碱（C10）	靶值±30%
月桂酰肉碱（C12）	靶值±30%
十四烷酰肉碱（C14）	靶值±30%
3-羟基棕榈烯酰肉碱（C16OH）	靶值±30%
棕榈酰肉碱（C16）	靶值±30%
十八碳酰肉碱（C18）	靶值±30%
NCCL-H-17 血红蛋白 A_2 和血红蛋白 F	
血红蛋白 A_2	靶值±15%（>2.0%）或±0.3（≤2.0%）
血红蛋白 F	靶值±30%（>1.5%）或±0.45（≤1.5%）
NCCL-E-13 早孕期母血清产前筛查	
妊娠相关血浆蛋白 A（PAPP-A）（μg/L）	靶值±30%
PAPP-A（mU/L）	靶值±30%
游离 β-HCG（μg/L）	靶值±30%

续表

检验项目	可接受范围
游离 β-HCG（mIU/mL）	靶值±30%
总 β-HCG（mIU/mL）	靶值±30%
NCCL-E-23 中孕期母血清产前筛查：抑制素 A 检测	
抑制素 A（pg/mL）	靶值±20%

（二）CLIA′88 能力验证（室间质量评价）分析质量要求

一些国家已规定了分析性能标准，为了达到可接受的标准或达到和（或）保持认可状态，实验室必须满足该标准。CLIA′88 法规文件记录允许总误差，是不精密度加偏倚之和，当然，只是针对一些常见的检测项目。表 1-3 列出了一些项目。德国也制定了类似的法规，但是其质量规范完全不同于美国（例如，德国联邦法律要求不精密度小于 1/12 参考区间）。

这种策略的优点是 CLIA′88 质量规范很知名，并且易于理解，可广泛获得，甚至在互联网上（www.westgard.com/clia.htm）可获得。然而，其主要缺点是 CLIA′88 质量要求是基于可达到的标准而不是适当的标准。此外，当法规存在及制定可接受性能标准时，实验室可能会因为达到适当目标而不去使用其他的质量规范。最近许多关于质量计划的文献使用 CLIA′88 允许总误差作为基础设定质量规范。

表 1-3　CLIA′88 可接受性能质量规范的实例

检验项目	可接受范围
常规临床化学	
丙氨酸氨基转移酶	靶值±20%
白蛋白	靶值±10%
碱性磷酸酶	靶值±30%
淀粉酶	靶值±30%
天门冬氨酸氨基转移酶	靶值±20%
胆红素	靶值±6.84μmol/L（0.4mg/dL）或±20%（取大者）
PO$_2$	靶值±3s
PCO$_2$	靶值±5mmHg 或±8%（取大者）
pH	靶值±0.04
总钙	靶值±0.25mmol/L（1.0mg/dL）
氯	靶值±5%
胆固醇	靶值±10%
高密度脂蛋白胆固醇	靶值±30%
肌酸激酶	靶值±30%
肌酸激酶同工酶	升高（存在或不存在）或靶值±3s
肌酐	靶值±26.52μmol/L（0.3mg/dL）或±15%（取大者）
葡萄糖	靶值±0.33mmol/L（6mg/dL）或±10%（取大者）
铁	靶值±20%

续表

检验项目	可接受范围
乳酸脱氢酶	靶值±20%
乳酸脱氢酶同工酶	LD_1/LD_2（+或−）或靶值±30%
镁	靶值±25%
钾	靶值±0.5mmol/L
钠	靶值±4mmol/L
总蛋白	靶值±10%
三酰甘油	靶值±25%
尿素氮	靶值±0.71mmol/L 尿素（2mg/dL 尿素）或±9%（取大者）
尿酸	靶值±17%
内分泌	
皮质醇	靶值±25%
游离甲状腺素	靶值±3s
人绒毛膜促性腺激素	靶值±3s 或（阳性或阴性）
T_3摄取	靶值±3s（方法）
三碘甲腺原氨酸	靶值±3s
促甲状腺激素	靶值±3s
甲状腺素	靶值±20%或 12.9%（1.0μg/dL）（取大者）
毒理学	
乙醇（血）	靶值±25%
血铅	靶值±10%或±0.019μmol/L（4μg/dL）（取大者）
酰胺咪嗪	靶值±25%
地高辛	靶值±20%或 0.2μg/L（取大者）
乙琥胺	靶值±20%
庆大霉素	靶值±25%
锂	靶值±0.3mmol/L 或±20%（取大者）
苯巴比妥	靶值±20%
苯妥英	靶值±25%
扑痫酮	靶值±25%
普鲁卡因酰胺（及代谢物）	靶值±25%
奎尼丁	靶值±25%
茶碱	靶值±25%
妥布霉素	靶值±25%
丙戊酸	靶值±25%
血液学	
红细胞计数	靶值±6%
血细胞容积	靶值±6%
血红蛋白	靶值±7%
白细胞计数	靶值±15%

续表

检验项目	可接受范围
血小板计数	靶值±25%
纤维蛋白原	靶值±20%
活化部分凝血活酶时间	靶值±15%
凝血酶原时间	靶值±15%
一般免疫学	
α₁-抗胰蛋白酶	靶值±3s
抗核抗体	靶值±2 个稀释或（阳或阴）
抗 HIV	反应或不反应
C3	靶值±3s
C4	靶值±3s
α-甲胎蛋白	靶值±3s
肝炎（HBsAg，anti-HBc，HBeAg）	反应（阳性）或不反应（阴性）
IgA	靶值±3s
IgE	靶值±3s
IgG	靶值±25%
IgM	靶值±3s
传染性单核细胞增多（症）	靶值±2 个稀释或（阳性或阴性）
类风湿因子	靶值±2 个稀释或（阳性或阴性）
风疹	靶值±2 个稀释或（阳性或阴性）

（三）欧洲国家临床化学室间质量评价的评价限

欧洲各国家主要采用两种方式：一种是基于生物学变异、专家意见、"固定"的目前技术水平，或结合这些观点得出的"固定限"；另一种是采用每次调查结果的统计标准，即"可变的限"（实际技术水平限）。

世界上许多不同的室间质量评价计划使用不同的技术判断参加实验室的可接受性或可达到的其他性能准则。有些国家分析参加实验室回报数据，应用总的或方法组公议值评价偏倚或使用计算的 s 或 CV 建立可接受的界限，通常是 3s 或 3CV。这种情况有明显的缺陷，因为 s 或 CV 仅显示当前方法和技术所能达到的水平。

然而更多的实验室专业人员使用固定限作为可接受准则。如 CLIA′88 准则，一般指的是允许总误差。使用这些室间质量评价固定限作为质量规范的主要缺陷是，虽然这些质量规范是根据专家观点而定，但它们是完全根据经验得到的。不同的国家使用完全不同的固定限，其支持的观点不是完全客观的。它们也明显受到当前技术和方法学实际能达到水平的影响，或被称为"当前技术水平"。

尽管存在这些困难，依据已发表的当前技术水平数据设定的质量规范在能力验证或空间质量评价计划中得到应用，特别是当由好的实验室可达到的性能作为标准时，代表最好的 20% 被作为目标。其根本的概念是，如果五个实验室中有一家实验室能达到这种水平的质量，则所有实验室在现有技术和方法学上进行改进，应达到相同的分析性能。

七、基于当前技术水平的质量规范

能力验证和室间质量评价计划组织者通常可获得关于分析上实际可达到的数据；如果没有可获得的质量规范，我们能使用这种通常可达到的当前技术水平。然而，文件记录的分析性能不可能真实地反映当前的技术水平，因为分发给参加实验室的样本由于基质效应，不能像患者样本一样。另外，实验室工作人员可能对这些样本采取特殊方式处理，试图"改进"其性能。文件记录的能力验证和随时间而变化的室间质量评价计划当前技术水平（并不总是越来越好）。

通过阅读文献中的关于方法学的论著可获得当前技术水平。值得注意的是，文件记录的性能可能是实验室发明者或最初的评价者在最好情况下（因为在接近理想条件下操作）得到的，而不是每天实践能达到的。另外，分析上达到的性能可能与实际医学需要之间没有内在联系。

因此，这些方法在层状模式中处于较低位置，且所处的位置一定低于基于生物学变异的质量规范。

第五节　基于生物学变异设定质量规范的策略

在检验医学领域建立如不精密度、偏倚和允许总误差质量规范的所有策略具有其优点和缺点。当然，质量规范的基本原理应该是：①坚定地根据医学要求设定；②可用于所有的实验室，而不考虑实验室的大小、类型或场所；③使用简单、易于理解的模式；④受到该领域的专业人员信服并被广泛地接受。

一、临床实验室试验结果的使用

实验室试验结果可用于教学和培训，以及从基础到应用的科研活动和开发项目，也可将试验结果用于临床上以下四种不同的情况。

1. 诊断（diagnosis）　涉及通过调查症状来诊断疾病，且通常需要采用一组相关的临床实验室检测。

2. 发现病例（case finding）　是对就诊患者实施的一种检查、测验或问卷形式的调查，而患者是因其主病来就诊的，目的是发现患者就诊原因之外的、可能的其他疾病。当患者参与诊疗时，通常包括一组临床实验室检测。

3. 筛查（screening）　是对未被发现的疾病或缺陷的识别，且应用于表面上看健康的人群。

4. 监测（monitoring）　涉及随着时间变化审核实验室试验结果。时间可以是短期的（例如，医院急性疾病的处理）、中期的（例如，测量肿瘤标志物来评价复发）或长期的（例如，糖尿病血糖控制的监测）。

精密度和偏倚的质量规范应保证能达到这些临床目的。如果建立单独的精密度和偏倚的质量规范，就能容易地计算允许总误差的规范。

二、精密度质量规范：计算总的变异

随机变异或精密度，其定义为在规定的条件下获得独立测量结果之间一致性的接近程度。在实际工作中，精密度由室内质控计划重复测量同一样本所得。

为回答这一问题，"精密度应该多好？"我们必须回答，"精密度对试验结果的影响及临床决策是什么？"

在研究这种数据之前，必须探察并计算更客观和数学上的总变异。在本节中有两种相关的公式。

首先，如果试验结果通过加减法进行计算，则总变异是以标准差形式表示方差之和，即是：

如 $C = A + B$ 或 $C = A - B$，且测量值 A 和 B 分别具有分析的精密度：s_A 和 s_B，则，$s_C^2 = s_A^2 + s_B^2$，所以 $s_C = (s_A^2 + s_B^2)^{1/2}$。

以"阴离子间隙"为例：

阴离子间隙=（钠+钾）−（氯+碳酸盐）。

如果钠分析的 s 是 1.0mmol/L，钾为 0.1mmol/L，氯为 1.0mmol/L，碳酸盐为 0.5mmol/L，则阴离子间隙估计的 $s = (1.0^2 + 0.1^2 + 1.0^2 + 0.5^2)^{1/2} = (1.00 + 0.01 + 1.00 + 0.25)^{1/2} = 2.26^{1/2} = 1.50$。

注意到结果 s 在数值上超过任何 s 分量，但不是 s 分量的简单数学相加；加法必须是方差。

当所有的分量具有相同的均值，这是非常重要的限制性条件，则在公式中可用 CV 代替 s。

其次，如果通过乘法或除法计算量值，则总方差是方差之和。但这必须采用 CV 进行计算，即是：

如果 $C = A \times B$ 或 $C = A / B$，则测量值 A 和 B 分别有分析的精密度 CV_A 和 CV_B，则 $CV_C^2 = CV_A^2 + CV_B^2$，所以 $CV_C = (CV_A^2 + CV_B^2)^{1/2}$。

临床实验室所有检测项目因下列原因而不同：①分析前变异；②分析变异；③个体内生物学变异。

这些变异都是随机的。因此，它们被认为呈高斯分布。如实验结果所见，高斯分布的离散程度（宽度、大小）可由标准差描述。

如果分析变异是 s_A，且个体内生物学变异为 s_I，则总变异（s_T）按如下公式计算：$s_T^2 = s_A^2 + s_I^2$ 或 $s_T = (s_A^2 + s_I^2)^{1/2}$。

如果我们在相同的 CV_I 水平下确定或估计 CV_A，在这种情况下均值将相同，因此计算的总变异为：$CV_T^2 = CV_A^2 + CV_I^2$ 或 $CV_T = (CV_A^2 + CV_I^2)^{1/2}$。

三、精密度对试验结果变异的影响

报告的分析结果为单一数值，但是每一数值有其固有的变异。如果忽略分析前变异，则这种变异是由个体内生物学变异和分析随机变异即精密度和偏倚改变（例如，由于校准改变）决定的。实验室通常将其包括在精密度估计值中，并且实验室应该尽可能地将其降低。因此，既然实验室考虑个体内生物学变异是固定的，分析"噪声"量加到生物学"信号"仅依赖于分析的精密度。

计算由于精密度改变对固有变异的影响：

$$CV_T = (CV_A^2 + CV_I^2)^{1/2} \quad\quad (1\text{-}4)$$

因此，如果分析不精密度与个体内生物学变异具有相同的量值，则信号和噪声实际上是相等的，即 $CV_A = CV_I$，公式简单替换为

$$CV_T = (CV_A^2 + CV_I^2)^{1/2} = (2CV_I^2)^{1/2} = 1.414CV_I \quad\quad (1\text{-}5)$$

意味着由于分析变异固有变异（由于生物学）已增加 41.4%。由于分析的缘故真实结果的变异性已增加了 41.4%。

类似地，如果不精密度是 2 倍的个体内生物学变异，则 $CV_A = 2CV_I$。

因此，$CV_T = [(2CV_I)^2 + CV_I^2]^{1/2} = (4CV_I^2 + CV_I^2)^{1/2} = (5CV_I^2)^{1/2} = 2.236CV_I$。

意味着因为分析变异固有变异（由于生物学）已增加了 123.6%。由于分析的缘故真实的试验结果的变异性已增加了 123.6%。

另外，如果不精密度是个体内生物学变异的一半，则 $CV_A = 1/2CV_I$。因此，$CV_T = [(1/2CV_I)^2 + CV_I^2]^{1/2} = (1/4CV_I^2 + CV_I^2)^{1/2} = (5/4CV_I^2)^{1/2} = 1.118CV_I$。

意味着因为分析变异固有变异（由于生物学）已增加了 11.8%。由于分析的缘故真实的试验结果的变异性已增加了 11.8%。

我们可对大范围的不精密度值进行类似的计算，由于分析的缘故计算器已增加的真实试验结果的变异性见表 1-4。

被加到真实试验结果变异性的变异量与 CV_A/CV_I 之间的关系不是线性的。随着不精密度的增加，分析"噪声"量加到生物学"信号"相对地增加较多。应该注意到不精密度数值上大于个体内生物学变异，试验结果的变异性在这种情况下就特别重要。

表 1-4　精密度与个体内生物学变异的比值与加入到真实结果变异性的变异量的关系

精密度与个体内生物学变异的比值（CV_A/CV_I）	加入到真实变异性中变异的量（真实变异的百分比）
0.25	3.1
0.50	11.8
0.75	25.0
1.00	41.4
1.50	80.3
1.73	100.0
2.00	123.6
2.50	169.3
3.00	216.2
4.00	312.3
5.00	409.9

四、精密度对胆固醇结果变异性的影响

增加不精密度也即是试验性能下降增加了试验结果变异性的数量。现在让我们将上述讨

论的理论放到临床应用中。

一位 63 岁的老人，男性，高血压，胆固醇 6.60mmol/L。血清胆固醇个体内生物学变异为 6.0%。因此，该男性老人血清胆固醇以 CV 表示的固有变异为 6.0%，s 为 0.40mmol/L。

因此，从高斯分布特征可知道：

（1）均值±1s 包含 68.3%的结果。

（2）均值±2s 包含 95.5%的结果。

（3）均值±3s 包含 99.7% 的结果。

从单纯的生物学观点来看：

（4）值落在（6.60±0.40）mmol/L = 6.20~7.00mmol/L 的概率为 68.3%。

（5）值落在（6.60±0.80）mmol/L = 5.80~7.40mmol/L 的概率为 95.5%。

（6）值落在（6.60±1.20）mmol/L = 5.40~7.80mmol/L 的概率为 99.7%。

如果分析的不精密度是 3%，如美国国家胆固醇教育计划推荐，则总变异将是：

$$CV_T = (CV_A^2 + CV_I^2)^{1/2} = (6^2 + 3^2)^{1/2} = 6.7\%。$$

所以，有 95.5%的概率胆固醇结果落在（6.60±0.88）mmol/L=5.72~7.48mmol/L。

如果不精密度是 5%，有 95.5%的概率胆固醇结果落在（6.60±1.03）mmol/L=5.57~7.63mmol/L。

如果不精密度是 10%，有 95.5%的概率胆固醇结果落在（6.60±1.54）mmol/L = 5.06~8.14mmol/L。

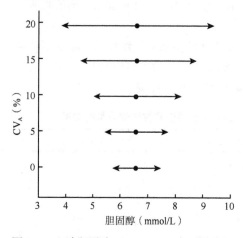

图 1-6 显示随着不精密度的增加，单个胆固醇结果 95.5%离散程度的范围。注意不精密度下降的影响具有非线性性质。图形不是等腰三角形，而是侧边凹向中心。甚至最差的不精密度给出较大的离散性。

从上述可以看到，随着时间的变化，个体结果会发生系列变化，这些变化是由于分析前变异、分析变异（精密度和偏倚的改变）和个体内生物学变异产生的。由于误差是叠加的，误差的不精密度将难以随时间监测，因此结果的变化仅仅是由于分析变异产生的，而不是患者病情发生了变化。临床"信号"被分析"噪声"所淹没。这就是不精密度在监测个体系列试验结果时，对结果的解释极其重要的原因。

图 1-6 血清胆固醇 6.60mmol/L 在不同分析不精密度水平下 95.5%的离散程度

基于人群的参考值通常有助于结果的解释。参考区间由参考个体样本获得的结果进行计算，这些结果中每一个包含分析不精密度的变异分量。很明显，使用误差的不精密度的方法产生的值将比具有很好精密度方法同一项目产生的值有较宽的参考区间。由于分析变异导致较宽的参考区间，将具有较少的实用性，因此，在使用参考区间时需要对不同个体进行分析。

五、基于生物学变异的精密度质量规范

低的不精密度减小每一个体试验结果的固有变异性（我们将随后探查低不精密度导致单

个个体系列结果改变具有大的显著性概率，以及导致窄的基于人群的参考区间，以提高诊断正确性）。

如果知道不精密度是低的，实验室将在每批分析中运行较少的室内质控样本，或者使用不太严格的质控规则，实验室将增加误差检出概率减少判断结果假失控的概率，这是非常重要的质量计划概念。

但是多低的不精密度才算是好的？不精密度增加将增加试验结果变异性。实验室可详细地计算，随着CV_A增加，增加变异量上升，这种上升并不是简单的线性关系。

关于分析变异应小于1/2平均个体内生物学变异的概念不是新的，早在30年前就已提出。通过计算，如果分析变异小于1/2平均个体内生物学变异，则增加到真实试验结果变异性的变异量大约是10%。仅有10%的分析"噪声"被加入到真实生物"信号"。这种加入分析变异性的量看来是合理的（尽管必须承认这是经验性的判断），并且导致实验室要求最好的精密度质量规范是：分析不精密度<1/2个体内生物学变异，或$CV_A < 0.50\,CV_I$。

这种模式在质量规范层次中处于较高的位置，仅次于评价分析对临床决策的影响。虽然结果分析方法存在诸多困难，但实际上基于生物学变异分量的质量规范得到许多的支持，并被广泛采用多年。这种模式使用方便，是因为个体内生物学变异的估计在不同时间和地区是固定的。此外，可容易地获得关于平均个体内生物学变异的数据，使得计算质量规范变得容易。而且，国际和国家指南推荐的许多质量规范（层次的第3位）也是基于生物学变异。

这种基本概念现已扩展：相对于个体内生物学变异，增加分析不精密度将增加试验结果的变异性。早期的简单计算将允许实验室确定：①当$CV_A < 0.75\,CV_I$，则至多25%变异性被增加到试验结果的变异性中；②当$CV_A < 0.50\,CV_I$，则至多12%的变异性被加入；③当$CV_A < 0.25\,CV_I$，则最大3%的变异性被加入，如图1-7所示的推荐。

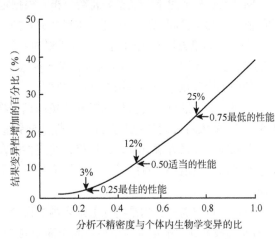

图1-7　不精密度规范显示加入的试验结果变异性量作为不精密度与个体内生物学变异比的函数

1. 最低的性能（minimum performance）　由$CV_A < 0.75\,CV_I$规定。使用这种公式产生的不太严格的质量规范应用于那些当前技术和方法学不易达到适当的性能标准的分析项目。

2. 适当的性能（desirable performance）　由$CV_A < 0.50\,CV_I$规定。使用这种公式产生的质量规范应被视为广泛的应用。这是最初的、最广为接受的，且经常使用的基于生物学变异的质量规范。

3. 最佳的性能（optimum performance）　由$CV_A < 0.25\,CV_I$规定。使用这种公式产生的最严格的质量规范应用于由当前技术和方法学容易达到适当性能标准的项目。

六、性能对参考值的影响

参考区间的离散程度将依赖于分析程序的不精密度。正如实验所见，精密度越差，参考区间越宽。实验室可以使用如前"计算总的变异"所述，使用方差之和方法就可容易地计算。然而，偏倚更为重要。参考限将更依赖于分析偏倚（图1-8）。

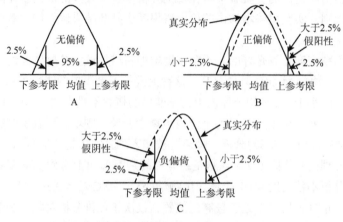

图1-8　偏倚对参考值的影响

图 1-8A 显示的是无误差的高斯分布。根据定义及当前的惯例设定的参考限确保95%总体的值落在参考区间之内。因此，该组2.5%的值高于上参考限及2.5%的值低于下参考限。

现在，如果方法有正的偏倚，曲线将向右移，如图 1-8B 所示。该组中将有大于 2.5%的值高于上参考限，小于2.5%的值低于下参考限。重要的是，由于钟形分布，高于上参考限2.5%的增加大于低于下参考限2.5%的减少。

另外，关于这种正的偏倚的影响比负的偏倚将具有更多的临床假阳性。重要的最终结果是大于5%的人将被划分为不正常，比期望5%更多的将超过参考区间。

类似地，如果方法具有负的偏倚，曲线将向左移，如图 1-8C 所示。大于2.5%的值将小于下参考限。更值得注意的是，由于钟形分布，下参考限 2.5%的增加将大于上参考限 2.5%的减少。

另外，负偏倚的影响是将在上限之内的误差更多错误的结果超出下参考限。再就是大于5%的人将被划分为不正常的结果，大于期望的5%将超出参考区间的值。

七、基于生物学变异的偏倚的质量规范

正的偏倚将增加超出上参考限的百分数，降低超出下参考限的百分数。负偏倚将具有相同的效果，但是在相反的参考限。根据数学上的高斯分布，可以计算当存在偏倚时有多少人将超出每一参考限。

根据医学观点，对于实验室整个相同的群体范围的基本概念是使用相同的参考区间。这就意味着实验室数据在实验室之间是可移植（转换）的。因此，患者每次去不同医院时没有必要获得重复的实验室结果。即使患者看不同科室的医生，使用不同的实验室，如果它们仅有很小的偏倚，实验室结果都将是可比的。另外，当实验室改变分析系统或方法时，理想的情况是实验室使用的参考值将可以继续使用而不用修改。

但是多大的偏倚可允许这种参考区间在不同时间和地区是可转换的呢？参考区间由个体内生物学变异（CV_I）和个体间生物学变异（CV_G）组成，如果分析的精密度是可忽略的，

可以计算这种"组"生物学变异，如简单的方差相加，如$(CV_I^2 + CV_G^2)^{1/2}$。值得注意的是，实验室在这种公式中应使用CV，因为组分的均值是相同的。

实验室使用相同组的参考值时分析偏倚应该小于 1/4 组的生物学变异，或$B_A < 0.250(CV_I^2 + CV_G^2)^{1/2}$。

当$B_A < 0.250(CV_I^2 + CV_G^2)^{1/2}$时，实验室可以计算出 1.4%超出一侧参考限，4.4%超出另一侧。因此，大约 0.8%大于期望 5%超出参考区间。增加超出参考区间人的数量是 0.8/5 = 16%，类似于设定适当的精密度质量规范。

当$B_A < 0.375(CV_I^2 + CV_G^2)^{1/2}$时，我们也可计算出 1.0%超出一侧参考限，5.7%超出另一侧，这样大约 1.7%大于期望 5%超出参考区间（增加超出参考区间人的数量是 1.7/5.0 = 34%）。

当$B_A < 0.125(CV_I^2 + CV_G^2)^{1/2}$时，则 1.8%超出一侧参考限，3.3%超出另一侧，这样大约 0.1%大于期望 5%超出参考区间（增加超出参考区间人的数量是 0.1/5.0 = 2%）。

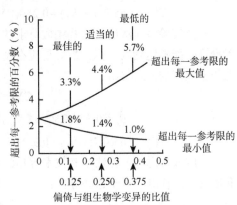

图 1-9 偏倚的质量规范显示出群体超出参考限百分数作为偏倚与组生物学变异比的函数

这种推理，如精密度一样，我们应该有三种水平的质量规范，如图 1-9 所示。

1. 适当的性能规定为$B_A < 0.250(CV_I^2 + CV_G^2)^{1/2}$ 使用这种公式产生的质量规范应被视为通用的。这种是最初的、最广为接受的，并且经常使用的基于生物学变异的质量规范，为了满足使用通常质量规范看起来太"松"或太"严格"的那些分析项目，我们建议采用下列的质量规范。

2. 最佳性能规定为$B_A < 0.125(CV_I^2 + CV_G^2)^{1/2}$ 使用这种公式产生的更为严格的质量规范可应用于那些当前技术和方法学容易达到适当的性能标准的分析项目。

3. 最低性能规定为$B_A < 0.375(CV_I^2 + CV_G^2)^{1/2}$ 使用这种公式产生的不太严格的质量规范可应用于那些当前技术和方法学不易达到适当的性能标准的分析项目。

八、允许总误差的质量规范

最为广泛接受的质量规范是基于生物学变异，它是层次模式中第二层的质量规范，这样普通适当的质量规范是：

$$CV_A < 0.50CV_I$$
$$B_A < 0.250(CV_I^2 + CV_G^2)^{1/2}$$

则允许总误差的适当质量规范是

$$TE_a < 1.65(0.50CV_I) + 0.250(CV_I^2 + CV_G^2)^{1/2}$$

三个水平模式考虑到使用当前方法学和技术不能满足这些普通的质量规范的某些分析项目，例如，血清中钙和钠的检测。对于这些困难的分析：

$$CV_A < 0.75CV_I$$
$$B_A < 0.375(CV_I^2 + CV_G^2)^{1/2}$$

则允许总误差的最低的质量规范是

$$TE_a < 1.65(0.75CV_I) + 0.375(CV_I^2 + CV_G^2)^{1/2}$$

例如，氯，$CV_I = 1.2\%$ 和 $CV_G = 1.5\%$，所以适当的质量规范是

$$CV_A < 0.50CV_I = 0.6\%$$

$$B_A < 0.250(CV_I^2 + CV_G^2)^{1/2} = 0.250 \times (1.2^2 + 1.5^2)^{1/2} = 0.5\%$$

$$TE_a < 1.65(0.50CV_I) + 0.250(CV_I^2 + CV_G^2)^{1/2} = 1.65 \times 0.6\% + 0.5\% = 1.5\%$$

可能实验室无法满足这些稍微苛求的质量规范，而适当的质量规范应被作为方法学和技术允许时能够达到的目标，最好是应有用于质量计划和管理的现实的规范。这些则应根据最低质量规范的公式得出：

$$CV_A < 0.75CV_I = 0.9\%$$

$$B_A < 0.375(CV_I^2 + CV_G^2)^{1/2} = 0.375 \times (1.2^2 + 1.5^2)^{1/2} = 0.7\%$$

$$TE_a < 1.65(0.75CV_I) + 0.375(CV_I^2 + CV_G^2)^{1/2} = 1.65 \times 0.9\% + 0.7\% = 2.2\%$$

也应该考虑当前方法学和技术容易满足普通质量规范的那些项目，例如，血清三酰甘油和肌酸激酶检测。对于这些分析：

$$CV_A < 0.25CV_I$$

$$B_A < 0.125(CV_I^2 + CV_G^2)^{1/2}$$

因此允许总误差的最佳的质量规范是

$$TE_a < 1.65(0.25CV_I) + 0.125(CV_I^2 + CV_G^2)^{1/2}$$

例如，尿素 $CV_I = 12.3\%$ 和 $CV_G = 18.3\%$，所以适当的质量规范是

$$CV_A < 0.50CV_I = 6.2\%$$

$$B_A < 0.250(CV_I^2 + CV_G^2)^{1/2} = 0.250 \times (1.23^2 + 1.83^2)^{1/2} = 5.5\%$$

$$TE_a < 1.65(0.50CV_I) + 0.250(CV_I^2 + CV_G^2)^{1/2} = 1.65 \times 6.2\% + 5.5\% = 15.7\%$$

很有可能实验室能满足这些不太苛求的质量规范，最好是有更加严格的规范用于质量计划和管理。这些则应是根据最佳的质量规范公式：

$$CV_A < 0.25CV_I = 3.1\%$$

$$B_A < 0.125(CV_I^2 + CV_G^2)^{1/2} = 0.125 \times (12.3^2 + 18.3^2)^{1/2} = 2.8\%$$

$$TE_a < 1.65(0.25CV_I) + 0.125(CV_I^2 + CV_G^2)^{1/2} = 1.65 \times 3.1\% + 2.8\% = 7.9\%$$

（黄宪章　唐文志　刘　玲　杨永强）

第二章　计量溯源性

检验结果"互认"是指临床医师在疾病的诊疗过程中，对不同实验室所提供的同一检验信息认为是可信的、有效的，对患者诊治是有价值的检验结果。"互认"的前提是实验室间检验结果的"可比"。"可比"指的是不同实验室间或不同检测系统间检验结果在规定范围内的一致性。"可比性"越好，对临床提供信息的"互认"程度越高。"可比"需要检验结果准确，而检验结果准确需要有良好的精密度和正确度。

目前，随着大型医疗仪器如全自动生化分析仪、化学发光分析仪和血球仪的不断完善，很好地解决了检验结果的精密度，而正确度目前尚不尽如人意。特别是我国检验界多使用非配套检测系统，检验结果的正确度很难得到保证。要想使检验结果正确、可靠，需要建立参考实验室，进行量值溯源。

计量溯源性是医学实验室的检验结果具有准确性和一致性的重要技术保证，而开展检验计量溯源性的必要条件是具备参考测量系统，发展和应用参考测量系统、进行量值溯源将成为临床检验领域的重要课题。

第一节　溯源性及有关问题

一、溯源性有关的主要术语

1. 量和量值

（1）量（quantity）：可用一个数和一个参照对象表示大小的现象、物体或物质的属性。

其可指一般概念的量，如热力学温度 T、物质的量 n。也可指特定量，如血液样本中红细胞的浓度 C、某给定物质的摩尔比热容 C_m。

参照对象可以是一个测量单位、测量程序、标准物质或其组合。量都可用量值定量地描述，否则不是量。但也有一些属于物理现象的属性，虽不能定量描述，但已有规定的标准化的试验方法给出一个并非量值的而是量化了的测试结果，如固体表面的硬度等。

（2）量值（quantity value）：又称量的值（value of a quantity）或值（value）。用数和参照对象共同表达量的大小。

根据参照对象的类型，量值可表示为：一个数和一个测量单位的乘积，如给定杆的长度为 5.34m 或 534cm；单一的数值，此量称为无量纲量或量纲为 1 的量，如相对不确定度 U_{rel}；或一个数和一个作为参照对象的测量程序，如给定样本的洛氏 C 标尺硬度（150kg 负荷下）为 43.5HRC（150kg）；或为一个数字和一个标准物质作为参照的测试结果，如规定某一血浆样本中促黄体激素的物质量浓度为 5.0IU/L（WHO 促黄体激素国际标准品，批号 80/552）。

2. 溯源性和不确定度

（1）溯源性（traceability）：通过文件规定的不间断的校准链，将测量结果与参照对象联系起来的测量结果的特性，校准链中的每项校准均会引入测量不确定度。

本定义中的"参照对象"可以是通过实际实现的测量单位的定义，或包括无序量测量单位的测量程序或测量标准。参照对象的技术规范应包括在建立等级序列时所使用该参照对象的时间，以及关于该参照对象的任何计量信息，如在这个校准等级序列中进行第一次校准的时间。测量结果的计量溯源性不能保证测量的不确定度满足给定的目的，也不能保证不发生错误。计量溯源性要求建立校准等级序列。

"溯源性"有时候也是指"计量溯源性"，有时也用于其他概念，诸如"样本可追溯性""文件可追溯性"或"仪器可追溯性"等，其含义是指某项目的历程（"轨迹"）。所以，当有产生混淆的风险时，最好使用全称"计量溯源性"来表示。

在 ISO/IEC 指南 99-2007 即《国际计量学词汇——基本和一般概念及相关术语》中，计量溯源性定义为"测量结果的特性，结果可以通过形成文件的不间断的校准链与参考对象相关联，每次校准均会引入测量不确定度"。

国际实验室认可合作组织（ILAC）认为确认计量溯源性的要素包括与国际测量标准或国家测量标准相联系的不间断的溯源链、文件规定的测量程序、认可的技术能力、向 SI 单位的计量溯源性及校准间隔。如果两个测量标准的比较用于检查，必要时用于对量值进行修正及对其中一个测量标准赋予测量不确定度时，测量标准间的比较可看作一种校准。对于在测量模型中具有一个以上输入量的测量，每个输入量本身应该是经过计量溯源的，并且校准等级序列可形成一个分支结构或网络，为每个输入量建立计量溯源性所做的努力应与对测量结果贡献相适应。

（2）测量不确定度（measurement uncertainty）：简称不确定度（uncertainty）。定义为：根据所用到的信息，表征赋予被测量量值分散性的非负参数。

给出不确定度的参数分为三种：①用标准偏差给出时，称为标准不确定度（standard uncertainty）。②用标准偏差的倍数给出时，称为扩展不确定度（expanded uncertainty）。所用的倍乘因子 k 称为包含因子（coverage factor），一般取 $k=2$ 或 $k=3$。③说明了置信概率 p 的区间的半宽，也称为扩展不确定度。

3. 互换性和基质效应

（1）互换性（commutability）：指用不同测量系统测量该物质时，各测量系统测量结果之间的数字关系，与用这些测量系统测量实际临床样本时测量结果的数字关系的一致程度，亦即该物质理化性质与实际临床样本的接近程度。

（2）基质效应（matrix effect）：基质（matrix）指标本中除分析物以外的所有其他成分。基质效应是指标本中除分析物以外的其他成分对分析物测定值的影响。

广义来说，基质效应也应包括已知的干扰物（胆红素、血红蛋白、维生素 C 等干扰物），但目前只将基质效应限于生物材料中未知或未定性的物质或因素（如黏度、表面张力、蒸汽压和 pH 等）的影响。基质效应是各种临床检验质量保证中的常见问题。在量值溯源中，它限制了某些参考物质的直接使用；在室间质量评价计划中，它是用同方法组均值评价检验质量的原因之一，而这种评价方式在某些情况下不能反映真正的检验质量，允许了错误的存在。

4. 测量方法和测量程序

（1）测量方法（measurement method）：是对测量所用操作的逻辑性安排的一般性描述。

测量方法可用不同方式表述，如替代测量法、微差测量法、零位测量法、直接测量法等。

（2）测量程序（measurement procedure）：是根据一种或多种测量原理及给定的测量方法，在测量模型和获得测量结果所需计算的基础上，对测量所做的详细描述。

测量程序通常要写成充分而详尽的文件，以便操作者能进行测量。测量程序可包括有关目标测量不确定度的陈述，测量程序有时被称作标准操作程序（standard operating procedure，SOP）。

5. 参考测量系统（reference measurement systems）　有时简称为参考系统（reference systems），包括参考测量程序（reference measurement procedure）、参考物质（reference material，RM）和参考测量实验室（reference measurement laboratory）。参考物质需由参考方法定值，而参考实验室是运行参考方法的实验室。参考物质，按定义包括各种级别的校准物质和质控物质，但一般指的是计量学级别较高的、用作测量标准的参考物质，是有证参考物质（certified reference material，CRM）。

（1）参考测量程序：经过全面研究分析的测量程序，其所产生的值具有与其预期用途相称的测量不确定度，尤其是在评价同一量的其他测量程序的真实性和描述参考物质的特征时。

参考测量程序可按其测量不确定度的大小分为不同级别。

1）一级参考测量程序（primary reference measurement procedure）：是具有最高计量学特征的参考测量程序，其操作可被完全描述和理解，所有的不确定度可用 SI 单位表示，结果不用参考被测量的测量标准而被接受。

该程序须基于特异，无须同量校准而能溯源至 SI 单位和较低不确定度的测量原理。目前有同位素稀释/质谱法（ID/MS）、库仑法、重量法、滴定法和依数性（如凝固点降低）测量等，也称一级测量原理。

一级参考测量程序主要由国家计量机构建立和维持。多数情况下只适合于一级参考物质（纯物质）的鉴定，不适合生物基质样本的分析。

决定性方法（definitive method）是高度准确的、经充分论证的参考测量程序。它们多采用 ID/MS 分析原理，有时也称为一级参考方法。

2）二级参考测量程序（secondary reference measurement procedure）：是需一级参考物质校准的参考测量程序。在临床化学领域经常提及的"参考方法"多指该测量程序。它们是高度特异、精密、准确、适合于复杂生物样本分析的方法。二级参考测量程序适合于次级测量标准物的鉴定，也常用于评价常规测量程序的性能。

（2）参考物质：是一类充分均匀并具有一个或多个确定的特性值的材料或物质，用以校准测量系统、评价测量程序或为材料赋值。参考物质可分为一级参考物质和二级参考物质。由于参考物质具有校准和评价测量系统两个功能，因此，参考物质分为校准物和正确度控制物。

1）一级参考物质（primary reference material）：是具有最高计量学特征的参考物质，是测量单位的体现体，具有最小测量不确定度。它可由一级参考测量程序直接定值，也可通过可靠的杂质分析间接定值。一级参考物质一般是高度纯化的分析物，主要在参考实验室中使用，用于一级参考方法正确度验证，评价及校正二级参考测量程序。

2）二级参考物质（secondary reference material）：一般具有与实际样本相同或相似的基质，主要用于临床检验试剂溯源性的量值传递。二级参考物质由一种或多种二级参考方法赋值，主要用于常规方法的评价，或为质控物定值和用于常规测定的结果计算。厂家校准物的定值源于二级参考方法/二级参考物质，用于常规分析。

3）有证参考物质（certified reference material，CRM）：是指附有证书的参考物质，其一种或多种特性值由建立了溯源性的程序确定，使之可溯源到准确复现的表示该特性值的计量单位。有证参考物质每一种确定的特性值都有给定置信水平的不确定度，有证参考物质和参考物质的区别是前者有明确的溯源性和不确定度要求。一级和二级参考物质一般是经权威计量机构或行政机构认证的参考物质。

（3）参考测量实验室：可简称参考实验室。指运行参考测量程序，提供有给定不确定度测量结果的实验室。对参考实验室有很高的技术和管理要求，需通过特定的评审程序才能成为参考实验室。

对于同一检验指标，如胆固醇、糖化血红蛋白（HbA1c）和酶催化活性等，国际上有参考实验室网络。对网络定期进行测量比对，以保证参考测量的有效性。

6. 标准化和一致化

（1）标准化（standardization）：是为了所有有关方面的利益，特别是为了促进最佳的、全面的经济并适当考虑到产品使用条件与安全要求，在所有有关方面的协作下，进行有秩序的特定活动所制定并实施各项规则的过程。

测量标准化在临床检验方面具有重要作用，其目的是确保使用常规测量系统检测患者样本得到的结果具有可比性，通过较高等级的一级参考物质和（或）参考测量程序，能够溯源到国际单位制（SI）。

确保标准化除建立参考测量系统外，与标准化努力相关联的另一方面是建立合乎科学的和全球适用的参考区间（reference interval，RI）。缺少适当的参考区间可能妨碍标准化的贯彻，这是因为标准化的实施改变了测量结果；缺少适当的参考区间不利于结果分析，且妨碍厂商采用新的标准化的商业方法。虽然试剂生产厂家在说明书中建议临床实验室建立自己的参考区间，但这是不符合实际情况的，实施非常困难。通常情况下，单个临床实验室或厂商都没有办法建立适当的参考区间。

目前，测量结果为方法依赖性，使用的参考区间也具有方法依赖性。未来，运用可提供溯源性结果的标准方法或参考物质，并使用相同的参考区间（至少相同的人种）。来源于 IFCC 的多中心研究结果表明：ALT 和 AST 没有观察到地区间的差异，可以使用相同的参考区间；而 GGT 由于在不同人群之间存在差异，在全球范围内不可能使用相同的参考区间。

（2）一致化（harmonization）：在没有高级别的一级参考物质和（或）参考测量程序的情况下，一致化的目的是不随时间和地点变化，患者样本某项目的测量结果相等。

必须清楚定义所希望得到的相等程度，可通过下列两种情况得到：溯源到某一参考物质或者基于协商一致溯源到所有方法的均值。

二、溯源等级图

溯源等级图是指一种代表等级顺序的框图，用以表明计量器具的计量特性与给定量的基准之间的关系，有时也称为溯源性体系表。它是对给定量或给定型号测量仪器所用的校准链的一种说明，以此作为溯源性的证据。

建立溯源等级图的目的，是要对所进行的测量在其溯源到计量基准的途径中，尽量能减少环节和降低测量不确定度，并能给出适当的置信度。为实现溯源性，用等级图的方式应给出：

（1）对不同等级测量标准的选择。

（2）等级间的连接及其平行分支。

（3）有关测量标准特性的重要信息，如测量范围、准确度等级或最大允许不确定度等。

（4）溯源链中比较用的装置和方法。

等级图是逐级分等的，即用（$n-1$）等级校准 n 等级，或由 n 等级向（$n-1$）等级溯源。试图固定两个等级间的不确定度之比是不现实的。根据被测量的具体情况，这个比率通常处于 2～10。对某些量，准确度提高 2 倍也是可观的进步。但对另一些量，甚至可能达到 10 倍。

等级图应注意区别测量标准本身的复现量值的不确定度，以及经该测量标准校准所得测量结果的不确定度。要指明测量不确定度是标准不确定度、合成不确定度还是扩展不确定度。当表示为扩展不确定度时，要给出包含因子 k 或置信概率 p。对于普通等级的测量仪器，也可以指出其最大允许不确定度。等级图中所反映的信息，应与有关的法规、规程或规范的要求相一致。

对持有某一等级测量仪器的部门或企业，至少应按溯源等级图提供其上一等级测量标准特性的有关信息，以便实现其向国家基准溯源。

三、检定系统表

根据溯源等级图的概念，不同国家可以采取不同形式的校准链，并附有足够的文字信息，以保证不同国家建立的校准链有相当程度的一致性，便于溯源到国家基准并与国际基准相联系。

按《中华人民共和国计量法》，目前以国家计量检定系统来代表国家溯源等级图，它是一种法定技术文件，由国务院计量行政部门组织制定并批准发布。这种系统通常用图表结合文字的形式表达，其要求基本上与溯源等级图相一致。我国规定：一项国家计量基准对应一种检定系统表（图 2-1），并由该项基准的保存单位负责编制，经一定的审批手续，由国家计量行政部门批准发布。

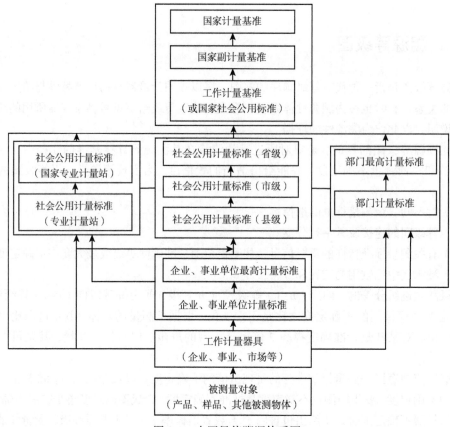

图 2-1　中国量值溯源体系图

四、校准和检定

（一）校准

在规定条件下，为确定测量仪器或测量系统所指示的量值，或实物量具或参考物质所代表的量值，与对应的由标准所复现的量值之间关系的一组操作，称为校准（calibration）。

1. 校准的主要含义

（1）在规定的条件下，用参考测量标准对包括实物量具或参考物质在内的测量仪器的特性赋值，并确定其示值不确定度。

（2）将测量仪器所指示或代表的量值，按照校准链，使其溯源到由测量标准所复现的量值上。

2. 校准的主要目的

（1）确定示值不确定度，有时（根据需要）也确定其是否处于预期的允许不确定度范围之内。

（2）得出标准值偏差的报告值，并调整测量仪器或对其示值加以修正。

（3）给标尺标记赋值或确定其他特性，或给参考物质的特性赋值。

（4）实现溯源性。

校准的依据是校准程序或校准方法，通常应对其作统一规定，特殊情况下也可自行制定。

校准的结果可记录在校准证书或校准报告中，也可用校准因数或校准曲线等形式表示。

（二）检定

计量器具的检定（verification），则是查明和确认计量器具是否符合法定要求的程序，它包括检查、加标记和（或）出具检定证书。

检定具有法制性，其对象是法制管理范围内的计量器具。鉴于各国的管理体制不同，法制计量管理的范围也不同。根据《市场监督总局关于调整实施强制管理的计量器具目录的公告》2020 年第 42 号公告，《实施强制管理的计量器具目录》于 2020 年 10 月 26 日进行调整并实施。根据强制检定的工作计量器具的结构特点和使用状况，强制检定采取以下两种方式：①只做首次强制检定。按实施方式分为：只做首次强制检定，失准报废；只做首次强制检定，限期使用，到期轮换。②进行周期检定。强制检定的工作计量器具的检定周期，由相应的最新检定规程确定。

从国际法制计量组织（OIML）的宗旨和发布的国际建议看，其认定的法制管理范围，基本上与我国的强制检定管理范围相当。一台检定合格的计量器具，也就是一定意义上被授予法制特性的计量器具。强制检定应由法制计量检定机构或者授权的计量检定机构执行。我国对社会公用计量标准，以及部门和企业、事业单位的各项最高计量标准，也实行强制检定。

检定的依据，是按照法定程序审批公布的计量检定规程。《中华人民共和国计量法》规定：计量检定必须按照国家计量检定系统表进行。国家计量检定系统表由国务院计量行政部门制定。计量检定必须执行计量检定规程，国家计量检定规程由国务院计量行政部门制定。没有国家计量检定规程的由国务院有关主管部门和省、自治区、直辖市人民政府计量行政部门分别制定部门计量检定规程和地方计量检定规程，并向国务院计量行政部门备案。因此，任何企业和其他实体是无权制定检定规程的。

在检定结果中，必须有合格与否的结论，并出具证书或加盖印记。而从事检定的工作人员必须是经考核合格，并持有有关计量行政部门颁发的检定员证；从事检定的单位必须具有资质合格证明方可开展检定工作。

（三）校准和检定的主要区别

校准和检定的主要区别可归纳为如下 5 点：

1. 目的不同　校准的目的是对照计量标准，评定测量装置的示值不确定度，确保量值准确。这种示值不确定度的评定应根据组织的校准规程做出相应规定，按校准周期进行，并做好校准记录及校准标识。校准除评定测量装置的示值不确定度和确定有关计量特性外，校准结果也可以表示为修正值或校准因子，具体指导测量过程的操作。检定的目的则是对测量装置的计量特性及技术要求进行强制性的全面评定。这种全面评定属于量值统一的范畴。

2. 对象不同　校准的对象是属于强制性检定之外的测量装置。我国非强制性检定的测量装置，主要指在生产和服务过程中大量使用的计量器具，包括进货检验、过程检验和最终产品检验所使用的计量器具等。检定的对象是《中华人民共和国计量法》明确规定的强制检定的测量装置。《中华人民共和国计量法》第九条明确规定："县级以上人民政府计量行政部门对社会公用计量标准器具，部门和企业、事业单位使用的最高计量标准器具，以及用于贸易结算、安全防护、医疗卫生、环境监测方面的列入强检目录的工作计量器具，实行强制检定。未按规定申请检定或者检定不合格的，不得使用。"

3. 依据不同　校准的依据是校准规范、校准方法或双方认同的其他技术文件，可以是技术规则、规范或顾客要求，也可以由校准机构自行制定；检定的依据则是检定规程，根据检定规程对检定的有效期进行规定。

4. 结果不同　校准通常不判断测量仪器合格与否，必要时也可确定其某一性能是否符合预期的要求，通常是发给校准证书或校准报告；检定应评定计量器具是否符合规定要求，这种规定要求就是测量装置检定规程规定的不确定度范围。通过检定，必须做出合格与否的结论，检定结果合格的发检定证书，不合格的发不合格通知书。

5. 溯源性不同　在保证量值准确一致的方式上，检定是自上而下地将国家计量基（标）准所复现的量值逐级传递给各级计量标准值，最终传递至工作计量器具，严格执行国家检定系统表和检定规程。校准是自下而上地将量值溯源到国家基准，可以越级，可根据需要选择提供溯源服务的实验室、溯源时间和方式。

此外，在性质方面，检定是具有强制性，属于法制计量管理范畴的执法行为；而校准不具有强制性。在周期方面，检定是依据国家计量检定规程规定的检定期限；而校准自行确定，可定期、不定期或使用前校准。在方式方面，检定是只能在经过考核合格或法定授权具备资格的检定技术部门进行；而校准可自校、外校或两者结合。在内容方面，检定是对计量特性进行全面评定，包括评定量值的误差；而校准给出校准结果和评定测量不确定度。在法律效力方面，检定证书或检定结果通知书是具备法律效力的技术文件；而校准证书或报告是不具备法律效力的技术文件。

随着我国改革开放的深入及经济的发展，在强化检定法制的同时，对大量的非强制检定的计量器具，为达到统一量值的目的应以校准为主。过去一直没有把校准当作实现单位统一和量值准确可靠的主要方式，常用检定取而代之。这一观念目前正在改变中，校准在量值溯源中的地位已经逐步确立。

第二节　临床检验计量溯源性

临床检验结果准确，具有跨时空的可比性，是医疗卫生工作的需要，也是临床检验领域的工作目标。实现检验结果准确和具有可比性，必须具备两个基本属性，即量值溯源性和足够小的测量不确定度。

一、临床检验计量溯源性的建立

实现量值溯源性的根本目的是追求患者结果的可靠性。体外诊断试剂盒生产厂家要按照 ISO 17511：2020《体外诊断医疗设备-建立校准品、正确度控制品和人体样本定值计量学溯源性的要求》的要求对校准物的定值实现量值溯源，不仅要对其产品的溯源负责，还要为终端用户提供测量方法的溯源文件。溯源性作为一个计量学术语用于临床检验结果质量的描述并受到广泛重视，主要是由于 1998 年签署 2003 年生效的欧盟关于体外诊断器具的指令（Directive 98/79/EC）。该指令的一项关键内容是要求体外诊断器具的校准物质和（或）质控品指定值的溯源性必须通过已有的高一级的参考方法和（或）参考物质予以保证。欧洲指令是法律文件，生效后有关各方必须执行。为配合该欧洲指令的实施，ISO 于 1999 年起草了 5 个相关标准，其中与生产厂家关系比较密切的是 ISO 17511：2020 和 ISO 18153：2003《体外诊断医疗器械-生物样品中量的测量校准品和控制物质中酶催化浓度赋值的计量学溯源性》。以上指令和标准主要针对诊断试剂的生产。对临床实验室检验来说，作为国际实验室认可依据的 ISO/IEC 17025：2017《检测和校准实验室能力的通用要求》[中国合格评定国家认可委员会（China National Accreditation Service for Conformity Assessment，CNAS）"实验室认可准则"等同采用 ISO/IEC 17025：2017] 和 ISO 15189：2022《医学实验室-质量和能力的要求》，也都对临床检验结果的溯源性做出明确要求。

由国际计量局（Bureau International des Poids et Mesures，BIPM）、IFCC 和 ILAC 成立的检验医学溯源联合委员会（The Joint Committee for Traceability in Laboratory Medicine，JCTLM），其秘书处设在 BIPM。JCTLM 的目标是为促进和指导国际公认的医学检验等效测量及向适当测量标准溯源提供全球平台；任务是为医学检验结果可比、可靠和等效提供支持，从而达到改善卫生保健和促进体外诊断器具贸易的目的。

JCTLM 在现有国际或政府间公约基础上协商工作，由 BIPM、IFCC 和 ILAC 的指定代表组成执行委员会。JCTLM 执行委员会目前建立了两个工作组（WG-1 和 WG-2），WG-1 的任务是建立程序，按一定标准（ISO15193：2009《体外诊断医学器具-生物源样品中量的测量参考测量程序的表述》和 ISO15194：2009《体外诊断医学器具-生物源样品中量的测量、参考物质的描述》）对现有参考测量程序和参考物质进行鉴别与评审，并公布符合要求的参考测量程序和参考物质。WG-2 的主要任务是收集现有候选参考测量实验室信息，鼓励和促进按检验项目分类的参考测量实验室网络的形成，按 ISO 15195：2018《检验医学-使用参考测量程序的校准实验室能力要求》评审并公布参考测量实验室。

二、临床检验计量溯源链的基本结构

临床检验的量值溯源可以有不同模式，但其中心内容是使各测量方法的测量值与公认的标准发生联系。图 2-2 为能在计量上溯源到国际单位制（SI）的量值溯源图。一个样本或校准品的测量结果通过一系列校准而建立的溯源性，对比测量中的测量过程和校准物质的计量学等级由低到高组成一条连续的链（溯源链）。链的顶端是 SI 单位（基本或导出单位）。SI 单位国际通用，不随时间和空间的变化而变化，因此它们是溯源链的最高级别。

一级参考测量方法是具有最高计量学特性的参考测量过程，它须是基于特异、无须同量校准而能溯源至 SI 单位，并具有低不确定度的测量原理，目前认为可用于一级参考测量方法的测量原理仅限于同位素稀释/质谱（ID/MS）、库仑法、重量法和滴定法测量等。一级参考物质是测量单位的体现体，具有尽可能小的测量不确定度，它可由一级参考测量方法直接定值，也可通过可靠的杂质分析间接定值，一级参考物质一般是高度纯化的被测物质。

二级参考测量方法经充分论证，其不确定度能满足特定要求，能用于低一级测量方法评价和参考物质鉴定的测量过程，二级参考测量方法用一级参考物质校准。二级参考物质用一种或多种二级参考测量方法定值，一般具有与实际样本相同或相似的基质，主要用于量值传递。

一级和二级参考测量方法的建立、维持，以及一级和二级参考物质的制备有较高的知识、技术和设备要求，故一般由国际或国家计量机构及经认证的参考实验室完成。一级和二级参考物质一般是经计量权威机构或行政机构认证的有证参考物质（CRM）。

图 2-2 中其他环节的工作原理与上述原理类似，只是计量学级别较低，也较灵活，可依各厂家或实验室的不同情况而异。溯源链自上而下各环节的溯源性逐渐降低，而不确定度则逐渐增加，因此量值溯源过程应尽量减少中间环节。从计量学角度上讲，理想的情况是用一级参考测量方法直接测量样本，省去所有中间环节，这在临床检验中显然是很困难的。

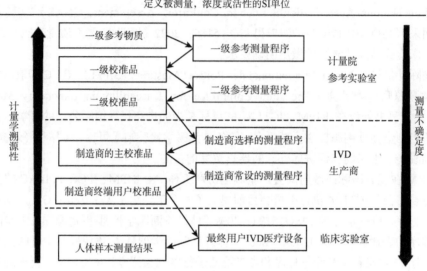

图 2-2 医学临床实验室计量溯源链基本模式图

美国国家标准与技术研究院（NIST）对上述溯源原理的描述见图 2-3。需要指出的是，除用词上的区别外，图 2-3 中的决定性方法和参考方法指的是 ISO 17511：2020 中的一、二级参考测量方法。如前述，ISO 17511：2020 中的一级参考测量方法是具有最高计量学特性的测量方法，但它在不少情况下仅限于鉴定一级参考物质（高度纯化的被测物质），不适合分析生物样本，而二级参考测量方法则是高度特异的、适合于复杂基质样本分析的测量方法。二级参考测量方法可利用多种可靠的分析原理，其中利用 ID/MS 原理的测量方法多称为一级测量方法或决定性方法。各种二级参考测量方法是临床检验量值溯源和其他质量保证工作中的主要角色。

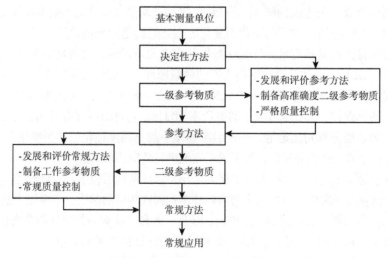

图 2-3 美国 NIST 量值溯源图

三、计量溯源性的基本前提

关于检验计量溯源性还有以下几个问题需要说明。其中两个重要问题是常规测定方法的特异性及校准品的互换性。

首先，常规测量方法特异性高，所测量的量与参考测量方法测量的量完全一致，是量值溯源的前提。然而，由于临床检验被测物质的复杂性，许多常规测量方法，尤其是利用免疫学原理的测量方法，要达到真正意义上的特异性非常困难。有些常规测量方法甚至还作用于被测物质以外的其他物质，其特异性问题则更为严重。在这种情况下，仅通过校准品或参考物质逐级溯源显然不能提高测量的准确性。

其次是临床检验参考物质或校准品的互换性，是指在不同溯源阶段中测量参考物质或校准品时，测量方法测量结果与用这些测量方法测量实际临床样本时测量结果的数字关系的一致程度，亦即该物质理化性质与实际临床样本的接近程度。参考物质，虽然一般采用与实际样本相同的物质作原料，但出于对被测物质浓度的要求、储存、运输等方面的考虑，往往需对原料成分进行调整并作处理（如加入稳定剂、防腐剂等）。这些经加工的材料在某些测量过程中的行为有时会不同于实际临床样本，这种差异称基质效应。基质效应是临床检验质量工作中的常见问题。在量值溯源中，它限制了某些参考物质的直接使用。值得指出的是，基质效应的存在，不应是参考物质单方面的原因，认识和解决基质效应问题需从参考物质和测量方法两方面入手。使参考物质与实际样本尽量接近是必要的，但对基质效应过分敏感的测量方法一般不是好的测量方法，尤其是对于小分子化合物的分析。由于基质效应是客观存在的，在利用参考物质或校准品进行量值溯源时需首先鉴定参考物质和常规测量方法之间有无基质效应，鉴定的方法一般是用参考方法和常规方法同时分析参考物质、新鲜实测样本。如对于新鲜实测样本，两种方法测定结果无偏倚，而测定参考物质时出现偏倚，往往说明参考物质存在基质效应。若有基质效应，需进行修正，或改用无基质效应的参考物质。

鉴于上述特异性和基质效应问题及可能存在的其他质量问题（如线性、灵敏度等），临床检验量值溯源均需最后验证其有效性。验证方法是用参考测量方法和常规测量方法同时分析足够数量的、有代表性的、分别取自不同个体的实际新鲜样本，然后检查是否存在偏倚。

四、临床检验计量溯源性方案

几乎所有的分析物，确定溯源性的方案可归纳如下：用参考方法或以参考品为校准品，对人血清的检测。生产厂家或公司一级校准品以这些参考方法赋值标准化。市售校准品和真实控制品则以公司一级校准品在临床检验分析系统上作校准。这样保证了在这些系统上检测的患者结果的溯源性。每个分析系统平台对每个方法各自都以相同方式，按照该参考标准化，其通用完整溯源方案见图2-2。

公司一级参考血清定值的最高计量水平是国际认可的参考方法（如 LC/MS）。若没有参考方法可用，则选择合适的正式官方参考品（如 CRM 470）。若没有官方参考品，则可使用一级标准的水标准液（如乳酸锂）为参考，或者某个确定的检测方法。

人血清可以用单一献血员血清或混合血清，这些血清即为公司的一级参考品。混合血清中的各个分析物浓度或活力，尽可能分布于整个相应的检测范围。混合血清内不可添加任何处理过的材料，也不可用氯化钠溶液稀释，以确保在参考标准化中使用的样本和天然的患者血清没有任何差别。这些人来源的样本直接用参考方法检测，或者在临床检验分析系统上，经参考品校准后检测得到参考值。以后它们作为公司一级参考物质服务于公司一级校准品校准值的定值。使用时，在需要标准化的分析仪上检测，用具有初步校准品值的备用公司一级校准品进行校准。然后，通过方法学比对或使用各个检测平均变异等，为公司一级校准品设定最终值。

公司一级校准品的基体大致和各批市售校准品（常规校准品）相当，另外，这些一级校准品储存于–70℃，并定期检查稳定性。公司一级校准品为具有初步校准值的校准品，公司一级校准品值的标准化通过方法学比对（线性回归）实现。方法学比对回归线的截距若在允许限值内，可以从斜率的偏离计算出新校准品校准值。若截距超出了允许限值，则方法学比对不能用于公司一级校准品校准值的标准化。

由于公司一级校准品具有和常规校准品相同的基体，使用公司一级校准品单独校准，得到的常规校准品校准值预期不会和使用人血清校准得到的值有差异。校准值的真实性和检测不确定度主要取决于统计模式和检测性能的质量。

为了确认这个假设和认可常规标准化的程序，对每个检测系统（分析仪器、校准品、试剂）进行的外部实验室的检测，应使用相同批号的试剂，相同的一批患者样本（其分析物含量分布于相应范围），用公司一级校准品和市售校准品任意批号分别校准后进行平行检测。为了肯定市售校准品和公司一级校准品在这个程序中的可比性，方法学比对的直线回归的截距必须接近 0，斜率和 1.00 间的差异在规定的限值内。

五、体外诊断厂商建立、确认人体样本测量结果计量溯源的一般要求

（一）体外诊断厂商满足建立计量溯源的一般要求

常规系统检测结果的溯源性通过不间断的交替出现的测量方法和测量参考物质而建立，并溯源到目前技术水平可达到的最高计量学水平，这些测量方法和测量参考物质通常具有不断降低的测量不确定度。最高计量学参考物质的测量单位最好是 SI 单位，SI 单位表示该物质量值的准确性达到计量基准，它具有非常小的不确定度。除了保证参考物质的溯源性之外，临床实验室和生产厂商必须对监测系统各组分（仪器、试剂、参考物质和操作程序等）实施严格的标准化程序，才能实现患者检验结果的溯源性。体外诊断厂商建立计量溯源的一般要求如下。

1. 定义被测量 被测量的定义至少应包括以下信息：分析物名称如 β-D-葡萄糖；生物学系统如血清；量的种类如物质的量；测量单位如 mmol/L。在某些情况下，如果使用特定测量程序、测量方案，则须注明。

2. 规定最大允许扩展不确定度 由体外诊断产品（in vitrodiognostic products，IVD）医疗设备制造商制定的最大允许扩展不确定度$[U_{max}(y)]$技术参数应考虑与 IVD 医疗设备制造商校准等级中所有步骤相关的合成测量不确定度，除了常规使用带来的预期不确定度（至少在重复性条件下）贡献之外，还包括最终用户校准品定值引入的不确定度。

患者样本测量结果不确定度评价包括以下三个等级，见图 2-4。

（1）高等级参考不确定度目标：参考物质是对总体测量不确定度的第一贡献，其应该足够小，以满足临床样本水平的总不确定度目标。通常其贡献度小于推荐三分之一总不确定度目标。

（2）商业系统校准不确定度目标：IVD制造商的作用是识别高等级计量参考，在此基础上定义一个校准等级，为其测量系统校准品定值，使其具有可溯源性。此等级的不确定度应小于总不确定度目标的20%。商业系统校准不确定度目标与高等级参考不确定度目标之和应小于 50%。

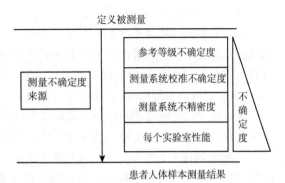

图 2-4　总不确定度来源的主要组成部分

（3）临床实验室不确定度目标：临床上被测量结果的不确定度包括了相应溯源链累积不确定度，应小于总不确定度目标。目前最常用的总不确定度目标是根据生物学变异得到的性能目标，该质量目标分为最低、合适和最佳目标；也可以依据室间质量评价规定的最大允许总误差进行判断。

如血清葡萄糖浓度，高等级参考物质使用 NIST 的 SRM965b 水平 3（6.575mmol/L），扩展不确定度为 0.094mmol/L（1.43%），允许的扩展不确定度限为 1.87%；生产商终端用户校准品的扩展不确定度为 2.50%，允许的扩展不确定度限为 2.80%；临床实验室测量结果不确定度（通常用 CV 表示）为 2.51%，根据生物学变异合适性能的总质量目标为 5.60%。

3. 定义校准等级　必须明确开始的测量标准和（或）测量程序，对于一个给定的被测量，应识别校准等级中计量位置最高的测量程序、测量方案或校准物质，并为所述测量系统规定计量溯源的最高级别。

4. 参考物质、校准品的选择和要求　应用于厂家 IVD 医疗设备规定校准等级（IVD 医疗设备终端校准品除外）中的各校准品或参考物质应识别和文件化其特性，并确保不同批号间的一致性。这些特性包括：

（1）物质的预期用途。

（2）分析物的识别[具体说明分析物的原子或分子形式和（或）化学替代形式]。

（3）物质的来源，如合成的、重组的、微生物的、人或动物来源的。

（4）相（态），如气体、液体、固体。

（5）聚合状态，如溶液、悬浮、冻干。

（6）物质的基质，如缓冲液、蛋白溶液、人体样本等。

（7）所定的值和计量溯源性。

（8）扩展测量不确定度。

（9）稳定性。

（10）批内均匀性。

（11）互换性特征。

（12）承认范围，如国际、国家、地区。

（13）发证机构，如 WHO、NIST 等。

（14）证书状态：有证、无证。

要说明和文件化参考物质是否符合 ISO 15194：2009。一级参考物质通常为纯品，不要求进行互通性评价。二级及以下校准等级尽可能使用互通性参考物质，但对于用于校准厂家选择的测量程序的国际约定校准品或有证参考物质可能没有证明与人体样本具有互通性，CRM 的定值可以使用校准因子或函数。

IVD 医疗设备终端用户校准品使用非互换性材料时，应使用互换性物质如一组人体样本来确定校准因子或校准函数，为非互换性的终端用户校准品重新定值，以便补偿偏倚。

5. 测量程序的选择和要求　在校准等级中，每一个连续的量值传递步骤都应包括符合目的的规定测量程序，每个程序的分析性能特征都应具有支撑性数据证明符合性能要求，并可以从第三方（如应用的测量程序研究者）得到。只要负责校准等级的参与者证明相关程序符合目的和性能特征，仍然可以使用不符合 ISO 15193：2009 要求的测量程序，如生产商选择的测量程序。

生产商或其他责任方可以选择符合 ISO 15195：2018 的参考测量实验室提供计量溯源校准等级实施支撑的参考测量服务。参考测量实验室应证明有能力在预期的人体样本类型和规定的校准等级范围内，为选定的被测量提供最佳测量。

6. 终端用户 IVD 医疗设备校准品定值不确定度评价　制造商应评价为终端用户提供的校准品的合成标准不确定度（u_{CAL}），u_{CAL} 应小于最大允许不确定度。如果没有说明，通常提供的是扩展不确定度，包含因子 $k=2$。

校准品的合成标准不确定度应包括校准等级中所有高级别定值步骤中已知的和可以预见变化的不确定度，如校准品的不均匀性和不稳定性、试剂的批号、非制造商控制和溯源使用的最高级别参考物质定值的标准不确定度。校准等级中各个测量程序不确定度评价所需要的最少信息是在重复条件下测量程序的标准差和程序中所使用的校准品定值不确定度。

校准品的合成标准不确定度计算公式：

$$u(y) = \sqrt{u(y)_1^2 + u(y)_2^2 + u(y)_3^2 + \cdots + u(y)_n^2}$$

式中，$u(y)$，最终测量值的合成标准不确定度；$u(y)_1, u(y)_2, u(y)_3, \cdots, u(y)_n$，确定的校准等级每个步骤影响量的标准不确定度。

扩展合成不确定度（U）计算公式：

$$U = u(y) \times k$$

式中，k 为包含因子，通常为 2，可信区间约 95%。

（二）体外诊断厂商校准品定值的计量溯源性确认

建立的溯源性需要经过确认，确认的目的是确认终端用户获得的结果与贯穿于量值溯源链的参考测量方法和（或）参考物质的一致性。确认的方法是用常规测量方法和参考方法同时测量足够数量的、有代表性的、分别取自不同个体的新鲜样本，可用线性回归的方法分析两种方法所得结果的接近程度是否可以接受。

终端用户医疗设备校准品定值溯源性声明确认的研究设计应在技术文件中保存。特定确认策略的选择依赖于被测量参考测量系统的完整性和性能特征，以及执行下列类型研究所需要的物质（参考物质）和测量程序的可获得性。对于给定的校准等级结构，有多种确认策略供制造商根据实际情况进行选择，适用于 IVD 医疗设备校准溯源声明确认的研究策略包括但不限于：

（1）互通性参考物质的测量，最好是有证参考物质和（或）正确度控制品。

（2）参加 EQA、能力验证（PT）或利用其他可互换性检测样本的实验室间比对计划，目标值最好由参考测量程序（如果有）或一致化方案确定。

（3）检测参考测量程序前期定值的库存人体样本。

（4）使用一组人体样本，与高等级参考测量程序进行方法学比对。

（5）使用一组人体样本，与其他测量程序（非参考测量程序）进行方法学比对。

（6）校准等级和赋值测量程序中较高级别分析控制，重点是精心校准、SI 可溯源测量工具和控制，如天平、容量玻璃器皿、分光光度计、温度计、外界环境控制、可用最高纯度的试剂等。

六、计量溯源性在临床检验质量工作中的作用

检验结果的准确性直接为诊断、治疗、预防及人体健康检查提供准确可靠的数据。准确的临床检验结果，具有跨时空的可比性，即实验室间测量结果互认，是防病治病和提高人类健康水平的基本需要，也是检验医学界的工作目标。实现检验结果准确的最有效手段是建立和保证检验结果的溯源性。

目前临床检验量值的计量溯源性主要体现在两个环节：一是标准物质或产品校准物定值；二是临床检验结果。绝大多数临床检验使用商品试剂盒或分析系统，因此标准物质或者产品校准品定值的溯源性显得更为重要，建立和保证溯源性的成效更为显著。作为检验量值溯源基础的参考程序和参考物质的建立与维持是一项浩大的工程，需要包括我国在内的世界各有关组织和机构的共同参与。

加强临床检验质量工作发展的结果是人们对量值溯源问题的重视。临床检验的两种外部质量工作方式，一是对检验项目进行标准化工作，二是室间质量评价计划。回顾这些工作的历史，参考系统一直在保证临床检验质量中发挥着越来越重要的作用。国际上最早建立、最完善和成效最显著的临床检验参考系统当属美国的胆固醇参考系统。

美国自 20 世纪 50 年代研究胆固醇测定的标准化问题，发展至今，其胆固醇参考系统如图 2-5 所示。它的主要组成部分是 NIST 的决定性方法和一级参考物质、疾病预防控制中心（centers for disease control and prevention，CDC）的 Abell-Kendall（A-K）参考方法和二级参考物质及以此为基础的多种标准化计划。一种标准化计划是 CDC/NHLBI 的血脂标准化计划，该计划用冰冻血清作二级参考物质进行量值传递。该计划历史悠久，不仅在美国国内，而且在国际上也有重大影响。鉴于有些检验分析系统甚至对冰冻血清呈现基质效应，用新鲜血清进行量值传递可能是最有效的方式。CDC 又于 20 世纪 80 年代末建立胆固醇参考方法实验室网络（CRMLN），通过分析新鲜血清将常规方法与参考方法直接对比，以解决不同厂家产品和临床实验室血脂分析的量值溯源问题。应该说，上述血脂标准化计划使美国胆固醇分析不确定度由 1969 年的 18%降至 1994 年的 5.5%~7.5%，此项工作为美国国家胆固醇教育计划（NCEP）的有效实施做出了突出贡献。上述胆固醇参考系统和标准化计划可为其他检验项目量值溯源提供一个很好的模式。

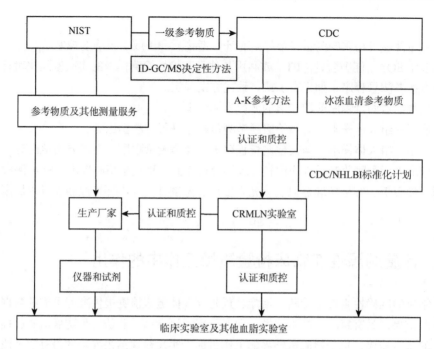

图 2-5 美国胆固醇参考系统

NIST：国家标准与技术研究院；CDC：疾病预防控制中心；A-K：Abell-Kendall；NHLBI：国家心肺和血液研究所；
CRMLN：胆固醇参考方法实验室网络

　　室间质量评价计划是涉及项目更多、影响更大的保证临床检验质量的计划。室间质量评价工作的中心目标是提高检验结果的室间可比性，但由于所用质量评价材料可能存在基质效应、常规方法日新月异、缺乏其他有效的评价方法等，要实现此中心目标还存在很多问题。为解决这些困难，室间质量评价计划曾普遍用同方法组均值设为靶值评价检验质量，目前此法仍是多数检验项目的质量评价方法。应该说，此法在发现质量问题和提高检验质量方面发挥着重要作用，但这种方法的不足也是显而易见的，一个极端的例子是不同方法组均值之间的差别可达 7 倍以上，这种情况下的质量评价显然不具有任何意义。因此，室间质量评价组织者一直在寻求更有效的质量评价方法，用参考方法为质控品定值，如对于某些小分子化合物检验，逐渐成为上述问题的解决方案。即便由于基质效应，一时不宜直接实现参考方法定值进行质量评价，也可从中获得更多的质量信息。

　　实际上，国际现有参考系统正是在室间质量评价计划的推动下逐步建立的，如美国病理学家学会（College of American Pathologists，CAP），20 世纪 60 年代初建立临床参考实验室，该实验室后来移至 NIST。目前 CAP 在 NIST 仍有专职人员用高水平参考方法从事 CAP 质控品定值工作。德国临床检验参考实验室系统更是应其室间质量评价工作的需要而建立和发展起来的。目前室间质量评价计划中用参考方法设定靶值，评价检验质量正日趋广泛，尤其在欧洲。德国自 1988 年开始通过立法，要求某些项目的室间质量评价必须用参考方法定值，已取得明显成效。CAP 的某些项目也已使用参考方法定值，为解决基质效应问题，质量评价材料已改用基质效应小的生物材料，如新鲜冰冻血清（血脂等）、新鲜全血（糖化血红蛋白等）等。

　　由国家卫生健康委员会临床检验中心、上海市临床检验中心、广东省临床检验中心组织的正确度验证、正确度控制品是用于评价测量系统测量偏倚的参考物质，其基质为人体血清，具有互通性，同时采用参考方法赋值，目标值具有溯源性，能够溯源到 SI 单位。正确度验证计划的实施，促进了我国临床化学检验结果的正确性和可比性，为开展临床化学检验结果的互认奠定了基础。

回顾国际临床检验量值溯源工作历史还可以发现，参考系统的建立及其应用成效有两个决定因素。首先是临床需要，它包含两方面，一方面是检验项目的重要性。一些项目的检验关系到危害大、多发疾病的诊断或危险分析，建立这些项目的量值溯源的参考系统显然能提高人类健康水平。典型的例子是胆固醇等血脂指标的标准化工作历史最长、受重视程度最高，因它们与危害人类健康最大的心脑血管疾病的防治有关。另一方面是检验项目的短期生物学变异性。再以血脂为例，胆固醇个体内短期生物学变异平均约 6%，而三酰甘油则高达 20% 以上，除与疾病关系密切外，生物学变异大本身就使得三酰甘油测定的实际应用价值不如胆固醇。

决定参考系统的建立及其应用成效的第二个因素是被测物质（或量）的性质及人们对它的了解、掌握程度，目前参考系统较完整的检验项目几乎都是一些小分子化合物，而许多生物大分子（或其复合物），虽然在临床上很重要，但由于定义不明确、结构或组成复杂、测定时影响因素多等原因，建立和应用参考系统都比较困难或烦琐，它们的量值溯源和测定质量往往处于较低水平。

第三节　临床检验计量溯源性和参考测量系统现状

一、临床检验计量溯源性现状

临床上定量检测的检验项目大约有 500 项，能溯源至 SI 单位的主要是一些化学定义明确的小分子化合物，包括电解质类物质、代谢物类物质、某些甾体类激素及甲状腺激素。除这些少数项目外，其余多数临床检验项目因被测物质（主要是生物大分子类物质）的复杂性（如混合物、异构体等），其一级参考测量方法的建立和一级参考物质的制备非常困难，量值溯源只能停留在较低水平。下面描述的 6 种校准等级模式代表了当前的技术水平和广泛可用的技术，根据可得到的较高参考等级，它们分别适用于被测物的特定等级。所提供的模式并不包括所有的可能性，也不排除其他模式的可能性。

模式 1：第一种情况是有一级参考物质和参考测量程序，计量学可以溯源到 SI 单位。

校准等级不同步骤测量量值随被测量物质的变化而变化，测量量值的变化常导致报告不同的单位；如使用质量平衡法鉴定有证一级参考物质皮质醇的纯度，确定的是杂质的质量分数（在此情况下测量的量），而不是皮质醇的质量分数，物质的纯度是用质量分数表示的，单位为%。对于 IVD 医疗设备，皮质醇校准等级中所使用的较低水平的其他参考物质，如二级参考物质或生产商工作校准品，测量的皮质醇物质浓度（血清或其他体液），可以适当的 SI 单位（μmol/L）表示测量结果。

一级参考测量程序和其他适合目的的测量程序（图 2-6，程序 1、2）应基于已证明适合于目的性能的测量原理，以最小可达到的测量不确定度提供对 SI 测量单位的计量溯源。在特定的时间内可以存在多个一级参考测量程序为一级校准品给定种类的量定值。被测物由两个或两个以上一级参考测量程序所获得的值，在一定置信水平下所标示的不确定度范围内，不应有显著性差异。

通过互换性评价研究确认二级校准品或二级参考物质（图2-6，物质3）与人源样本具有互换性。如广东省中医院研制的冰冻人血清未结合雌三醇标准物质[编号：GBW（E）091048]适宜作为二级校准品使用，并具有互换性参考物质的实例，冰冻人血清未结合雌三醇浓度单位为 nmol/L，定值方法采用 ID/LC/MS/MS 法。

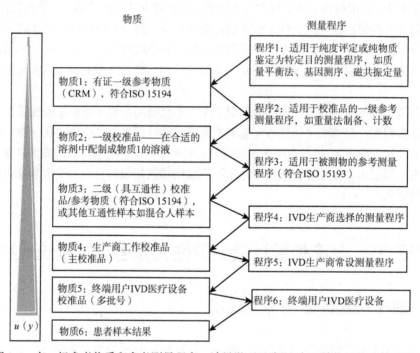

图 2-6　有一级参考物质和参考测量程序，计量学可以溯源到 SI 单位的校准等级模式

生产商终端用户校准品是使用 IVD 生产商常设测量程序或 IVD 生产商选择的测量程序进行定值，其用于 IVD 医疗设备常规测量系统的校准。其定值的不确定度由生产商评价，包括校准链中不同等级适宜的不确定度和 IVD 生产商常设测量程序的不确定度。

模式 2：计量上能够溯源到 SI 单位，由一级参考测量程序定义被测量的校准等级模式，见图 2-7。

对于这种类型的被测量，没有可得到的有证一级参考物质。在这种情况下，计量溯源性是基于明确定义和国际一致认可的参考测量程序，如人血清（或其他体液）中测量的酶催化活性浓度的校准等级。

被测量的定义包括溯源的 SI 单位，如摩尔每秒每立方米[mol/(s · m³)]。

定义被测量的高等级（一级）参考测量系统（图 2-7，程序 3）应使用根据不同用途的一级参考测量程序校准的测量系统（图 2-7，程序 1）进行测量，如适用的重量测定、温度测定、体积测定、分光光度测定、电位测定、时间、长度等。一级参考测量系统（图 2-7，程序 3）应详细说明有关设备、试剂、反应条件和测量信号的计算，以便一级参考测量系统可以在任何计划进行该测量的合格实验室重现。

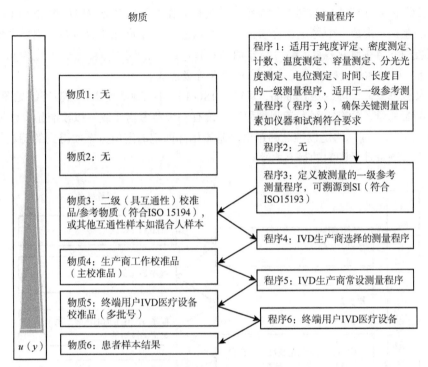

图 2-7 由一级参考测量程序定义被测量的校准等级模式

模式 3：由特定一级校准品校准的参考测量程序所定义的被测量校准等级模式。

图 2-8 描述了由特定一级校准品（能溯源到 SI 单位）校准的参考测量程序所定义的被测量校准等级模式。参考测量程序检测的量是被测物的组成部分（例如，一个肽片段或一个表位），而不是被测物的整个分子结构。

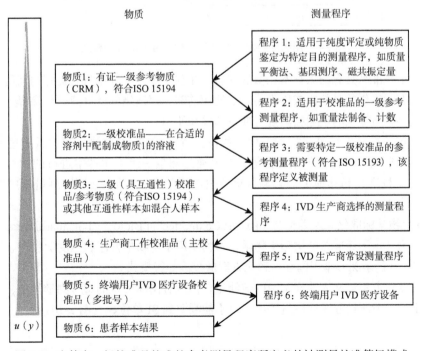

图 2-8 由特定一级校准品校准的参考测量程序所定义的被测量校准等级模式

　　如 IFCC 推荐的 HbA1c 参考测量系统，葡萄糖和血红蛋白 β 链 N-端缬氨酸（β-N-1-去氧果糖基血红蛋白）形成一个稳定加合物，采用液相色谱-质谱联用（LC-MS）测量系统，被测量为血红蛋白 β 链中糖化六肽（A$_{1c}$）与非糖化六肽（A$_0$）的摩尔比值，报告单位为 mmol/mol。

　　模式 4：用国际约定校准品定义被测量校准等级模式。

　　有定义被测量的国际约定校准品，其符合 ISO 15194：2009 要求，溯源等级见图 2-9。对于这些可测量的量，没有一级参考测量程序，没有一级参考物质或一级校准品，计量上不能够溯源到 SI 单位。国际约定校准品的定值是基于国际商定的定值方案而得到的特定值，其组成该类特定被测量计量溯源的最高水平。

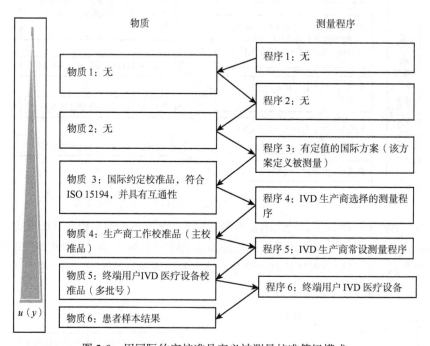

图 2-9　用国际约定校准品定义被测量校准等级模式

　　国际约定校准品具有与人标本相似的基质，在程序 3、4、5 中具有良好的互通性。国际约定校准品有时提供的是粉末或冻干粉，在使用前需要用适当的稀释液进行稀释，并严格按照校准品提供者所提供的使用指南进行准备和稀释使用。

　　国际约定校准品中被测量的均值由一组测量程序确定，这些测量程序具有适当的性能特征，包括精密度、选择性、相关性等，并已通过测量一组人源样本进行的比对。当使用候选国际约定校准品和其他关键影响量重新校准这些程序，结果在不同测量程序之间差异较小。

　　WHO 生物学标准化专家委员会（Expert Committee on Biological Standardization，ECBS）建立了被称为"国际标准"的国际生物学参考物质用于生物学程序和免疫学程序。

　　模式 5：计量学溯源基于国际一致化方案的校准等级模式。

　　国际一致化方案定义人体样本中的被测量，但没有国际公认的参考测量程序、一级参考物质、约定的参考测量程序或测量程序，也不能溯源到 SI 单位，见图 2-10。

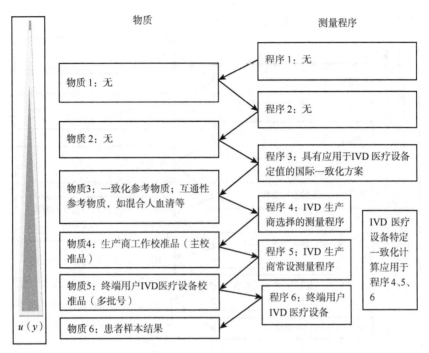

图 2-10 计量学溯源基于国际一致化方案的校准等级模式

为被测量规定的国际一致化方案是该校准等级模式的最高计量学水平，目的是为使用一致化方案的终端用户测量该被测量取得等值的报告结果。

国际一致化方案将规定一个程序用于一致化参考物质定值，并规定如何用该参考物质评价参加该方案的 IVD 医疗设备测量参考物质结果之间的关系，评价与一致化参考物质定值相关联的测量不确定度（物质 3）。

模式 6：计量学仅溯源至生产商内部规定参考物质的被测量模式

对于某些被测量，既没有有证纯参考物质，也没有一级校准品、参考测量程序和一致化方案，也不能溯源到 SI 单位，见图 2-11。该类被测量校准等级最高计量学水平是厂家特定的参考物质（为了确保生产商医疗设备校准的一致性，生产商有时建立特定的测量程序和（或）特定的参考物质，为该校准等级的最高水平）。该参考物质可以是纯化的生物标志物，使用选择的测量程序进行测量。

二、临床检验参考测量系统现状

参考测量系统是由参考物质、参考测量程序和参考测量实验室组成的测量系统，是建立溯源性和标准化的基础。ISO15193：2009、ISO 15194：2009 和 ISO 15195：2018 分别对临床检验参考测量程序、参考物质和参考测量实验室做出了说明和要求。

参考实验室是指实施参考测量程序并提供带有规定不确定度结果的实验室。要想成为参考实验室，需符合以下三个条件：采用 JCTLM 公布的参考测量程序；通过基于 ISO/IEC 17025：2017 和 ISO 15195：2018 标准的认可；定期参加参考实验室室间比对计划，并合格。

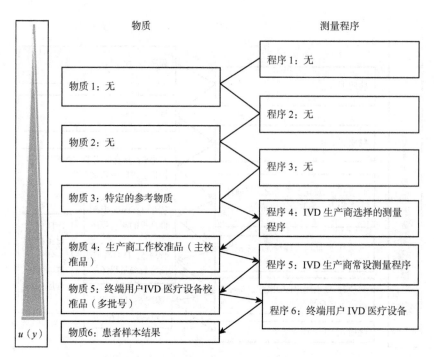

图 2-11　计量学仅溯源至生产商内部规定参考物质的被测量模式

　　图 2-6～图 2-8 是理想的溯源链，即溯源终点是 SI 单位。溯源至 SI 单位的前提是必须有一级参考测量方法、一级参考物质。目前国际上常用的临床检验项目有 400～600 个，能溯源至 SI 单位的主要是一些化学定义明确的小分子化合物，包括电解质类物质、代谢物类物质、某些甾体类激素及甲状腺激素等，具有参考测量方法和有证参考物质的检测项目见表 2-1、表 2-2。

表 2-1　具有参考方法的测量项目

分类	项目
维生素和微量营养物	叶酸（folic acid）、5-甲酰四氢叶酸（5-formyltetrahydrofolic acid）
蛋白质类	白蛋白（albumin）、α_1-抗糜蛋白酶（α_1-antichymotrypsin）、α_1-抗胰蛋白酶（α_1-antitrypsin）、血浆铜蓝蛋白（ceruloplasmin）、糖化血红蛋白（HbA1c）、血红蛋白（hemoglobin）、免疫球蛋白 A（immunoglobulin A）、免疫球蛋白 G（immunoglobulin G）、免疫球蛋白 M（immunoglobulin M）、α_2-巨球蛋白（α_2-macroglobulin）、C-反应蛋白（C-reactive protein）、转铁蛋白（transferrin）、甲状腺素转运蛋白（transthyretin）、总蛋白（total protein）
非肽类激素	醛固酮（aldosterone）、皮质醇（cortisol）、雌二醇（17β-estradiol）、非结合雌三醇（estriol, non conjugated）、17-羟孕酮（17-hydroxyprogesterone）、19-去甲睾丸酮（19-norandrosterone）、孕酮（progesterone）、睾酮（testosterone）、T_3、甲状腺素（thyroxine）、总甲状腺素（total thyroxine）
非电解质金属	砷（arsenic）、镉（cadmium）、钴（cobalt）、铜（copper）、铅（lead）、汞（mercury）、锌（zinc）
代谢物和底物	胆红素（bilirubin）、胆固醇（cholesterol）、肌酐（creatinine）、游离甘油（free glycerol）、葡萄糖（glucose）、总三酰甘油（total triacyl-glycerols）、高密度脂蛋白胆固醇（HDL cholesterol）、低密度脂蛋白胆固醇（LDL cholesterol）、同型半胱氨酸（homocysteine）、25-羟维生素 D_2（25-hydroxyvitamin D_2）、5-甲基-4-氢叶酸（5-methyltetrahydrofolic acid）、尿素（urea）、尿酸（uric acid）

续表

分类	项目
酶类	丙氨酸氨基转移酶（alanine aminotransferase）、天门冬氨酸氨基转移酶（aspartate aminotransferase）、碱性磷酸酶（alkaline phosphatase）、γ-谷氨酰转移酶（γ-glutamyltransferase）、乳酸脱氢酶（lactate dehydrogenase）、肌酸激酶（creatine kinase）、α-淀粉酶（α-amylase）
电解质类	钾（potassium）、钠（sodium）、氯（chlorine）、钙（calcium）、镁（magnesium）、磷（phosphorus）、锂（lithium）

表 2-2　具有有证参考物质的测量项目

分类	项目
维生素和微量营养物	抗坏血酸（ascorbic acid）、5-甲酰四氢叶酸
蛋白质类	α_1-酸性糖蛋白（α_1-acid glycoprotein，AAG）、α_1-抗胰蛋白酶、α_2-巨球蛋白、白蛋白、甲胎蛋白（alpha fetoprotein）、载脂蛋白A Ⅰ（apolipoprotein A Ⅰ）、载脂蛋白A Ⅱ（apolipoprotein A Ⅱ）、牛血清白蛋白（bovine serum albumin）、不含碳水化合物的转铁蛋白（carbohydrate deficient transferrin）、转铁蛋白、补体 C3c（complement C3c）、补体 C4（complement C4）、糖化血红蛋白（glycated haemoglobin，HbA1c）、氰化高铁血红蛋白（haemiglobincyanide）、触珠蛋白（haptoglobin，HPT）、肌钙蛋白I（cardiac troponin I，cTnI）、免疫球蛋白 IgA/IgG/IgM、前列腺特异抗原（prostate specific antigen）、C-反应蛋白、转甲状腺素蛋白、甲状腺球蛋白（thyroglobulin）
非肽类激素	皮质醇、表睾酮（epitestosterone）、17β-雌二醇、孕酮、睾酮、葡萄糖醛酸苷睾酮（testosterone glucuronide）、硫化睾酮（testosterone sulfate）、甲状腺素（T_4）、三碘甲腺原氨酸（3, 3′, 5-triiodothyronine）、19-去甲睾丸酮（19-norandrosterone）
非电解质金属	镉、钴、汞、锑（antimony）、砷酸（arsenic acid）、砷胆碱（arsenocholine）、亚砷酸（arsenous acid）、二甲胂酸（dimethylarsinic acid）、碘（iodine）、铯（cesium）、铅（lead）、锰（manganese）、钼（molybdenum）、铂（platinum）、硒（selenium）、铊（thallium）、钍（thorium）、铀（uranium）、氧化三甲胂（trimethylarsine oxide）、单甲基胂酸（monomethylarsonic acid）
代谢物和底物	丙氨酸（alanine）、精氨酸（arginine）、天（门）冬氨酸（aspartic acid）、胆红素、胆固醇、肌酐、胱氨酸（cystine）、乙醇（ethanol）、葡萄糖、谷氨酸（glutamic acid）、甘氨酸（glycine）、组氨酸（histidine）、同型半胱氨酸、异亮氨酸（isoleucine）、亮氨酸（leucine）、赖氨酸（lysine）、蛋氨酸（methionine）、尿素、尿酸、4-羟基-3-甲氧基扁桃酸（4-hydroxy-3-methoxymandelic acid）、苯丙氨酸（phenylalanine）、脯氨酸（proline）、丝氨酸（serine）、苏氨酸（threonine）、总甘油脂（total glycerides）、三酰甘油（triglyceride）、甘油三棕榈酸酯（tripalmitin）、酪氨酸（tyrosine）、缬氨酸（valine）
酶类	酸性磷酸酶（acid phosphatase）、丙氨酸氨基转移酶、碱性磷酸酶、α-淀粉酶、天门冬氨酸氨基转移酶、肌酸激酶、γ-谷氨酰转肽酶、乳酸脱氢酶
电解质类	钾、钠、氯、钙、镁、锂
核酸	凝血酶原（prothrombin fragment）
药物	安非他明（amphetamine）、苯甲酰芽子碱（benzoylecgonine）、卡马西平（carbamazepine）、可卡因（cocaine）、可待因（codeine）、9-羧基-四氢大麻酚（THC-9-COOH）、地高辛（digoxin）、乙琥胺（ethosuximide）、海洛因（heroin）、4, 4′-二氨基二苯甲烷（MDA）、一羟基二甲基乙内酰脲（MDMA）、脱氧麻黄碱（methamphetamine）、吗啡（morphine）、苯环己哌啶（phencyclidine）、苯巴比妥（phenobarbital）、苯妥英（phenytoin）、去氧苯巴比妥（primidone）、茶碱（theophylline）、丙戊酸（valproic acid）

续表

分类	项目
凝血因子	抗凝血酶（antithrombin），组织凝血因子Ⅱ、Ⅸ、Ⅴ、Ⅶ、Ⅷ、Ⅹ、Ⅺ、ⅩⅢ（coagulation factor Ⅱ、Ⅸ、Ⅴ、Ⅶ、Ⅷ、Ⅹ、Ⅺ、ⅩⅢ），纤维蛋白原（fibrinogen），蛋白 C（protein C），蛋白 S（protein S），促凝血酶原激酶（thromboplastin），血管性假血友病因子（von Willebrand factor）
血型分型	HLA 特异性同位抗体（HLA specific allo-antibodies）、抗-c 抗体（anti-c antibodies）、抗-D 抗体（anti-D antibodies）

三、我国临床检验参考测量系统现状

开展计量溯源性工作需要参考系统。考虑到目前我国临床检验参考系统和标准物质研究现状，根据临床需要，建立必要的临床检验参考测量系统，加强有关国际合作，应成为我国检验医学和计量学工作者的重要课题。一方面应该加强国家投入，研制高等级临床用标准物质；另一方面必须联合国内力量，计量学和临床医学共同努力，共同发展，尽快缩小与发达国家的差距。建立临床领域关键量值的国家标准并得到国际互认，制备各种临床检测用标准物质，建立不同类型的参考实验室支撑我国的临床检验体系。

我国临床检验量值溯源和参考测量系统建设处于初始阶段，2007 年，CNAS 与中国计量科学研究院（National Institute of Metrology，China）、国家卫生健康委临床检验中心（National Center for Clinical Laboratories，NCCL）联合成立了全国临床医学计量技术委员会，即中国的 JCTLM。2011 年，CNAS 开始医学参考测量实验室认可（ISO 17025：2017/ISO15195：2018），2012 年北京航天总医院参考实验室通过 CNAS 认可，成为国内首家医学参考测量实验室。目前包括广东省中医院检验医学部医学校准实验室、国家卫生健康委员会临床检验中心、上海市临床检验中心等 15 家实验室通过了 ISO/IEC 17025：2017 和 ISO 15195：2018 校准实验室认可，标志着我国医学参考测量实验室取得了长足的进步。

JCTLM 每年组织全球相关领域专家对申请的参考物质、参考方法和参考测量服务进行审批，并于每年的 1 月底公布评审结果，我国在电解质、酶学、代谢物和底物、非肽类激素和蛋白质方面均有能力提供参考测量服务，表 2-3 列举了 2021 年 JCTLM 数据库公布的丙氨酸氨基转移酶参考测量服务。

表 2-3　2021 年 JCTLM 数据库公布的丙氨酸氨基转移酶参考测量服务

材料	服务提供方	范围（μKat/L）	不确定度
高纯物质，校准品，血清	广东省中医院检验医学部医学校准实验室	0.72～4.75	2.8%
高纯物质，校准品，血清，血浆	北京航天总医院参考实验室	0.414～4.091	4.9%～1.7%
血清，血浆	南通大学附属医院参考实验室	0.72～4.75	3.7%～1.9%
校准品，血清，血浆	北京利德曼生化股份有限公司医学参考实验室	0.420～4.092	4.8%～2.0%
校准品，血清，血浆	迈克生物股份有限公司参考系统中心	0.26～4.09	3.1%～2.0%
校准品，质控物质	国家卫生健康委临床检验中心	0.3～4.8	5.0%～1.6%
血清	美康生物科技股份有限公司参考实验室	0.33～4.15	2.2%
血清，血浆	上海市临床检验中心参考测量实验室	0.67～3.94	3.0%
校准品，血清	深圳迈瑞生物医疗电子股份有限公司标准化实验室	0.35～4.76	2.8%

在临床检验的高等级标准物质研制和参考方法的建立方面虽然困难较大，但我国也取得了一定的进步。2021 年 1 月 JCTLM 公布了符合 ISO 15194：2009 标准的有证标准物质，只有国家卫生健康委员会临床检验中心研制的 HbA1c。在参考方法研究方面，代谢物和底物、非肽类激素均取得了显著进步，表 2-4 列举了 2021 年进入 JCTLM 的参考方法或程序。

表 2-4　2021 年进入 JCTLM 的参考方法或程序

分析物	测量方法或程序	研制单位	参考文献
17β-雌二醇	ID-LC/MS/MS	广东省中医院	Zhang Q, et al.Comparison of bracketing calibration and classical calibration curve quantification methods in establishing a candidate reference measurement procedure for human serum 17β-estradiol by isotope dilution liquid chromatography tandem mass spectrometry. Microchemical Journal, 2020, 152：104270
未结合雌三醇	ID-LC/MS/MS	广东省中医院	Huang X, et al. Measurement of human serum unconjugated estriol without derivatization using liquid chromatography-tandem mass spectrometry candidate reference method and compared with two immunoassays. Analytical and Bioanalytical Chemistry, 2018, 401（24）：6257-6267
葡萄糖	ID/LC/MS	国家卫生健康委员会临床检验中心	Zhang T, et al.Determination of serum glucose by isotope dilution liquid chromatography-tandem mass spectrometry：a candidate reference measurement procedure.Analytical Bioanalytical Chemistry, 2016, 408（26）：7403-7411
总胆固醇	ID-LC/MS/MS	国家卫生健康委员会临床检验中心	Chen W, et al.Serum cholesterol measured by isotope dilution liquid chromatography tandem mass spectrometry. Clin Chem Lab Med, 2011, 49（4）：669-676
尿素	ID-LC/MS/MS	广东省中医院	Han L, et al.Candidate reference measurement procedure for determination of urea in serum by liquid chromatography-tandem mass spectrometry. Journal of Pharmaceutical and Biomedical Analysis, 2019, 162：124-129

尽管我国临床检验参考系统还很不完善，但临床检验量值溯源的中心目的是提高和保证临床诊断与治疗的有效性。鉴于建立参考系统是一项耗资巨大的工作，如何将参考测量系统运用到实际工作中，让其发挥重要作用，是需要进一步研究的课题。如目前全血细胞分析仪器注册，厂家测量结果通过与参考实验室同时测量人体全血进行方法学比较，使检验结果能够溯源，从而从源头实现了不同医疗机构检验结果可比。但是，量值溯源也不是万能的，还有其他影响检验质量的因素，如各种分析前不确定度、方法本身存在的问题、各种人为失误等。

第四节　计量溯源性与医学实验室认可

一、CNAS-CL01-G002：2021 测量结果的计量溯源性要求

（1）根据 CNAS-CL01 第 6.4.6 条的规定，在下列情况下，测量设备应进行校准。

1）当测量准确度或测量不确定度影响报告结果的有效性时。

2）为建立所报告结果的计量溯源性时。

注：影响报告结果有效性的设备类型如下。①用于直接测量被测量的设备，如使用天平测量质量；②用于修正测量值的设备，如温度测量；③用于从多个量计算获得测量结果的设备。

（2）合格评定机构应对需校准的测量设备制定校准方案，并进行复审和必要的调整，以保持对校准状态的信心。

（3）为建立并保持测量结果的计量溯源性，合格评定机构应评价和选择满足相关溯源要求的溯源途径，并形成文件，以确保测量结果的计量溯源性能通过不间断的校准链与适当参考标准相链接。

（4）合格评定机构应通过以下方式确保测量结果可溯源到国际单位制（SI）。

1）具备能力的校准实验室提供的校准。

2）具备能力的标准物质生产者提供并声明计量溯源至 SI 的有证标准物质的标准值。

3）SI 单位的直接复现，并通过直接或间接与国家或国际标准比对来保证。

（5）CNAS 承认以下机构提供校准或检定服务的计量溯源性。

1）中国计量科学研究院，或其他签署国际计量委员会（CIPM）《国家计量基（标）准和 NMI 签发的校准与测量证书互认协议》（CIPM MRA）的 NMI 在互认范围内提供的校准服务。

2）获得 CNAS 认可的，或由签署国际实验室认可合作组织互认协议（ILAC MRA）的认可机构所认可的校准实验室，在其认可范围内提供的校准服务。

3）我国的法定计量机构依据相关法律法规对属于强制检定管理的计量器具实施的检定。合格评定机构应索取并保存该法定计量机构的资质证明与授权范围。"检定证书"通常包含溯源性信息，如果未包含测量结果的不确定度信息，合格评定机构应索取或评估测量结果的不确定度。

4）当 1）～3）所规定的溯源机构无法获得时，也可溯源至我国法定计量机构或计量行政主管部门授权的其他机构在其授权范围内提供的校准服务，其提供的"校准证书"应至少包含溯源性信息、校准结果及校准结果的测量不确定度等。

5）当 1）～4）所规定的溯源机构均无法获得时，合格评定机构可选择能够确保计量溯源性的其他机构的校准服务。此时，合格评定机构应至少保留以下满足 CNAS-CL01 相关要求的溯源性证据：校准方法确认的记录；测量不确定度评估程序；测量溯源性的相关文件或记录；校准结果质量保证的相关文件或记录；人员能力的相关文件或记录；设施和环境条件的相关文件或记录；校准服务机构的审核记录。

（6）技术上不可能计量溯源到 SI 单位时，合格评定机构应通过下列方式证明可溯源至适当的参考标准。

1）具备能力的标准物质生产者提供的有证标准物质的标准值。

2）使用参考测量程序、规定方法或描述清晰的协议标准，其测量结果满足预期用途，并通过适当比对予以保证。

（7）当测量结果溯源至公认的或约定的测量方法/标准时，合格评定机构应提供该方法/标准的来源和溯源性的相关证据。

示例：在医学检验认可领域，制造商建议的常规测量程序属于公认的测量方法/标准；在医学参考实验室认可领域，JCTLM 批准的参考测量程序属于公认的测量方法/标准。

（8）当使用 RM 建立溯源性时，合格评定机构应选用以下 RM。

1）NMI 生产的且在 BIPM/KCDB 范围内的 CRM。

2）获得 CNAS 认可的，或由签署 APAC MRA（RMP）的认可机构所认可的 RMP 在认可范围内生产的 RM。

3）JCTLM 数据库中公布的 CRM。

4）我国计量行政主管部门批准的 CRM。

5）我国标准化行政主管部门批准的 CRM。

当上述 RM 不可获得时，合格评定机构也可根据测量方法选用其他适当的 RM，并保留溯源性信息。

（9）合格评定机构应对作为计量溯源性证据的文件（如校准证书）进行确认。确认应至少包含以下几个方面（以校准证书为例）。

1）校准证书的完整性和规范性。

2）根据校准结果做出与预期使用要求的符合性判定。

3）适用时，根据校准结果对相关设备进行调整、导入校准因子或在使用中修正。

二、CNAS-CL02 医学实验室质量和能力认可准则

CNAS-CL02《医学实验室质量和能力认可准则》等同采用了 ISO15189，2022《医学实验室-质量和能力的要求》，此外，医学实验室也须同时遵守我国对医学实验室的相关法律法规要求。在认可准则的"6.5 设备校准和计量溯源性 6.5.3 测量结果的计量学溯源"中明确规定：

（1）实验室应通过形成文件的不间断的校准链将测量结果与适当的参考对象相关联，建立并保持测量结果的计量溯源性，每次校准均会引入测量不确定度。可以由检测系统制造商提供溯源至高级别参考物质和（或）参考程序的溯源信息，前提是实验室未修改制造商的检测系统和校准程序。

（2）实验室应通过以下方式确保测量结果尽可能溯源到最高计量水平和国际单位制（SI）：具备能力的实验室提供的校准；或具备能力的生产者提供的有证参考物质的标准值，并有计量溯源至 SI 的声明。

（3）当无法依据 6.5.3 a）提供溯源性时，应由其他方式提供结果的可信度，包括但不限于以下方式：描述清晰的参考测量程序、规定方法或一致化标准的结果，其测量结果满足预期用途，并通过适当比对予以保证：经另一程序测量校准品。

（4）基因检验，应溯源至基因参考序列。

（5）对于定性方法，溯源性可以通过测试足以显示确认一致性（适用时，包含反应强度）的已知材料或以前的样品来证明。

（黄宪章　王建兵　刘　玲　廖衍强）

第三章　测量不确定度

第一节　概　述

临床上许多重要的决策需要临床检验分析作为支撑，临床检验是对人体血液和各种体液标本的各种特性进行赋值。所赋值的准确性、可靠性及分散性都会直接影响疾病的诊断、治疗方案的确定及疗效的观察，因此，ISO 15189：2022《医学实验室——质量和能力认可准则》中明确要求：实验室应为检验过程中用于报告患者样本被测量值的每个测量程序确定测量不确定度；实验室应规定每个测量程序的测量不确定度性能要求，并定期评审测量不确定度的评估结果；实验室在解释测量结果量值时应考虑测量不确定度；需要时，实验室应向用户提供测量不确定度评估结果。当检验过程包括测量步骤但不报告被测量值时，实验室计算有助于评估检验程序可靠性或对报告结果有影响的测量步骤的测量不确定度。ISO 15193：2009中也明确规定"应该注明所有分析性能的值及其测量不确定度"。ISO 15194：2009中要求在参考物质的特定特征中"应该对测量不确定度进行表述"。检验医学界最具权威的组织 IFCC认为临床实验室事实上也应该使用不确定度来说明检验项目的测量质量。所以，目前在临床检验工作中，检验结果的量值溯源中测量不确定度的评定十分重要。

测量不确定度（measurement uncertainty，MU）是指根据所用到的信息，表征赋予被测量量值分散性的非负参数。不确定度于 1963 年由美国国家标准局（NBS）的 Eisenhart 首先提出，随着 1993 年《测量不确定度表示指南》（Guide to the Expression of Uncertainty in Measurement，GUM）的公布，对不确定度的评定与表示方法做出了明确规定，使得国际范围内统计结果的比较有了统一的方法，同时也标志着测量不确定度用于解决计量问题获得了国际认同，并在各国开始应用。近年来临床实验室认可活动越来越普遍，ISO/IEC 17025：2017和 ISO 15189：2022 都对实验室的不确定度评定提出了相应的要求。另外，建立参考体系的实验室，必须按 ISO 15193：2009、ISO 15194：2009 和 ISO 15195：2018 规范参考测量方法的应用、参考物质和参考实验室的管理，在这些活动过程中，都应用测量不确定度及必须对测量不确定度进行评定。临床实验室的测量不确定度与传统的测量误差相比较，更能反映测量的水平，能够更好地表达检验结果的质量或可靠性的高低，对临床检验工作有更大的指导意义。

一、测量不确定度的发展史

1875 年，国际米制公约组织提出测量误差理论并得到国际广泛认可，随着测量科学技术的发展，对测量准确度的要求越来越高。

1963 年，美国国家标准局的数理统计专家 Eisenhart 首先提出了采用测量不确定度的概念，并受到国际关注。

1977 年 5 月，CIPM 下设的国际电离辐射计量基准咨询委员会（CCEMRI）正式讨论了如何表达不确定度的建议。同年 7 月，在 CCEMRI 会议上，美国国家标准局局长正式提出了解决测量不确定度表示的国际统一性问题。

1978 年，CIPM 就此制定了一份详细的调查表分发到 32 个国家计量院及 5 个国际组织征求意见，并于 1980 年成立了不确定度工作组，起草了一份建议书，即 INC-1（1980）。该建议书主要是向各国推荐不确定度的表示原则。

1981 年，CIPM 发布了 CI.1981 建议书，即"实验不确定度的表示"，为不确定度的统一表示奠定了基础。

1986 年，CIPM 再次发布建议书即 CI-1986，要求参加国在给出测量结果时用标准偏差表示包含了 A 类和 B 类不确定度的合成不确定度。

1993 年，ISO 以 7 个国际组织[BIPM、国际电工委员会（IEC）、IFCC、ISO、IUPAC、国际纯粹与应用物理学联合会（IUPAP）、OIML]的名义颁布了《测量不确定度表示指南》（GUM）。GUM 是在 INC-1（1980）、CI.1981 和 CI-1986 的基础上编制而成。在术语定义、概念、评定方法和报告的表达方式上都做出了更明确的统一规定。

1995 年，ISO 对 GUM 做了修订，这就是目前国际上表示测量结果及其不确定度的约定做法。GUM 的颁布得到了不少专业组织的响应：1997 年由美国国家标准学会（ANSI）发布的国家标准 *U.S. Guide to the Expression Uncertainty in Measurement*，全面采用 GUM；美国材料与试验协会（ASTM）颁布了 *Standard Guide for Estimating Uncertainty in Dosimetry for Radiation Processing*；国家实验室自愿认可计划（NVLAP）要求实验室认可时遵循 GUM 要求；国家标准实验室委员会（NCSL）以 GUM 为基础，制定了文件 RP-12*Determining and Reporting Measurement Uncertainty* 分发到上千家实验室，要求评定和报告测量不确定度。

1998 年，计量学指南联合委员会 JCGM 成立，其任务就是专门从事有关《测量不确定度表示指南》（GUM）的增补工作和《国际计量学词汇——基础和通用概念及相关术语》（VIM）的修订工作。

2006 年，澳大利亚国家实验室综合认可体系 NATA 颁布《化学测量结果不确定度评定与报告导则》，并于 2009 年修订和再颁布。2013 年新加坡实验室认可委员会颁布《医学测试测量不确定度指南》第一版。

2019 年发布的 ISO/TS 20914，2019《医学实验室——测量不确定度评价使用指南》介绍了医学实验室测量不确定度及测量量值不确定度评价步骤。

我国从 1991 年起相继制订了 JJG1027—91《测量误差及数据处理（试行）》、JJF1059—99《测量不确定度评定与表示》及 CNAS—GL006：2019《化学分析中不确定度的评估指南》；我国对不确定度的重视充分反映在下列文件的条款中：ISO17025：2017（CNAS-CL01）的 5.4.6.2 条款中明确提出"检测实验室应具有并应用评定测量不确定度的程序"；在 ISO 15189：2022 中的条款"5.5.1.4 被测量值的测量不确定度"中提出"实验室应为检验过程中用于报告患者样品被测量值的每个测量程序确定测量不确定度"。我国在测量不确定度方面的权威专家刘智敏研究员在其 2007 年出版的《实验室认可中的不确定度和统计分析》一书的前言中写到"不确定度和统计分析是实验室建设的基石。实验室测量结果的水平如何，要以不确定度表示，实验室测量结果是否可用，要以不确定度说明。不确定度越小，检测水平越高。各实验室检测结果比对时，它们的差不得超过不确定度，否则结果不可用"。因此我国对不确定度要求近年不断更新，如 CNAS-GL05：2011《测量不确定度要求的实施指南》和 CNAS-TRL-001：2012《医学实验室——测量不确定度的评定与表达》等。测量不确定度在医学实验室越来越受到重视，并将广泛应用。

二、测量误差与测量不确定度

测量误差和测量不确定度是计量学中常用的两个概念，但"测量误差"和"测量不确定度"对测量结果的本质有明显差异。它们是相互有关但又各不相同的两个量，一般情况下不能相互代替。不确定度不是对误差的否定，它是误差理论的进一步发展。测量误差是指测量值与真值之差，又称测量的绝对误差。测量不确定度是表征合理地赋予被测量值的分散性，是与测量结果相联系的参数。表 3-1 更加明晰地阐述了两者的主要异同点。

表 3-1   测量误差和测量不确定度异同点

含义	测量误差	测量不确定度
定义	用于定量表示测量结果与真值的偏离大小。即测量结果减去被测量的真值	根据所用到的信息，表征赋予被测量量值分散性的非负参数
	测量误差是一个确定差值，在数轴上表示为一个点	测量不确定度是一个区间，在数轴上用（置信）区间半宽度表示
分类	按照出现于测量结果的规律，分为系统误差和随机误差，它们都是无限多次测量下的理想化概念	按是否用统计方法求得，分为不确定度 A 类评定和不确定度 B 类评定，它们都以标准不确定度表示
可操作性	由于真值未知，所以不能得到测量误差的值	按实验、资料、理论分析和经验等信息进行分析评定，合理确定测量不确定度的置信区间和置信概率。由权威国际组织制定测量不确定度评定和表示的统一方法——GUM，具有较强的可操作性
	当用约定真值代替时，可求得测量误差的估计值没有统一的评定方法	
表述方法	是一个带有符号的确定的数值，非正即负（或零），不能用"±"表示	是一个无符号的参数，约定为（置信）区间半宽度，恒为正值
合成方法	误差等于系统误差加随机误差，由各误差分量的代数和得到	当各分量彼此独立不相关时用方差和的平方根合成，否则要考虑加入相关项，考虑其是否相关
结果修正	已知系统误差的估计值时，可对测量结果进行修正，得到已修正测量结果	测量不确定度定义为一个量值区间，不能用测量不确定度修正测量结果，对已修正测量结果进行测量不确定度评定时，应评定修正不完善引入的不确定度
结果说明	误差客观存在且不以人的认识程度而转移	测量不确定度与人们对被测量、影响量及测量过程的认识相关
	误差属于给定的测量结果，相同的测量结果具有相同的误差，而与得到该测量结果的测量设备、测量方法和测量程序无关	在相同条件下进行测量时，合理赋予被测量的任何值，都具有相同的测量不确定，即测量不确定度与方法有关
自由度	不存在	可作为不确定度评定可靠程度的标准。自由度是与不确定度的相对标准不确定度有关的参数
置信概率	不存在	当了解分布时，可按置信概率给出置信区间

三、测量不确定度和量值溯源

测量不确定度是测量结果准确、可靠的指标。医学实验室所测量值的最佳临床应用取决于对测量不确定度的理解，因为测量结果是否准确、可比，通常取决于它们的共同溯源性，溯源到规定的参照对象，是测量结果可以实现相互比较的基础。

溯源性（traceability）是指通过一条具有不确定度的不间断的校准链，使测量结果或测量标准的值能够与规定的参考标准，通常是与国家标准或国际标准联系起来的特性，是基于一系列校准和测量系统进行的分析，所有与校准和测量系统有关的因素都对最后声称的测量不确定度有贡献。

ISO 17511：2020 和 ISO 18153：2003 给出了不同校准等级序列的要素、结构，对于某些化学定义明确的物质如小分子测量项目和部分酶类项目可用一种或多种具有分析特异性的测量程序和有互换性标准品检测，计量溯源到一个测量单位，通常为 SI 单位。然而，还有许多待测物如一些难以明确定义的生物大分子或复合物的检验项目既无明确的化学定义，也无公认的测量程序或标准物质，无法溯源到 SI 单位或一个公认的计量单位。这些物质的测量量值通常与特定测量反应或条件相关，例如，抗体与位点反应，或者酶的特定反应及随后的经验计算等。有时测量程序对被测量定义的溯源参考体系可能会增加不可避免的非特异性部分，这类不同程序所得结果一般都是不可比的，因为各程序测量不确定度的来源本身不同。

四、测量不确定度评定的意义

临床检验是分析领域中复杂程度高、影响测量因素最多的一种测量。根据不确定度的定义，在统计控制状态下赋值被测量值的分散性，测量不确定度是反映测量量值可靠性的客观指标，医学实验室通过定量测量患者样本向临床提供医疗服务。检验领域测量样本的高度复杂性、测量高时效性等特点使测量量值的溯源性成为检验医学面临的突出问题，因此量值溯源中的测量不确定度评定是能够很好地解决这一问题的工具。通过评定测量不确定度，实验室将逐步认识并愈发重视优化测量程序、优选检验产品的重要性，提高测量技术，最终解决测量量值的溯源性问题。

测量不确定度与测量准确度呈负相关关系：测量不确定度越小，准确度越高。单纯依靠测量量值而没有测量不确定度的信息，有时临床客户很难做出正确的决定，特别是对于医学决定水平的测量量值的判断。对于一个带有测量不确定度信息的测量量值，临床医师和患者通常可根据测量不确定度来判定同一类型测量如同一患者前后测量结果差异的显著性及判定与参考值的偏离有无显著性，这有助于临床医师正确解释和应用实验室的量值结果。因此，测量不确定度的评定可明显提高诊疗水平。从实验室质量管理的角度分析，ISO/IEC 17025：2017 和 ISO 15189：2022 中明确提出实验室应为检验过程中用于报告患者样本被测量值的每个测量程序确定测量不确定度。

（一）实验室的应用

1. 改进医学实验室测量质量　测量不确定度存在的原因是存在影响测量结果的因素。在这些影响因素中，有些因素可以消除，有些因素则可以通过一些控制方法减低对其测量的影响。实验室若能按 GUM 要求，评定测量不确定度并制定不确定度预估表，找到对不确定度主要贡献的组分，加以改进后可明显减小测量不确定度，提高检验结果的质量。

2. 优选实验室测量程序与检验产品　医学实验室的任务是提供可靠的检验结果，而测量不确定度是测量结果可靠性的指标。当对某被测量的两个或更多测量程序进行比较时，量值的测量不确定度是选择测量程序的一个重要标准。一般应选择测量不确定度较小的测量程序。同样，测量不确定度也是仪器、试剂及其他测量程序的提供方产品性能的重要内容。了解其不确定度是否能达到预期要求，是医学实验室优选检验产品的重要依据。

3. 加强与临床的联系　检验结果的准确性、可靠性直接影响疾病的诊断、治疗方案的确定以及疗效的观察，因此经常、及时并快速地向临床提供测量不确定度的信息，有助于实验室工作者与临床的密切合作，帮助临床改进对患者结果的解释，在一定程度上有利于改善医患关系。

（二）临床医师和患者应用

1. 疾病诊断　临床医师和患者一般先将报告测量量值与生物参考区间或临床决定限进行比较，但是生物参考区间和临床决定限都不存在不确定度。通过测量量值的测量不确定度可判断测量量值和规定的量值之间的差异量的分布概率，决定两个量值之间的差异是否有显著意义。当测量量值与一个没有测量不确定度的固定临床决定限进行比较时，差值 Δ 符合下列条件：$|\Delta| \geqslant 2u_c$ 或者 $|\Delta| \geqslant U$（$k=2$），差异具有显著意义。置信概率为 95%。

2. 判断治疗　现实生活中，临床医师和患者常需比较两个量值是否有差别以判断治疗效果，如同一个人的治疗前和治疗后两次测量结果的比较，此时需要知道这两个量值的不确定度信息。如果该患者在同一个实验室测量，通常认为测量不确定度是一样的，医师需要决定两个结果间差异的意义，通过考虑它们的不确定度可以做出合理判断。

（三）仪器和试剂生产厂家

仪器和试剂生产厂家应给予测量不确定度评估以足够的重视，其产品测量样本得到的不确定度大小，直接影响其经济效益。减小不确定度能够满足客户、消费者和其他各有关方的期望、需求，同时对改进产品质量具有重要作用。

第二节　测量不确定度相关的基本术语和定义

BIPM、ISO、欧洲标准化委员会（European Committee for Standardization，CEN）于 20 世纪后期共同合作制定了有关计量学术语标准 ISO/IEC Guide99《计量学国际词汇表一般概念和相关术语》（*International Vocabulary of Metrology*：*Basic and General Concepts and Associated Term*）。1998 年，计量学指南联合委员会 JCGM 成立，其任务就是专门从事有关《测量不确定度表达导则》（GUM）的增补工作和《国际计量学通用基本名词术语》（VIM）的修订工作。VIM 从 1984 年颁布以后一路修订更新，于 2012 年修订及补充颁布了最新版本。

CNAS 是中国唯一根据《中华人民共和国认证认可条例》规定、由国家认证认可监督管理委员会（Certification and Accreditation Administration of the People's Republic of China，

CNCA）批准设立并授权的国家认可机构，统一负责对认证机构、实验室和检查机构等的认可工作，是中国为适应国际认可工作发展的需要而成立，是不同行业、不同领域的认可工作集中统一实施的体系。国家计量技术规范《通用计量术语及定义》JJF1001—2011 对应 VIM3 最新版本，《测量不确定的评定与表示》JJF1059.1—2012 对应 GUM2008 最新版本。

一、术语和定义

（1）测量不确定度（measurement uncertainty），简称不确定度（uncertainty），指根据所用到的信息，表征赋予被测量量值分散性的非负参数。

（2）标准测量不确定度（standard measurement uncertainty，standard uncertainty of measurement），简称标准不确定度（standard uncertainty），是以标准偏差表示的测量不确定度。

（3）相对标准测量不确定度（relative standard measurement uncertainty），简称相对标准不确定度（relative standard uncertainty），是标准不确定度除以测得值的绝对值。

（4）目标测量不确定度（target measurement uncertainty），简称目标不确定度（target uncertainty），指根据测量结果的预期用途确定，并规定了上限的测量不确定度。

（5）不确定度的 A 类评定（type A evaluation of measurement uncertainty），简称 A 类评定（type A evaluation），指对在规定测量条件下测得的量值用统计分析的方法进行的测量不确定度分量的评定。定义中的"规定测量条件"是指重复性测量条件、批间精密度测量条件或重现性测量条件。当管理机构通过或批准器具，可同时用 A 类和 B 类评定方法处理时，只要实际可用，一般选用 A 类评定。

（6）不确定度的 B 类评定（type B evaluation of measurement uncertainty），简称 B 类评定（type B evaluation），指用不同于测量不确定度 A 类评定的方法对测量不确定度分量进行的评定。B 类，评定基于以下信息：权威机构发布的量值；有证标准物质的量值；校准证书；经检定的测量仪器的准确度等级；人员检验推断的极限值等。

（7）合成标准测量不确定度（combined standard measurement uncertainty），简称合成标准不确定度（combined standard uncertainty），指在一个测量模型中，由各输入量的标准测量不确定度获得的输出量的标准测量不确定度。通常用符号 u_c 表示，在数字模型中输入量相关的情况下，当计算合成不确定度时应考虑协方差。

（8）扩展测量不确定度（expanded measurement uncertainty），简称扩展不确定度（expanded uncertainty），指合成标准不确定度与一个大于 1 的数字因子的乘积。其中"因子"是指包含因子，该因子取决于测量模型中输出量的概率分布类型及所选取的包含概率。

（9）包含因子（coverage factor），指为获得扩展不确定度，对合成标准不确定度所乘的大于 1 的数，通常用符号 k 表示。

（10）包含区间（coverage interval），指基于有用信息，给出了概率的一组被测量真值所包含的区间。包含区间可由扩展测量不确定度导出，包含区间不一定以所选的测得值为中心。不应把包含区间称为置信区间，避免与统计学概念混淆。

（11）包含概率（coverage probability），指规定的包含区间内包含被测量的一组真值的概率。在 GUM 中包含概率又称"置信水平"（level of confidence），此定义符合 GUM 中表述的不确定度方法。

二、分布函数

采用 B 类评定方法测量的标准不确定度，即"不确定度的评估是源于经验结果和数据"时，往往这些"经验结果和数据"已给出相应置信水平的置信区间（通常用"±a"表示，并指明 $p\%$），此时只需将 a 除以所给出的置信水平相应的正态分布下的百分点的值。最常见的分布函数包括正态分布、矩形分布和三角分布。

（一）正态分布

不确定度为 95% 置信水平，区间以 $x \pm a$ 给出。为规定分布，以正态分布函数计算，对应的标准不确定度：

$$u(x) = \frac{a}{2} \tag{3-1}$$

（二）矩形分布

估计值是以最大区间（±a）形式给出，但没有给出分布的形状，以矩形分布函数计算，对应的标准不确定度：

$$u(x) = \frac{a}{\sqrt{3}} \tag{3-2}$$

（三）三角分布

估计值是以最大区间（±a）形式给出，并具有对称分布，以三角分布函数计算，对应的标准不确定度：

$$u(x) = \frac{a}{\sqrt{6}} \tag{3-3}$$

第三节　测量不确定度评定的基本原则

一、最大允许测量不确定度

测量不确定度的大小应该适合用于医疗决策的需要，并在技术上尽可能小。对于一个给定的测量系统，评估产生结果的扩展不确定度价值非常有限，除非它能够与基于医疗使用所需结果质量的允许扩展不确定度上限进行比较。

实验室应在评价测量不确定度之前设定 1 个或多个最大允许测量不确定度目标，其设定目前尚无一致建议，可以基于生物学变异、国际或国家专家组推荐、法律法规制定的质量规范、实验室根据实际需求和能力等制定的目标。

《临床生物化学检验常规项目分析质量指标》（WS/T 403—2012）对测量不确定度性能要求建议如下：评定检验结果测量不确定度的实验室可将本标准总误差指标作目标扩展不确定度。

测量不确定度评价得到的数据应与最大允许测量不确定度目标相比较，在常规操作中应定期实施核查。如果目标能够满足，则测试能够较有信心地用于临床诊断和监测。如果超出不确定度目标，则应研究不确定度主要来源，并设法降低，如果仍无法满足，可能需要考虑更换方法，或对目标进行再评价。

二、定义被测量

被测量（measurand）指拟测量的量。在 VIM 第三版（2012）和 IEC 60050-300：2001中，将其定义为受到测量的量。

需要注意的是大多数测量程序并不直接测量所需要的量，如血清总钙测量中邻甲酚酞络合酮比色法，直接测量的是邻甲酚酞络合酮与钙作用生成的紫红色螯合物；甲基麝香草酚蓝比色法直接测量的是甲基麝香草酚蓝与钙作用生成的蓝色络合物。实际测量的量不同，但被测物没有改变。

定义被测量均需要对以下几点进行说明：

（1）被测系统即样本类型（如血浆、全血、尿液等）。

（2）该系统中的成分（如葡萄糖、乳酸脱氢酶等）。

（3）量的类别（如底物浓度的量、催化活性等）。

（4）如需要，可对测量程序进行说明；必要时应进一步提供测量组分的生物和病理信息[如血清丙氨酸氨基转移酶催化活性浓度（U/L，37℃）]。

三、测量不确定度的来源

对于每一个测量过程，重要的是要确定用来评价不确定度的技术点。不确定度可能来自干扰物质，它们改变了被分析物与测量系统和（或）测量过程产生的信号之间的相互作用。例如，患者体内的抗体对分析物或试剂干扰，游离血红蛋白对分光光度法测量干扰，或结构相关分子的交叉反应，这些不确定度的前测量来源通常是特定个别样本，并不包括在典型人类样本的测量不确定度估计中。如果使用质控样本作为精密度的观察对象，测量不确定度的常见来源如下。

（1）样本不均匀性。

（2）冻干材料的重新溶解程序，如校准器和试剂。

（3）校准品值的不确定度，重新校准。

（4）仪器，如机电波动、维护保养、零件更换。

（5）试剂和校准品的不稳定性。

（6）试剂和校准品的批号变化。

（7）实验室环境的波动。

（8）通过读取模拟仪表指示而引入的操作偏差。

（9）手动和半自动方法的操作差异。

（10）测量偏差与可接受的校准等级方案。

（11）测量公式，如近似值、假设、常数的不精确值、数字的四舍五入。

（12）一个以上的相同检测系统测量同一被测量。

四、测量不确定度数字修约和有效数字

医学实验室报告测量结果应符合结果测量不确定度的有效位数，使用不适当的有效位数可能会影响临床对测量结果的解释。

根据 GUM 原则，不要对测量结果 x 及不确定度 U 的数值给予多余位数，在引用标准不确定度 u_c 和扩展不确定度 U 时，大多数使用 2 位有效数值，但要根据实际情况进行修约。为使计算有足够的有效数值，一般在计算扩展不确定度时只在最后步骤进行修约。所报告测量量值的有效数字应与不确定度相一致。如果 $x=21.272\text{mg}$，$U=1.1\text{mg}$，应当把 x 修约为 21.3mg。

五、测量不确定度的复审和再评定

由于各种原因医学实验室有时可能不得不改变原有测量系统或测量条件，此时需根据已改变的测量情况重新计算已评定的测量不确定度。

（1）测量阶段中的任何不确定度分量重要来源出现了显著性变化，如变更了试剂的厂家来源、更换了检测系统、仪器进行了维护并更换重要部件。

（2）评定的不确定度未达到不确定度的目标要求，需要系统审核不确定度的来源和组分，或采取自下而上的方法评定。

（3）如果采用自上而下的方法评定的测量不确定度明显不同于自下而上的方法的结果，使用者应审阅自下而上的方法所采用的测量模型，很可能是测量模型不全面，所评定的测量不确定度偏低所致。

（4）供应商或生产商提供的校准品定值中的测量不确定度是医学实验室测量不确定度中的一个重要来源。医学实验室在初次选择厂家校准品前，应仔细审核厂家评定测量不确定度所依据的数据是否可靠、评定方法是否科学。在更换新批号校准品、质控品时，只有在供应商或生产者验证了新批号的性能和储存稳定性达到曾用批号要求时，才能在使用新批号校准品、质控品时保留原批号的测量不确定度。否则，实验室应要求供应商或生产者提供重新评定的测量不确定度数据，实验室要根据新数据重新评定本实验室的测量不确定度。

（5）按实验室质量体系规定应定期复审：采用自上而下的方法评定测量不确定度的基础是测量程序受控，依据的数据有代表性，因此需要实验室定期对测量程序及其控制状态进行评审，建议每年至少做一次系统的评审。

第四节　测量不确定度评定的基本方法

实验室根据测量方法的性质和测量目的可分为两种：一种是以常规方法测量患者样本为主的常规测量实验室，又称临床实验室；另一种是以参考方法测量和方法学研究为主的参考测量实验室，又称参考实验室。实验室测量不确定度的评定主要有以下方法：自上而下（top-down）的方法和自下而上（bottom-up）的方法。

自上而下（top-down）的方法是在控制不确定度来源或程序的前提下，评定测量不确定

度，即运用统计学原理直接评定特定测量系统之受控结果的测量不确定度。典型方法是依据测量系统特定方案（正确度评估和校准方案）的试验数据、IQC 数据或方法验证试验数据进行评定，正确度/偏倚和精密度/实验室内复现性[S_{Rw}]是两个主要的分量。临床实验室常使用此方法评定不确定度。

自下而上（bottom-up）的方法常特指 GUM 方法或模型方法。是基于对测量的全面、系统分析后，识别出每个可能的不确定度来源并加以评定。通过统计学或其他方法，如从文献、器具或产品的性能规格等处搜集数据，评定每一来源对不确定度贡献大小。然后将识别的每一个单一因素的测量不确定度用方差方法合并得到测量结果的"合成标准不确定度"。此方法主要适用于参考实验室和临床实验室不确定度的再评价。

一、"自上而下"的方法评定测量不确定度

医学实验室采用"自上而下"方法评定测量不确定度时，主要考虑正确度和精密度因素引入的测量不确定度。这是因为在实际工作中，许多测量程序都是封闭的黑匣子系统，许多影响结果的成分对于不确定度的评估不易获取，较好的方法是使用内部质控和外部能力验证获得的资料，同时假设质控品与患者样本的表现是一致的。使用参考物质验证，合成标准不确定度评价典型流程，见图 3-1。

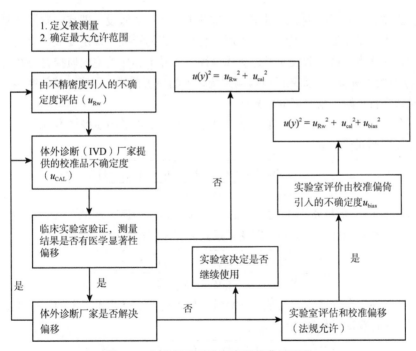

图 3-1　合成标准不确定度评价典型流程

（一）定义被测量

清楚地说明测量系统及其成分如血清乳酸脱氢酶，同时必须确定被测量的类型和方法如酶活性、速率法，被测量定义为：速率法测量血清乳酸脱氢酶催化活性浓度（U/L）。如果可

能，提供不确定度来源或建立不确定度清单，以便较好地理解不确定度主要来源和每个来源对合成不确定度的贡献。

（二）不精密度引入测量不确定度分量（u_{Rw}）

理想情况下，测量条件应始终保持不变，但在实际工作中，变化是不可避免的。在多数情况下，足以包括大多数测量条件变化时间内的实验室内期间不精密度是测量结果不确定度的最大贡献者。

不建议使用室间质量评价计划（EQA）数据即复现性精密度计算不精密度引入测量不确定度，因为在典型的 EQA 周期中获得的数据相对较少，不能反映实验室的真实情况。同时也不建议使用重复性精密度来计算不精密度引入的测量不确定度。重复性精密度，过去称为批内精密度，由于是在较短时间内对同一或相类似被测对象重复测量，所得结果基本一致，变异系数（CV）值较小，不适用于评价不确定度。

实验室内测量复现性即批间精密度是在一个较长时间内重复测量同一或相类似的被测对象，指除了相同测量程序、相同地点外，其他条件如操作者、试剂和校准品的批号都可以改变。一般收集 6 个月左右的资料（当然 1 年及以上的资料更能反映实验室精密度的情况），时间的长短取决于分析的频率，这样才能够保证一些由不同操作者、不同试剂批号、不同校准品批号、日常维护造成的变异被考虑进去。对于一个新方法，最少有 30 个重复测定来计算标准差。

同时也要注意，对于给定的测量程序，是基于这样一个假设，即室内质控和典型人体样本的不精密度大小是相似的，因此，室内质控材料计算的标准不确定度被认为适用于具有相似测量值的人体样本。这一假设应通过对代表性人体样本和相关室内质控材料及其方差进行精确研究（f 检验）来验证。如果没有检测到统计上的显著差异，则确认等效性能。鼓励使用室内质控材料进行长期不精密度的估算。

实验室在一台仪器测量的某一个测量项目运行了 2 个水平的质控样本，既可以单独计算，也可以合并计算期间精密度（u_{Rw}）：

$$u_{Rw} = \sqrt{\frac{SD_{L1}^2 \times (n_{L1} - 1) + SD_{L2}^2 \times (n_{L2} - 1)}{n_{L1} + n_{L2} - 2}} \tag{3-4}$$

式中：SD_{L1} 和 SD_{L2} 为质控水平 1、2 的标准差；n_{L1} 和 n_{L2} 为质控水平 1、2 的测量数。

也可以使用相对标准差（RSD）即变异系数计算期间精密度（u_{Rw}）：

$$u_{Rw} = \sqrt{\frac{RSD_{L1}^2 \times (n_{L1} - 1) + RSD_{L2}^2 \times (n_{L2} - 1)}{n_{L1} + n_{L2} - 2}} \tag{3-5}$$

如果实验室在一台仪器测量的某一个测量项目运行了 2 个水平以上的质控样本，可以通过以下公式合并计算期间精密度（u_{Rw}）：

$$u_{Rw} = \sqrt{\frac{SD_{L1}^2 \times (n_{L1} - 1) + SD_{L2}^2 \times (n_{L2} - 1) + \cdots + SD_k^2 \times (n_k - 1)}{(n_{L1} - 1) + (n_{L2} - 1) + \cdots + (n_k - 2)}} \tag{3-6}$$

或　　$$u_{Rw} = \sqrt{\frac{RSD_{L1}^2 \times (n_{L1} - 1) + RSD_{L2}^2 \times (n_{L2} - 1) + \cdots + RSD_k^2 \times (n_k - 1)}{(n_{L1} - 1) + (n_{L2} - 1) + \cdots + (n_k - 2)}} \tag{3-7}$$

综合医疗机构的实验室由于工作量大，通常拥有多台测量系统，同一实验室测量相同的被测物尽量使用相同的测量系统。除了便于比对外，在同一时间内，通常测量同一批号室内质控品，就可以合并计算不确定度，具体见表 3-2。

表 3-2　多个相同测量系统不精密度引入测量不确定度分量计算

测量系统	A	B	C
质控数（n）	n_A	n_B	n_C
均值（$\bar{x}$）	$\bar{x}_A$	$\bar{x}_B$	$\bar{x}_C$
标准差（SD）	$u_{Rw}(A)$	$u_{Rw}(B)$	$u_{Rw}(C)$
计算均值	$\bar{x}(A,B,C) = (\bar{x}_A + \bar{x}_B + \bar{x}_C)/3$		
计算 3 个系统均值标准差	$SD(A,B,C) = \sqrt{\left[\sum(x-\bar{x})^2\right]/(n-1)}$		
计算 3 个系统均值的方差	$u^2(A,B,C) = SD^2(A,B,C)$		
合并平均不精密度方差	$u_{Rw}^2(A,B,C) = [u_{Rw}^2(A) + u_{Rw}^2(B) + u_{Rw}^2(C)]/3$		
合并各测量系统平均值的方差即由不精密度引入的总不确定度	$u(\text{pooled})^2 = u^2(A,B,C) + u_{Rw}^2(A,B,C)$		

（三）偏倚引入测量不确定度分量

1. 临床校准品定值引入的不确定度（u_{CAL}）　临床实验室是终端用户校准品的使用者，常规测量程序校准品的值可以溯源到参考物质或参考测量程序的某种等级，此等级可以是最高等级如国际单位，也可能是溯源到较低等级的参考物质或参考测量程序，如厂家使用内部程序定值的校准品，其缺乏外部溯源性。但是，终端用户校准品不管溯源到国际单位还是较低等级的参考物质、厂家主校准品或测量程序，其所定的值都具有不确定度，该不确定度合成了可得到的最高等级参考物质引入的不确定度，并且生产厂家有责任提供给临床实验室。

2. 校正偏倚引入不确定度的评价（u_{bias}）　IVD 生产商有责任确保终端用户测量程序与适当的参考相比，具有较小的、医学可接受的测量偏倚，实验室应积极参加适宜的 EQA 以便定期地监控测量偏倚。

如果持续性 EQA 监测表明具有医学显著性差异，IVD 生产商或研发了测量程序的实验室有责任立即采取校准活动。如果生产商不能纠正不可接受的偏倚，同时规章制度允许，实验室可以通过校准因子或使用校准品再定值方法处理该测量偏倚。偏倚改进难以完美，因为偏倚大小的评价具有不确定度。当实验室对医学显著性偏倚实施校准，在计算合成不确定度时应评价和计算校准引入的不确定度。

总体来说，临床医学实验室常用的偏倚校准不确定度评价主要有分析参考物质，特别是有证参考物质；应用室间质量评价数据；方法学比较；回收实验。

（1）使用参考物质（如具有互通性的有证参考物质）进行评价：有证参考物质一般均提供了靶值 x_{ref} 和不确定度（u_{ref}），同时实验室在重复性条件下连续测量多次，如测量 5 个批次，每批次测量 2 次，共 10 个结果（n），计算均值 $\bar{x}_{lab}$ 和标准差 SD，并计算重复测量条件下的不确定度 SD_{mean} 和偏倚不确定度（u_{bias}）：

$$SD_{mean} = SD/\sqrt{n} \tag{3-8}$$

$$u_{bias} = \sqrt{u_{ref}^2 + SD_{mean}^2} \tag{3-9}$$

　　若 $|x_{ref} - \overline{x}_{lab}| > 2u_{bias}$，则说明实验室存在显著性差异，合成标准不确定度按下列公式计算：

$$u_c = \sqrt{u_{CAL}^2 + u_{bias}^2 + u_{Rw}^2} \qquad (3\text{-}10)$$

　　若 $|x_{ref} - \overline{x}_{lab}| \leqslant 2u_{bias}$，则说明实验室不存在显著性差异，合成标准不确定度按下列公式计算：

$$u_c = \sqrt{u_{CAL}^2 + u_{Rw}^2} \qquad (3\text{-}11)$$

　　（2）应用室间质量评价数据：参加正确度或常规 PT 计划验证实验室测量结果的正确度是目前我国医学实验室最常用的方法。实验室应积极参加可以得到的室间质量评价计划，定期监控测量偏倚。

　　若上述评价结果合格或可比，则使用公式（3-11）计算合成不确定度。

　　若上述评价结果不合格或不可比，临床实验室应慎重选择。IVD 生产商有责任确保终端用户测量程序与适当的参考相比具有较小的、医学可接受的测量偏倚。如果 IVD 生产商无法纠正测量偏倚，并且法规允许，实验室可以应用修正因子或重新定值校准品来纠正这种测量偏倚。因为偏倚大小的评价具有不确定度，所以偏倚纠正并不完美，当实验室对医学显著性差异实施校正，实验室就应该评价并合成由校准引入的不确定度。

　　通过 PT 计划医学实验室参加能力比对试验，每个项目常可得到下列参数：PT 组织者给出的公认值；每个实验室测量值及控制限；参加实验室数。依据这些数据计算测量不确定度的步骤如下：

　　第一步：分别按公式（3-12）、公式（3-13）计算每次 PT 的偏倚量值和相对偏倚量值。

$$b_i = X_i - C_{cons,i} \qquad (3\text{-}12)$$

$$b_{irel} = \frac{(X_i - C_{cons,i})}{C_{cons,i}} \times 100 \qquad (3\text{-}13)$$

式中：b_i 为每次 PT 的偏倚量值；b_{irel} 为每次 PT 的相对偏倚量值；X_i 为实验室的测量值；$C_{cons,i}$ 为每次 PT 的公认值。

　　注：由于每次 PT 的公认值很难一致，所以通常采用相对值进行计算。

　　第二步：分别按公式（3-14）、公式（3-15）计算"方法和实验室偏倚"，即多次 PT 的偏倚量值和相对偏倚量值。

$$RMS(bias) = \sqrt{\frac{\sum_{i}^{n} b_i^2}{n}} \qquad (3\text{-}14)$$

$$RMS_{rel}(bias) = \sqrt{\frac{\sum_{i}^{n} b_{irel}^2}{n}} \qquad (3\text{-}15)$$

式中：RMS（bias）为方法和实验室偏倚量值；RMS_{rel}（bias）为方法和实验室相对偏倚量值；n 为 PT 总测量次数。

　　第三步：按公式（3-16）计算每次 PT 公认值的测量复现性引入的相对测量不确定度。

$$u_{rel(cons,i)} = \frac{RSD_R}{\sqrt{m}} \qquad (3\text{-}16)$$

式中：$u_{rel(cons,i)}$ 为每次 PT 公认值的测量复现性引入的相对测量不确定度；RSD_R 为每次 PT 的测量复现性；m 为参加每次 PT 的实验室数量。

第四步：按公式（3-17）计算多次 PT 公认值的测量复现性引入的相对测量不确定度。

$$u_{rel}(C_{ref}) = \frac{\sum\limits_{i=1}^{n} u_{rel(cons,i)}}{n} \tag{3-17}$$

第五步：按公式（3-18）计算偏倚引入的相对测量不确定度分量：

$$u_{bias} = \sqrt{RMS_{rel(bias)}^2 + u_{rel}^2(C_{ref})} \tag{3-18}$$

（3）"方法学比较"方法评定：医学实验室的某些测量项目有时很难得到有互换性的标准物质，或 EQA 未提供室间能力比对计划，此时需采用"方法学比较"方法评定偏倚引入的测量不确定度分量。理想情况是与 JCTLM 列表的参考方法进行比较，特点是评定结果可信度高，但对技术人员、实验室条件、仪器性能、试剂质量和实验成本等要求很高，一般医学实验室无法采用本法进行评定。由于医学实验室测量项目很多，情况复杂，有些项目可能无参考方法，但实验室又希望评定不确定度，有时也会选择行业内认可度较高的方法作比较方法，此时可能也会获得较为理想的评定结果。

值得注意的是，此法评定结果与实验设计高度相关。在设计偏倚引入的不确定度分量评定实验时，可参考美国 CLSI EP9-A2：2002 文件《用患者样本进行方法比对及偏倚评估》，用参考测量系统和待评价系统同时测量 40 份不同浓度单人份患者血清样本组。按文件介绍方法评价被评价方法测量偏倚，即偏倚引入的测量不确定度分量。也可采用改良的 Bland-Altman 图形分析法或其他统计学方法对两种方法测量结果进行分析，求出待评价方法的平均偏倚值。

（四）合成标准不确定度的评定

标准不确定度的评价只考虑测量阶段的测量不确定度，测量前和测量后阶段通过标准程序使其减少到最小限度；测量的室内质控品与人血清表现相似。

若测量参考物质实验室结果与参考值差异不显著或参加 EQA 合格，合成标准不确定度按照公式（3-11）计算；若测量参考物质实验室结果与参考值有显著性差异或参加 EQA 不合格，并采取了校准活动，则合成标准不确定度按照公式（3-10）计算。

（五）扩展不确定度的评定

依据 GUM 原则，扩展不确定度 U 是由合成标准不确定度乘以包含因子得到，是使合理赋予被测量的值大部分包含于其中。在大多数情况下，包含因子 k 选择 2，相对应的置信水平约为 95%。

按公式（3-19）计算扩展不确定度。

$$U = k \times u_c \tag{3-19}$$

式中：U 为扩展不确定度；k 为包含因子；u_c 为合成标准不确定度。

注：在选择包含因子 k 的数值时，需要考虑很多问题，如所需的置信水平、对基本分布的了解、对于评估随机影响所用数量的了解等。医学实验室在报告扩展不确定度时大多采用 $k=2$，一般不采用 $k=3$。如输出量 Y 的赋值数据呈正态分布，实验室选择 $k=2$ 时，包含概率 $P=95.45\%$。如选择 $k=3$，相应的包含概率 $P=99.73\%$。

（六）测量不确定度的报告

测量不确定度报告作为测量量值结果的重要内容应包含于测量结果的报告中，通常应包含以下 4 项主要信息：被测量的最佳估计值、扩展不确定度、计量单位及相应的置信水平四部分内容。测量量值结果应与使用包含因子 k=2 计算的扩展不确定度 U 一起给出。推荐采用以下方式测量量值结果：$(x\pm U)$（单位）（k=2），其中扩展不确定度计算时使用包含因子 k=2，对应约 95% 的置信水平。

完整的测量量值结果报告除报告的基本内容外一般还应包括或者引用包括下列信息：明确说明被测量 Y 的定义；根据实验观察值及输入数据进行测量结果及其不确定度计算的方法描述；在计算和不确定度分析中使用的所有修正值的数值、来源；所有不确定度分量的清单，包括每一个分量是如何评价不确定度的完整文件。

此外测量数据和分析的表达方式应能在必要时容易地重复所有重要步骤并可重新计算结果。当需要详尽的报告包括中间输入数值时，报告还应给出每一个输入量的数值及其标准不确定度评定方法的描述；给出结果和输入量之间的关系式及其任何偏导数、协方差或用来说明相互影响的相关系数；给出每个输入量的标准不确定度的自由度评估值。

二、"自下而上"的方法评定测量不确定度

GUM 和 QUAM 是评定测量不确定度的经典理论，理论上也适用于医学实验室。采用"自下而上"方法评定测量不确定度主要是通过定义被测量、分析实验流程、寻找每一个测量不确定度来源、评定主要的测量不确定度分量并合成的方法评定测量不确定度。这种评定方法与目前医学实验室较多使用的"自上而下"方法比较使用性差、成本高、对实验室条件和技术人员要求高，且不同实验室结果很难一致，不易比较。但该方法在改进实验室测量技术水平方面具有不可替代的优势，可通过各影响因素测量不确定度分量的评定，全面了解实验室被评价方法的性能，发现重要的测量不确定度来源，借此可优化实验流程，降低测量不确定度，改进测量质量，意义重大。

（一）定义被测量

方法同自上而下评定测量不确定度法。

（二）识别并列出不确定度的来源

一个项目完整的测量过程包括测量前、测量中和测量后阶段。经系统研究，测量前阶段不确定度来源包括样本复溶、校准品（校准物质）的瓶间差、校准等因素；测量中阶段不确定度来源包括摩尔消光系数、体积（样本体积和反应体积）、吸光度、温度、测量重复性等因素；测量后阶段不确定度来源包括数据处理及合成、扩展不确定度的计算等因素。以下是酶学项目计算公式（3-20）建立的酶催化活性浓度测量模型 [公式（3-21）]：

$$c_{酶}=\frac{1}{\varepsilon l}\times\frac{V_{样本}+V_{启动试剂}+V_{起始试剂}}{V_{样本}}\times\frac{\Delta A}{\Delta t} \qquad （3-20）$$

$$c_{\text{酶}} = \frac{1}{\varepsilon t} \times \frac{V_{\text{样本}} + V_{\text{启动试剂}} + V_{\text{起始试剂}}}{V_{\text{样本}}} \times \frac{A_{\text{样本.结束}} - A_{\text{样本.开始}} - (A_{\text{空白.结束}} - A_{\text{空白.开始}})}{t_{\text{结束}} - t_{\text{开始}}} \quad (3\text{-}21)$$

式中：$c_{\text{酶}}$ 为酶催化活性浓度；ε 为摩尔消光系数；t 为光径；$V_{\text{样本}}$ 为测量过程中加入的样本体积；$V_{\text{启动试剂}}$ 为测量过程中加入的启动试剂体积；$V_{\text{起始试剂}}$ 为测量过程中加入的起始试剂体积；$A_{\text{样本.开始}}$ 为样本测量开始时的吸光度；$A_{\text{样本.结束}}$ 为样本测量结束时的吸光度；$A_{\text{空白.开始}}$ 为试剂空白测量开始时的吸光度；$A_{\text{空白.结束}}$ 为试剂空白测量结束时的吸光度；$t_{\text{开始}}$ 为开始时间；$t_{\text{结束}}$ 为结束时间。

根据测量模型及测量程序，应尽量寻找所有影响酶学测量的不确定度来源，但应该认识到并非所有不确定度分量均会对合成测量不确定度构成显著影响。在识别所有不确定度来源后，对每一个不确定度来源引入的分量对合成测量不确定度的贡献进行初步评估，然后可选择性地去掉那些小于最大分量 1/10 的分量（《CNAS-GL06 化学分析中不确定度的评估指南》建议去掉那些小于最大分量 1/3 的分量），这样有助于简化评定过程且不会对测量不确定度评定结果产生重要影响。

通过分析，确定影响酶测量活性的因素为温度、波长、pH、复溶、比色杯、吸光度、样本体积分数、测量结果。将这些因素引起的不确定度进行合成，得到合成标准不确定度。

（三）单一输入量引入测量不确定度分量的量化

影响酶学测量不确定度的各单一输入量按属性可分为两类，一类与实验室内复现性相关，测得的量值用统计分析的方法进行测量不确定度分量的评定，即测量不确定度的 A 类评定；另一类与正确度相关，其用不同于测量不确定度 A 类评定的方法对测量不确定度分量进行的评定，即测量不确定度的 B 类评定。

1. 实验室内测量复现性引入的测量不确定度分量评定　根据重复测量样本所得到的结果计算均值、标准偏差和变异系数（CV）。标准偏差可以用于绝对标准不确定度评定，变异系数可以用于相对标准不确定度评定。

2. 与正确度有关的各输入量引入的测量不确定度分量的评定　与正确度有关的各输入量分别分布于测量过程的测量前、测量中和测量后三个阶段。此部分内容将针对每一阶段分别选择一个输入量进行测量不确定度分量评定方法的介绍。

最常见的分布函数包括正态分布、矩形分布和三角分布，其对应的标准不确定度计算公式分别为公式（3-1）、（3-2）、（3-3）。

（1）测量前阶段，以样本准备过程为例。

例 1：酶学测量实验中校准品通常为冻干粉，使用前需要进行复溶。为减少样本复溶引起的测量不确定度，实验室多采用天平称重法复溶。按 QUAM 介绍方法计算称重引起的不确定度。天平称重法复溶有多个测量不确定度来源，包括天平校准不确定度、线性、日偏倚、可读性、重复性变化、水密度影响。但在实际应用中，复溶用水如使用 1 级实验室用水，可不考虑其对不确定度的贡献。上述因素中最有意义的是天平校准引入的不确定度。天平校准不确定度一般可采用 B 类评定方法，如称量 1g 水复溶样本时，天平最大允许误差（MPE）为 ±0.05mg（天平校准证书提供），根据天平称量经验考虑其数据为矩形分布，则天平校准引入的标准不确定度为

$$u_{\text{天平}} = \frac{0.05}{\sqrt{3}} = 0.029\text{mg}$$

相对测量不确定度为

$$u_{\text{rel天平}} = \frac{0.029}{1000} = 0.0029\%$$

（2）测量中阶段：此阶段测量不确定度来源于两方面，计算公式中的输入量（灵敏系数为1）引入的测量不确定度，计算公式外、测量过程中的输入量（需通过实验计算灵敏系数）引入的测量不确定度。

第一步：计算公式中的输入量引入的测量不确定度分量评定，以移液体积的标准不确定度评定为例。

例2：一般认为，移液可能引起较大的测量不确定度。在酶学项目的酶催化活性浓度测量中有3个移液过程，计算时还要另增加总体积对测量的影响，所以移液是酶催化活性浓度测量中一个重要的不确定度分量。通常体积校准引入的不确定度分量可通过制造厂商提供的移液器性能声明中的相关量值转换为标准偏差计算。如制造商提供的移液器在200μL处的公差为4μL，根据加样器移液经验考虑其数据为三角分布，则该移液器校准引入的标准不确定度分量为：$u(\text{体积}) = \dfrac{4\mu L}{\sqrt{6}} = 1.63\mu L$ 。

由于计算酶催化活性浓度的公式比较复杂，既有乘除项，又有加减项。按QUAM规定，此类复杂情况应先按式（3-22）评定计算公式加减项的合成标准不确定度。

$$u_c\left(V_{\text{总}}\right) = \sqrt{u^2\left(V_{\text{样本}}\right) + u^2\left(V_{\text{起始试剂}}\right) + u^2\left(V_{\text{启动试剂}}\right)} \tag{3-22}$$

式中：$u_c\left(V_{\text{总}}\right)$ 为总体积引入的合成标准不确定度；$u\left(V_{\text{样本}}\right)$ 为样本体积引入的标准不确定度；$u\left(V_{\text{起始试剂}}\right)$ 为起始试剂体积引入的标准不确定度；$u\left(V_{\text{启动试剂}}\right)$ 为启动试剂体积引入的标准不确定度

第二步：计算公式外、测量过程中的输入量引入的测量不确定度分量评定，以影响酶活性测量最直接的因素温度评定为例。

例3：温度对不同酶促反应速度的影响并不一致，应通过实验求出当温度变化1℃时，反应速度变化值（灵敏系数 $\dfrac{\delta_x}{\delta_y}$），如无条件进行实验时，可考虑从文献资料中查出灵敏系数。以GGT实验为例，温度变化对GGT催化活性浓度影响的函数关系：$y = 3.200x - 18.533$，此式表示温度每变化1℃，相应GGT催化活性浓度变化3.20%（灵敏系数）。已知在酶学项目测量中，实验室条件规定反应温度最大允许变化为0.1℃，依此计算其温度对测量结果影响的标准不确定度=温度变化的标准不确定度×温度灵敏系数。对于GGT催化活性测量结果来说，温度输入量引入的相对标准不确定度为

$$u_{\text{温度}} = \frac{0.1}{\sqrt{3}} \times 3.20\% = 0.18\%$$

（3）测量后阶段：主要为数据处理阶段。不确定度主要来源于离群值剔除和数据修约。一般认为如果实验室质控规则合理，此阶段对测量不确定度评定影响不大。可暂时不考虑其标准不确定度的评定。

（4）其他输入量：与正确度相关的标准不确定度还来源于包括实验室温度、湿度、磁场等因素，但目前评定尚存在一定的困难。对于这些因素，目前实验室只能通过采取有效方法尽量控制这些因素的变化条件，以减少其对测量的影响。

（四）计算合成标准不确定度

合成标准不确定度的计算是将实验室内测量复现性引入的相对测量不确定度分量 u_{rel} （R_w）和各影响因素引入的相对不确定度的平方和，然后开根号得到。可用公式（3-23）计算：

$$u_{crel} = \sqrt{u_{rel}^2(R_w) + u_{温度}^2 + \cdots + u_{体积}^2}\qquad（3-23）$$

式中，u_{crel} 为合成相对标准不确定度；$u_{rel}(R_w)$ 为实验室内测量复现性引入的相对测量不确定度分量；$u_{温度}$ 为温度引入的相对测量不确定度分量；$u_{体积}$ 为加入试剂体积引入的相对测量不确定度分量。

（五）计算扩展不确定度和测量不确定度的报告

方法同"自上而下"评定测量不确定度法。

第五节　测量不确定度评定范例

一、"自上而下"方法评定测量不确定度范例

范例：己糖激酶法测量人血清葡萄糖浓度测量结果不确定度的评定

1. 定义被测量

系统：血清。

被测量：葡萄糖浓度。

单位：mmol/L。

测量方法：己糖激酶法。

被测量定义为：己糖激酶法测量人血清葡萄糖浓度（mmol/L）。

2. 不精密度引入测量不确定度分量

（1）某测量系统测量室内质控数据

质控水平 1（L1）	质控水平 2（L2）
均值（M_1）=10.15mmol/L	均值（M_2）=5.22mmol/L
标准差（SD_1）= $u_{Rw1}(A)$ = 0.16mmol/L	标准差（SD_2）= $u_{Rw2}(A)$ = 0.07mmol/L
相对标准差（RSD_1）=1.58%	相对标准差（RSD_2）=1.34%
测试数（n_1）=280	测试数（n_2）=276

（2）由不精密度引入的总不确定度

$$u_{Rw} = \sqrt{\frac{RSD_{L1}^2 \times (n_{L1}-1) + RSD_{L2}^2 \times (n_{L2}-1)}{n_{L1} + n_{L2} - 2}}$$

$$= \sqrt{\frac{1.58^2 \times (280-1) + 1.34^2 \times (276-1)}{280 + 276 - 2}} = 1.47\%$$

3. 偏倚引入测量不确定度分量

（1）临床校准品定值引入的不确定度（u_{CAL}）：IVD 生产商提供的校准品不确定度为（8.68 ±0.24）mmol/L（k=2），并声称可溯源到国际单位。校准品的相对标准不确定度为 1.38%。

（2）参加 EQA，平均偏倚在最大允许范围内即室间质量评价合格。

4. 计算合成不确定度

$$u_c = \sqrt{u_{CAL}^2 + u_{Rw}^2} = \sqrt{1.38^2 + 1.47^2} = 2.02\%$$

5. 计算扩展不确定度

$$U = ku_c = 2 \times 2.02\% = 4.04\%$$
$$U\% = 0.56/10.12 \times 100 = 5.5\%$$

6. 测量不确定度的报告　患者在该系统的单个测量结果=8.62mmol/L，则扩展不确定度=8.62×5.5%=0.47mmol/L（$k=2$），即测量结果=（10.12±0.47）mmol/L。

结论：扩展不确定度=5.5%＜7%（EQA 最大允许偏倚范围），实验室已糖激酶法测量人血清葡萄糖浓度的测量不确定度符合要求。

二、"自下而上"方法评定测量不确定度范例

范例：肌酸肌酶（CK）参考方法测量结果不确定度的评定

1. 定义被测量

被测量：国际参考实验室比对（RELA）样本 CK 活性。

单位：U/L。

测量方法：速率法。

被测量定义为：速率法测量比对样本 CK 活性（U/L）。

2. 影响因素和数学模型

（1）影响因素：①波长；②温度；③pH；④冻干粉溶解时水的温度；⑤不同批号或不同厂家试剂；⑥加样准确性即样本分数；⑦冻干粉保存方式；⑧比色杯光径等。

（2）测量模型

$$C_{CK} = \frac{1}{\varepsilon l} \times \frac{V_{R1} + V_{R2} + V_s}{V_s} \times \frac{\Delta A}{\Delta t} \times 10^6 \times \delta(temp) \times \delta(wl) \times \delta(pH)$$

式中：C_{CK} 为 CK 催化活性浓度；$\Delta A/\Delta t$ 为每秒吸光度变化值；V_{R1} 为试剂 1 体积，V_{R2} 为试剂 2 体积，V_s 为样本体积；ε 为 NADPH 摩尔吸光系数；l 为光径（10mm）。δ（temp）、δ（wl）、δ（pH）分别为温度、波长、pH 等对测量结果的影响因素，均具有不确定度。

3. 单一输入量引入测量不确定度分量的量化

（1）实验室内测量复现性引入的测量不确定度分量评定：共测量 RELA-A、RELA-B 两份样本，每天测量 5 次，测量 3 天，计算均值和变异系数如表 3-3 所示。

表 3-3　实验室内测量复现性结果

测量次数	RELA-A 测量结果（U/L）	RELA-B 测量结果（U/L）
1	351.76	613.93
2	349.87	608.94
3	354.55	609.85
4	349.93	603.40
5	349.22	601.79

续表

测量次数	RELA-A 测量结果（U/L）	RELA-B 测量结果（U/L）
6	352.48	613.62
7	352.88	612.51
8	349.78	609.68
9	346.37	609.41
10	344.68	611.37
11	351.62	620.98
12	358.04	618.27
13	349.79	617.45
14	348.91	618.57
15	350.54	616.94
均值	350.69	612.45
标准差	3.18	5.51
CV	0.91	0.90

（2）与正确度有关的各输入量引入的测量不确定度分量的评定

1）温度变化引入的不确定度的评定：以三种不同浓度的混合血清为实验样本，分别在36℃、37℃、38℃进行 CK 催化活性浓度的测量，根据测量结果分析温度变化对 CK 催化活性浓度测量的影响，建立测量温度与 CK 催化活性浓度变化的函数关系，据此计算温度变化对 CK 测量影响的灵敏系数，将温度作为 CK 测量不确定度评定的独立因素参与 CK 测量不确定度的评定与合成。

根据温度变化对 CK 催化活性浓度影响的函数关系，得方程 $Y=5.5309X-104.62$。温度每变化 1℃，CK 催化活性浓度变化为 5.53%（灵敏系数）。

仪器的年度检定结果为（37.0±0.1）℃，函数分布类型为矩形，则温度变化引入的不确定度：

$$u_{温度} = \frac{a}{\sqrt{3}} = \frac{0.1 \times 5.53\%}{\sqrt{3}} = 0.319\%$$

2）波长变化引入的不确定度的评定：以三个浓度的混合血清为样本，分别采用 337nm、339nm、341nm 进行 CK 催化活性浓度的测量，根据测量结果分析波长变化对 CK 催化活性浓度的影响，建立测量波长与 CK 催化活性浓度变化的函数关系，据此计算波长变化对 CK 测量影响的灵敏系数，将波长作为 CK 测量不确定度评定的独立因素参与 CK 测量不确定度的评定与合成。

根据波长变化对 CK 催化活性浓度影响的函数关系，得方程 $Y=0.0285X^2-0.1359X+100.16$。波长每变化 1nm，CK 催化活性浓度变化为 0.58%（灵敏系数）。

仪器的年度检定结果为±0.3nm，函数分布类型为矩形，则波长变化引入的不确定度为

$$u_{波长} = \frac{a}{\sqrt{3}} = \frac{0.3 \times 0.58\%}{\sqrt{3}} = 0.100\%$$

3）pH 变化引入的不确定度的评定：以三种不同浓度的混合血清为样本，分别采用三种不同的反应液：pH 分别为 6.4、6.5、6.6 进行样本中 CK 的催化活性浓度的测量，根据测量结果分析 pH 变化对 CK 催化活性浓度的影响，建立 pH 与 CK 催化活性浓度变化的函数关系，据此计算 pH 变化对 CK 测量影响的灵敏系数，将 pH 作为 CK 测量不确定度评定的独立因素

参与 CK 测量不确定度的评定与合成。

根据 pH 变化对 CK 催化活性浓度影响的函数关系，得方程 $y=-246x^2+3182.3x-10\ 191$。pH 向下每变化 0.1，CK 催化活性浓度变化为 0.44%（灵敏系数）。pH 向上每变化 0.1，CK 催化活性浓度变化为 3.58%，平均变化为 2.46%（灵敏系数）。

仪器的年度检定结果为 ±0.05，函数分布类型为矩形，则 pH 变化引入的不确定度为：

$$u_{pH}=\frac{a}{\sqrt{3}}=\frac{0.05\times2.46\%}{\sqrt{3}}=0.071\%$$

4）加样量变化引入的不确定度的评定

A. 加试剂 1（2000μL）引入的不确定度的评定

重复性：加试剂 1 引起的不确定度可由重复性实验评估。每 10 个为一系列，重复加样标准偏差为 0.65μL，这可以直接作为一个标准不确定度表示。

温度：移液管的校准温度为 20℃，实验室的变化限制为 ±4℃，这个不确定度可从温度范围的评估和体积的膨胀系数计算得到。

水的体积膨胀系数为 0.000 21/℃。

因此，温度对体积膨胀效应的不确定度（假设温度变化为矩形分布）为：

$$\frac{0.000\ 21\times4\times2000}{\sqrt{3}}=0.970(μL)$$

这两者合成的标准不确定度为：

$$u_{V_1}=\sqrt{0.65^2+0.970^2}=1.168(μL)$$

其他条件不变，观察试剂 1 变化对结果的影响。根据试剂 1 变化对 CK 催化活性浓度影响的函数关系，得方程 $y=-0.095x+289.96$。试剂 1 每变化 1μL，CK 催化活性浓度变化为 0.095%（灵敏系数）。

加试剂 1 引入的不确定度为

$$u_{V_1}=\frac{a}{2}=\frac{1.168\times0.095\%}{2}=0.055\%$$

B. 加样本（100μL）引入的不确定度的评定

重复性：加样本引起的不确定度可由重复性实验评估。每 10 个为一系列，重复加样标准偏差为 0.07μL，这可以直接作为一个标准不确定度表示。

温度：移液管的校准温度为 20℃，实验室的变化限制为 ±4℃，这个不确定度可从温度范围的评估和体积的膨胀系数计算得到。

水的体积膨胀系数为 0.000 21/℃。

因此，温度对体积膨胀效应的不确定度（假设温度变化为矩形分布）为

$$\frac{0.000\ 21\times4\times100}{\sqrt{3}}=0.049(μL)$$

这两者合成的标准不确定度为：

$$u_S=\sqrt{0.07^2+0.049^2}=0.085(μL)$$

其他条件不变，观察样本变化对结果的影响。根据样本变化对 CK 催化活性浓度影响的函数关系，得方程 $y=0.425x^2-83.995x+4249.5$。样本每变化 1μL，CK 催化活性浓度变化为 1.00%（灵敏系数）。

加样本引入的不确定度为

$$u_S = \frac{a}{2} = \frac{0.085 \times 1.00\%}{2} = 0.043\%$$

C. 试剂 2（200μL）变化引入的不确定度的评定

重复性：加试剂 2 引起的不确定度可由重复性实验评估。每 10 个为一系列，重复加样标准偏差为 0.94μL，这可以直接作为一个标准不确定度表示。

温度：移液管的校准温度为 20℃，实验室的变化限制为±4℃，这个不确定度可从温度范围的评估和体积的膨胀系数计算得到。

水的体积膨胀系数为 0.000 21/℃。

因此，温度对体积膨胀效应的不确定度（假设温度变化为矩形分布）为

$$\frac{0.000\,21 \times 4 \times 200}{\sqrt{3}} = 0.097(\mu L)$$

这两者合成的标准不确定度为

$$u_{V_2} = \sqrt{0.94^2 + 0.097^2} = 0.945(\mu L)$$

其他条件不变，观察开始试剂变化对结果的影响。根据开始试剂变化对 CK 催化活性浓度影响的函数关系，得方程 $y = -0.0033x^2 + 1.2995x - 25.9$。开始试剂每变化 1μL，CK 催化活性浓度变化为 0.003%（灵敏系数）。

加试剂 2 引入的不确定度为

$$u_{V_2} = \frac{a}{2} = \frac{0.945 \times 0.003\%}{2} = 0.0014\%$$

D. 由于计算酶催化活性浓度的公式比较复杂，既有乘除项，又有加减项，按 QUAM 规定，此类复杂情况应先评定计算公式加减项的合成标准不确定度。

$$u_c(V_{总}) = \sqrt{u_{V_1}^2 + u_S^2 + u_{V_2}^2} = \sqrt{0.055^2 + 0.043^2 + 0.0014^2} = 0.070\%$$

5）摩尔消光系数引入的不确定度：摩尔消光系数根据文献资料，其不确定度为<1.00%，评定函数分布类型为三角分布，则摩尔消光系数变化引入的不确定度为

$$u_\varepsilon = \frac{a}{\sqrt{6}} = \frac{1\%}{2.449} = 0.408\%$$

6）比色杯光径（l）引入的不确定度：比色杯光径根据年度检定报告，其不确定度为<0.01，评定函数分布类型为矩形，则比色杯光径变化引入的不确定度为

$$u_l = \frac{a}{\sqrt{3}} = \frac{0.001}{1.73} \times 100\% = 0.058\%$$

7）其他输入量：与正确度相关的标准不确定度来源还包括实验室温度、湿度、磁场等因素，但目前评定尚存在一定的困难。对于这些因素，目前实验室只能通过采取有效方法尽量控制这些因素的变化条件，以减少其对测量的影响。

4. 合成标准不确定度　合成不确定度 $u_c(y)$ 的计算方法为合成标准不确定度等于各分量的方差和的正平方根（方和根法）。影响 CK 参考测量程序测量结果不确定度分量的因素见表 3-4。

$$u_c(A_1) = \sqrt{u_{样本A}^2 + u_\varepsilon^2 + u_l^2 + u_c^2(V_{总}) + u_{温度}^2 + u_{波长}^2 + u_{pH}^2}$$
$$= \sqrt{0.91^2 + 0.408^2 + 0.058^2 + 0.070^2 + 0.319^2 + 0.100^2 + 0.071^2}$$
$$= 1.06\%$$

$$u_c(B_1) = \sqrt{u^2_{样本B} + u^2_\varepsilon + u^2_l + u^2_c(V_总) + u^2_{温度} + u^2_{波长} + u^2_{pH}}$$

$$= \sqrt{0.90^2 + 0.408^2 + 0.058^2 + 0.070^2 + 0.319^2 + 0.100^2 + 0.071^2}$$

$$= 1.05\%$$

为了减少不确定度的重复计算，同时临床工作中也不需要对所有影响因素引起的不确定度均进行评估和合成，在计算合成不确定度时，舍去那些不确定度份量小于最大份量 1/10 的不确定度，然后进行合成，结果如下：

$$u_c(A_1) = \sqrt{u^2_{样本A} + u^2_\varepsilon + u^2_{温度} + u^2_{波长}}$$

$$= \sqrt{0.91^2 + 0.408^2 + 0.319^2 + 0.100^2}$$

$$= 1.05\%$$

$$u_c(B_1) = \sqrt{u^2_{样本B} + u^2_\varepsilon + u^2_{温度} + u^2_{波长}}$$

$$= \sqrt{0.90^2 + 0.408^2 + 0.319^2 + 0.100^2}$$

$$= 1.04\%$$

表 3-4　CK 参考测量程序测量中评定的影响因素不确定度份量

输入量 X_i	变量参数	不确定度	来源	函数分布类型	灵敏系数	相对标准不确定度（%）
A	标本 A	3.18U/L	实验	正态		0.910
B	标本 B	5.51U/L	实验	正态		0.900
ε	摩尔消光系数	<1.00%	文献	三角		0.408
l	光径	0.01	校准证书	矩形		0.058
	试剂 1 体积	0.65μL	实验	正态	0.095%	
V	试剂 2 体积	0.94μL	实验	正态	0.003%	0.070
	样本体积	0.07μL	实验	正态	1.002%	
temp	温度	0.1℃	IFCC 方法	矩形	5.53%/1℃	0.319
wl	波长	0.3nm	校准证书	矩形	0.58%/1nm	0.100
pH	酸碱度	0.05	IFCC 方法	矩形	2.46%/0.1	0.071

5. 扩展不确定度　将合成标准不确定度 u_c 和所选的包含因子 k 相乘得到扩展不确定度 U，即 $U = ku_c$。k 值一般取 2～3，在大多数情况下取 $k=2$，当取其他值时，应说明其来源。

$$U_A = ku_c = 2 \times 1.05\% = 2.10\%$$

$$U_B = ku_c = 2 \times 1.04\% = 2.08\%$$

6. 测量不确定度的报告　一个完整的测量结果应包括被测量估计值 y 及其相应的扩展不确定度 U，用（$y \pm U$）表示。

RELA-A 的测量结果为：

$$350.69 \pm 7.36（U/L）（k=2）$$

RELA-B 的测量结果为：

$$612.45 \pm 12.74（U/L）（k=2）$$

（王建兵　唐文志）

第四章　定量检验方法性能验证与确认

第一节　精密度评价试验

精密度（precision）是检测系统的基本分析性能之一，也是其他性能评价的基础，如果精密度差，其他性能评价试验则无法进行。考虑精密度的主要原因是假定在相同的条件下对同一或认为是同一的物料进行测试，一般不会得到相同的结果。这主要是因为在每个测量程序中不可避免地会出现随机误差，而那些影响测量结果的因素（如操作员、使用的设备、设备的校准、环境、不同测量的时间间隔）并不能完全被控制在对测量数据进行实际解释的过程中，因此必须考虑这些影响因素带来的变异。在进行精密度评价时要充分考虑所有影响总不精密度的因素。测定结果的可重复性（reproducibility）即测定的精密度，通常用不精密度（imprecision）表示。不精密度是表示测定过程中随机误差大小的程度，也表示同一标本在一定条件下多次重复测定所得到的一系列单次测定值之间的符合程度，常用标准差（standard deviation，SD 或 s）或变异系数（coefficient of variation，CV）表示。

目前，关于精密度性能评价有多种方案，对精密度评价试验的指导性文件国内主要包括：①中国合格评定国家认可委员会（CNAS）发布的 CNAS-GL037 文件《临床化学定量检验程序性能验证指南》。②CNAS-GL037：2019《临床化学定量检验程序性能验证指南》。③中国卫生行业标准 WS/T 420-2013《临床实验室对商品定量试剂盒分析性能的验证》。④中国卫生行业标准 WS/T 492-2016《临床检验定量测定项目精密度与正确度性能验证》等文件。

国外指导性文件主要包括：①CLSI 颁布的 EP05-A3：2014 文件《定量测量程序精密度评价-批准指南》第三版。②CLSI 颁布的 EP15-A3：2014 文件《用户的精密度验证和偏倚评定-批准指南》第三版。③ISO 发布的 ISO 5725-2：2019《测量方法和结果的准确度（正确度和精密度）——第 2 部分：确定标准测量方法重复性和复现性的基本方法》文件、ISO 5725-3：2023《测量方法和结果的准确度（正确度和精密度）——第 3 部分：协作研究的期（中）间精密度和备选设计》文件及 ISO 5725-5：1998《测量方法和结果的准确度（正确度和精密度）——确定标准测量方法精密度的备选方法》文件。

本节主要对 CLSI 颁布的 EP 文件、ISO 5725 文件、CNAS 颁布文件及卫生部行业标准 WS/T 相关文件中关于精密度评价方案中的内容进行详细介绍，旨在为实验室精密度性能评价提供参考。

一、相关概念及术语

（1）待测物（measurand）：指待测量的量。它包含任意的成分可被测量的性质，而分析物（analyte）则指被检测物的具体实体形式。如"血浆中葡萄糖浓度"是待测物，"葡糖糖"则是分析物。

（2）分析物（anaylte）：指出现于待测物中的成分。

（3）样本（sample）：源自总体的一个或多个部分，能提供总体的信息，通常作为总体的结论基础。例如，大量血清中的少量血清。

（4）测量精密度（measurement precision）：简称精密度。在规定条件下，对同一或类似被测对象重复测量所得示值或测量结果间的一致程度。

测量精密度通常用不精密度（imprecision）以数字形式表示，如在规定条件下，表示独立检测结果间的随机分散程度，常用 SD 或 CV 表示。

规定条件可以是重复性测量条件、期间精密度测量条件或复现性测量条件。

（5）重复性测量条件（repeatability condition of measurement）：简称重复性条件（repeatability condition），是相同测量程序、相同操作者、相同测量系统、相同操作条件和相同地点，并在短时间内对同一或相类似被测对象重复测量的一组测量条件。

（6）测量重复性（measurement repeatability）：简称重复性（repeatability），在一组重复性测量条件下的测量精密度。也常称为批内精密度、日内精密度。

（7）期间精密度测量条件（intermediate precision condition of measurement）：简称期间精密度条件（intermediate precision condition）。除了相同测量程序、相同地点，还包括涉及改变的其他条件，如不同操作者、不同时间、不同批号校准品和试剂，并在一个较长时间内对同一或相类似的被测对象重复测量的一组测量条件。

（8）期间测量精密度（intermediate measurement precision）：简称期间精密度（intermediate precision），是在一组期间精密度测量条件下的测量精密度。也常称为日间精密度。

（9）复现性测量条件（reproducibility condition of measurement）：简称复现性条件（reproducibility condition），是不同地点、不同操作者、不同测量系统，对同一或相类似被测对象重复测量的一组测量条件。

（10）测量复现性（measurement reproducibility）：简称复现性（reproducibility），是在复现性测量条件下的测量精密度。也常称为室间精密度。

二、常见的精密度评价方案

精密度的定义是在规定条件下，对多次独立检测结果一致的程度。因此关于精密度评价方案就是指对该定义中的"规定条件"可以引起测量结果变异的因素（如操作者、使用的设备、设备的校准、环境、试剂的批次、不同测量时间间隔等）进行具体规定，并对所得结果进行合理的统计学处理过程。根据临床工作中的具体情况，不同文件中的评价方案有所不同。

EP15-A3：2014 文件中的评价方法主要适用于用户对厂商所声明的精密度进行验证。

ISO 5725-2：2019 文件是利用实验室间实验估计精密度的标准度量，即重复性标准差与复现性标准差，它给出了均匀水平设计估计精密度的基本方法。由于 ISO 5725-2：2019 部分只考虑重复性条件和复现性条件两种极端情形下精密度的评价，关于两种极端条件下及期间条件下精密度的评价在 ISO 5725-3：2023 文件中介绍。ISO 5725-2：2019 部分是假定分析物是均匀物料而给出的精密度评价方法，而对于非均匀物料即样本之间存在差异时的精密度评价方案在 ISO 5725-5：1998 中进行介绍。

（一）EP05-A3：2014 评价方案

CLSI EP05-A3：2014 文件经多次修改，于 2014 年发布第三版。该文件与 EP05-A2 相比，新增了一种精密度的评价方法。该文件主要适用于开发商对新开发的检测方法或仪器精密度进行评价，以及用户对测量方法重要改进后对精密度进行重新严格评价，是相对较为严格的精密度性能评价指导文件。

EP05-A3：2014 文件中包括单点的 20×2×2 实验方案（single-site study）和多点的 3×5×5 实验方案（multisite studies）。

（1）单点的 20×2×2 实验方案是沿用 EP05-A2 中的经典方案，即检测 20 天，每天检测 2 批，每批检测 2 次，共获得 80 个有效数据。

对于单点的 20×2×2 实验方案也可以设计为 20×1×3，即检测 20 天，每天检测 1 批，每批检测 3 次。

（2）新增的多点的 3×5×5 实验方案是指在 3 个（或以上）不同的场景（sites），即不同的操作条件下（如 3 个不同操作者、3 个不同的实验室、3 个不同仪器、3 个不同的试剂批号、3 个不同的校准品批号、3 个不同的校准周期等），检测 5 天，每天检测 1 批，每批检测 5 次。

对于多点的 3×5×5 实验方案也可以设计为 3×5×2×3，即在 3 个（或以上）不同操作者条件下，检测 5 天，每天检测 2 批，每批检测 3 次。

单点的 20×2×2 实验方案在临床实验室应用更广，实验者将获得的数据通过简单计算就能得到批内精密度（重复性）、批间精密度及室内精密度（总不精密度）等数据。而多点的 3×5×5 实验方案主要适用于如 IVD 厂商评价其产品在不同实验室、不同仪器或不同操作者之间的精密度，以及临床实验室在评价一些较依赖技术人员的手工或者半自动检测项目，因技术人员的更换需重新评定精密度时的情况。这种多点的方案除了可以得到批内精密度（重复性）、室内精密度（总不精密度）数据外，还可以得到重现性的数据。在实际工作中，一般根据需要评价哪种精密度及哪种来源的变异因素对精密度影响更大来决定选择哪种实验方案。

因单点的 20×2×2 实验方案在临床实验室应用更为广泛，本节对该实验方案进行详细介绍。

1. 实验方案和要求

（1）试剂和校准品：整个评价过程应使用同一仪器、同一批号的试剂和校准品。虽然加入这些变异因素能更真实地反映其性能，但本部分不独立评价这些变异因素。

（2）实验样本

1）基质：尽可能选择与临床样本类似的基质。通常选用稳定的、血清基质的质控物。

2）浓度：推荐使用 2 个浓度，尽可能选择与厂商声明性能相近的浓度或接近"医学决定水平"的浓度。

2. 实验方法　整个实验应收集 20 天有效数据，使用 2 个浓度实验样本，每天 2 批，每批重复检测 2 次，每个浓度应获得 80 个可接受数据。评价实验根据要求应分为几个渐进的阶段，每个阶段应采取必要的质控手段以检出离群值。方法熟悉阶段开始后每 5 天应进行前面所有数据的可接受性检验（详见质控），以保证结果的有效性。

（1）仪器熟悉阶段：为避免在实际的仪器性能评价过程中出现问题，操作者应熟练掌握仪器的操作程序、保养程序、样本准备、校准及检测程序等。该阶段可在厂家提供的培训期后或同时进行。在这个阶段不需要收集数据，直到操作者能正确操作仪器即可结束。

（2）方法熟悉阶段：因为评价实验的一些步骤很少在常规测量中使用，为了防止这些不熟悉步骤影响评价实验的结果，在进行评价前需实践多次以熟悉方法。正式实验每天分 2 批进行，每批重复测定 2 次，每批至少间隔 2h，每个浓度每天能获得 4 个数据。该阶段一般持续 5 天并获得数据，记录数据。对于复杂仪器可适当延长方法熟悉阶段。该阶段数据若通过可接受性检验，将与后继实验阶段数据一起统计。

（3）初步精密度评价阶段：在方法熟悉阶段末，需进行初步精密度评价实验。通常的做法是采用与精密度实验相同的质控物连续测量 20 次（2 个浓度），然后计算结果的标准差和变异系数。如果从预期的结果中发现了显著性差异，则需与厂商取得联系，同时中止后继实验直至问题得到解决。该阶段的数据还可用于判断方法熟悉阶段和后继实验中的批内离群值。

（4）后继实验阶段：在方法熟悉阶段后，该实验仍需持续 15 天。实验方法同方法熟悉阶段。记录实验数据，每 5 天末需在一系列质控图中重新计算质控限并检验所有数据的可接受性。如果某一批由于质控或操作原因而被拒绝，需在找到并纠正原因后重新进行一批实验。可能的话，在每批检测中加入至少 10 个患者的标本以模拟实际的操作过程。

3. 质控　精密度评价试验中必须进行常规的质控程序。每批测量中至少应使用 1 个适当浓度的质控样本。如果常规使用 2 个或更多浓度的质控样品，那么在本试验中也应如此。在方法熟悉阶段末应建立初步的质控图，采用最初 5 天的质控数据计算均值（$\bar{x}$）、标准差（SD）。由于初步的估计具有较低的统计效能，因此采用 ±3SD 作为警告限，使用 ±4SD 作为失控限。将后继的质控数据描于图中，如果出现失控数据，则应找到原因，清除该质控数据，同时该批试验数据应去除，重新运行一批。每 5 天重新计算所有可接受数据的均值、警告限和失控限。如果以前可接受的结果现在不可接受，则拒绝该批数据继续实验直至获得 20 天共 40 批有效数据。

4. 数据的收集、处理与统计分析

（1）实验数据记录：为了便于数据的管理及统计学处理，可将每批可接受数据填于预先设计的表格内。记录表格可根据用户情况更改，只要使用方便即可。

（2）离群值检验：在 EP05-A3：2014 中规定，20×2×2 实验方案得到的 80 个数据中，离群值的结果不能超过两个。对于多样本的整体研究，视为离群值的单个测量值应不超过结果总数的 1%。

对于离群值的检验参照 EP15-A3：2014 中推荐的格拉布斯（Grubbs）检验进行。具体公式参见"（二）EP15-A3：2014 评价方案"中的"离群值检验"部分。

（3）精密度评价：将进行离群值检验后的数据进行 Two-way ANOVA 统计分析，得到每个变异因素[如检测天数（day）、检测批次（run）、检测数据残差（error）]的平方和（sum of squares，SS）、自由度（degree of freedom，DF）及均方差（mean squares，MS），然后代入下列公式分别求得每个变异因素的方差分量。

$$V_{error} = MS_{error} \tag{4-1}$$

$$V_{run} = (MS_{run} - MS_{error}) / n_{rep} \tag{4-2}$$

$$V_{day} = (MS_{day} - MS_{run}) / n_{run} n_{rep} \tag{4-3}$$

根据每个变异因素的方差分量按照下列公式分别求得重复性标准差（S_R）及总精密度标准差（S_{WL}）的数据：

$$S_R = \sqrt{V_{error}} \tag{4-4}$$

$$S_{WL} = \sqrt{V_{day} + V_{run} + V_{error}} \qquad (4\text{-}5)$$

根据所求的标准差和所有数据的平均值，可以将以标准差表示的精密度估计值重新表示为以百分比变异系数表示的精密度：

$$CV_R = \left(S_R / \bar{X}\right) \times 100\% \qquad (4\text{-}6)$$

$$CV_{WL} = \left(S_{WL} / \bar{X}\right) \times 100\% \qquad (4\text{-}7)$$

式中：n_{rep}、n_{run} 分别代表每批重复次数及每天重复批数；MS_{error}、MS_{run}、MS_{day} 分别表示批内、批间、日间这些变异因素的均方差；V_{error}、V_{run}、V_{day} 分别表示批内、批间、日间这些变异因素的方差分量；S_R 为重复性标准差；S_{WL} 为实验室间精密度标准差，即总精密度标准差；CV 为变异系数。

在评估或验证精密度性能时，通常也根据自由度及 χ^2 检验求得95%置信区间，计算公式如下：

$$DF_{WL} = \frac{\left(\alpha_{day}MS_{day} + \alpha_{run}MS_{run} + \alpha_{error}MS_{error}\right)^2}{\dfrac{(\alpha_{day}MS_{day})^2}{DF_{day}} + \dfrac{(\alpha_{run}MS_{run})^2}{DF_{run}} + \dfrac{(\alpha_{error}MS_{error})^2}{DF_{error}}} \qquad (4\text{-}8)$$

在本 20×2×2 实验方案中，$\alpha_{error} = 0.50$，$\alpha_{run} = 0.25$，$\alpha_{day} = 0.25$。

95%置信区间（$\alpha=0.05$）计算公式分别如下：

$$\text{下限：} S\sqrt{\frac{DF}{\chi^2_{(1-\alpha/2),DF}}} = S\sqrt{\frac{DF}{\chi^2_{0.975,DF}}} \qquad (4\text{-}9)$$

$$\text{上限：} S\sqrt{\frac{DF}{\chi^2_{(\alpha/2),DF}}} = S\sqrt{\frac{DF}{\chi^2_{0.025,DF}}} \qquad (4\text{-}10)$$

其中，$\chi^2_{0.975,DF}$ 及 $\chi^2_{0.025,DF}$ 的值由 SPSS 软件 χ^2 检验得到，代入上述公式中，分别求得重复性95%置信区间及总精密度的95%置信区间。

实验结束后，将上述评价数据填入精密度评价实验结果总结表(见实验示例部分表4-14)，即完成了整个实验。

（二）EP15-A3：2014 评价方案

CLSI EP15-A3：2014 文件于 2014 年发布第三版。该文件主要适用于终端用户即临床实验室对厂商所声明的精密度性能进行验证，因此较 EP05-A3：2014 中厂商用于精密度性能确认的实验方案简单，本章就 EP15-A3：2014 中的精密度实验方案进行简单介绍。

1. 实验方案和要求

（1）试剂和校准品：整个评价过程应使用同一仪器、单一批号的试剂和校准品。虽然加入这些变异因素能更真实地反映其性能，但本部分不独立评价这些变异因素。

（2）实验样本

1）样本个数：至少选择2个样本，可以是单一患者样本、混合样本或商品化的质控物。

2）浓度：推荐使用2个浓度，尽可能选择与厂商声明性能相近的浓度或接近"医学决定水平"的浓度。

（3）仪器熟悉阶段及方法熟悉阶段：为避免在实际的仪器性能评价过程中出现问题，操作者在正式实验前应该熟练掌握仪器的操作程序及方法的检测程序，该部分内容同"（一）EP05-A3：2014 评价方案"部分中的"2.实验方法"部分内容。

2. 实验方法及步骤　精密度验证实验应该使用至少 2 个样本，2 个浓度，每天检测 1 批，每批重复检测 5 次，共检测 5 天。为了获得更加严格的精密度评价数据，增加每天检测的批数及检测天数的方案也是可以接受的。其具体的实验步骤流程如图 4-1 所示。

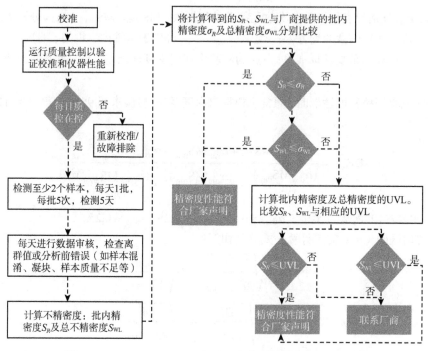

图 4-1　EP15-A3：2014 用户对厂商声明精密度的验证流程

3. 数据处理

（1）数据完整性检查：在获得原始数据后，为了便于数据的管理及统计学处理，将每批可接受数据按照后续需要进行 Two-way ANOVA 统计分析的格式填于预先设计的表格内，检查数据的完整性及是否有输入错误等。

（2）离群值检验：EP15-A3：2014 文件中推荐使用 Grubbs 法进行离群值的检验。其规定的数值区间 Grubbs 限的计算公式如下：

$$Grubbs 限 = \bar{x} \pm G \times SD \tag{4-11}$$

式中：$\bar{x}$ 为所有精密度检验结果的均值；SD，为所有精密度检验结果的标准差；G，即 $\lambda(\alpha, n)$：Grubbs 参数，是与测量次数及给定的显著性水平 α 有关的数值。可查表 4-1 得到 G 值。

表 4-1　$\lambda(\alpha, n)$ 数值表

n	α	
	1%	5%
3	1.155	1.155
4	1.496	1.481
5	1.764	1.715

续表

n	α	
	1%	5%
…	…	…
80	3.673	3.305
…	…	…

（3）精密度的计算：将进行离群值检验后的数据进行 One-way ANOVA 统计分析，得到表 4-2 的参数。

表 4-2　One-way ANOVA 统计分析参数汇总表

变异来源	平方和（SS）	自由度（DF）	均方差（MS）
批间（between-run）	SS_B	DF_B	MS_B
批内（within-run）	SS_W	DF_W	MS_W
总（total）	SS_{total}	DF_{total}	

根据上述统计分析得到的数据，代入下列公式分别求得批内变异因素的方差分量（V_W）和批间变异因素的方差分量（V_B）。

$$V_W = MS_W \tag{4-12}$$

$$V_B = (MS_B - MS_W)/n_0 \tag{4-13}$$

式中：n_0 为每批样本中重复测量次数，若 $MS_B \leqslant MS_W$（这种情况非常少），则将 V_B 定义为 0。

$$S_R = \sqrt{V_W} \tag{4-14}$$

$$S_B = \sqrt{V_B} \tag{4-15}$$

$$S_{WL} = \sqrt{V_W + V_B} \tag{4-16}$$

$$CV_R = \frac{S_R}{X} \times 100\% \tag{4-17}$$

$$CV_{WL} = \frac{S_{WL}}{X} \times 100\% \tag{4-18}$$

式中：S_R 为重复性标准差；S_B 为批内标准差；S_{WL} 为室内标准差；X 为所有结果的平均值；CV_R 为重复性，即批内不精密度；CV_{WL} 为室内不精密度，即总不精密度。

4. 厂家声明的精密度验证　精密度评价实验结束后，将计算得到的 S_R、S_{WL} 与厂商提供的批内精密度 σ_R 及总精密度 σ_{WL} 分别比较，若 $S_R \leqslant \sigma_R$ 及 $S_{WL} \leqslant \sigma_{WL}$，则表示精密度验证实验通过。反之，若 $S_R > \sigma_R$ 或 $S_{WL} > \sigma_{WL}$，则需进一步通过三步查表法完成验证上限值（upper verification limit，UVL）的计算。

第一步：确定自由度 DF。

对于批内精密度自由度的验证：$DF_R = N - k$，其中 N 代表总的结果数，k 代表检测批数；对于总精密度自由度的验证：CV_{WL} 及 CV_R 分别代表厂商声明的总不精密度及批内精密度。计算 ρ，$\rho = CV_{WL}/CV_R$，再根据 ρ 及检测批数查表 4-3 获得 DF_{WL} 值。

表 4-3　厂商声明的精密度比值 ρ 与总精密度自由度 $\mathrm{DF_{WL}}$ 对应函数表

5 批		6 批		7 批	
ρ	$\mathrm{DF_{WL}}$	ρ	$\mathrm{DF_{WL}}$	ρ	$\mathrm{DF_{WL}}$
2.74	5	3.02	6	3.27	7
2.06	6	2.25	7	2.42	8
1.78	7	1.93	8	2.06	9
1.62	8	1.74	9	1.85	10
1.51	9	1.62	10	1.71	11
1.43	10	1.52	11	1.61	12
1.37	11	1.46	12	1.54	13
1.32	12	1.40	13	1.48	14
1.28	13	1.35	14	1.42	15
1.24	14	1.32	15	1.38	16
1.21	15	1.28	16	1.35	17
1.19	16	1.25	17	1.31	18
1.16	17	1.23	18	1.29	19
1.14	18	1.20	19	1.26	20
1.12	19	1.18	20	1.24	21

第二步：通过自由度及样本个数查表 4-4 获得验证 UVL 常数 F。

表 4-4　样本个数及自由度对应的 UVL 常数 F

DF	样本数					
	1	2	3	4	5	6
5	1.49	1.60	1.66	1.71	1.74	1.76
6	1.45	1.55	1.61	1.65	1.67	1.70
7	1.42	1.51	1.56	1.60	1.62	1.65
8	1.39	1.48	1.53	1.56	1.58	1.60
9	1.37	1.45	1.50	1.53	1.55	1.57
10	1.35	1.43	1.47	1.50	1.52	1.54
11	1.34	1.41	1.45	1.48	1.49	1.52
12	1.32	1.39	1.43	1.46	1.48	1.49
13	1.31	1.38	1.42	1.44	1.46	1.47
14	1.30	1.37	1.40	1.42	1.44	1.46
15	1.29	1.35	1.39	1.41	1.43	1.44
16	1.28	1.34	1.38	1.40	1.41	1.43
17	1.27	1.33	1.36	1.39	1.40	1.41
18	1.27	1.32	1.35	1.37	1.39	1.40
19	1.26	1.31	1.34	1.36	1.38	1.39
20	1.25	1.31	1.34	1.36	1.37	1.38
21	1.25	1.30	1.33	1.35	1.36	1.37

续表

DF	样本数					
	1	2	3	4	5	6
22	1.24	1.29	1.32	1.34	1.35	1.36
23	1.24	1.29	1.31	1.33	1.35	1.36
24	1.23	1.28	1.31	1.32	1.34	1.35
25	1.23	1.28	1.30	1.32	1.33	1.34
26	1.22	1.27	1.30	1.31	1.32	1.34
27	1.22	1.26	1.29	1.31	1.32	1.33
28	1.22	1.26	1.28	1.30	1.31	1.32
29	1.21	1.26	1.28	1.30	1.31	1.32
30	1.21	1.25	1.27	1.29	1.30	1.31
31	1.20	1.25	1.27	1.29	1.30	1.31
32	1.20	1.24	1.27	1.28	1.29	1.30
33	1.20	1.24	1.26	1.28	1.29	1.30
34	1.20	1.24	1.26	1.27	1.28	1.29

第三步：通过 F 值及公式计算 UVL：UVL $= F \cdot$ CV。

5. 结果判断标准

（1）与厂家声明的批内不精密度和总不精密度比较：如果根据实验数据得到的不精密度小于厂家声明的不精密度，则表明厂家声明的不精密度通过验证。

（2）与 CLIA'88 推荐的允许总误差（TE_a）比较：将计算得到的标准差或变异系数与 CLIA'88 规定的 TE_a 进行比较，判断其不精密度是否可接受。批内精密度的 CV 或标准差应小于或等于 TE_a 的 1/4。批间精密度的 CV 或标准差应小于或等于 TE_a 的 1/3。

（3）与国家标准比较：根据最新版的中华人民共和国卫生行业标准 WS/T 403—2012 规定的临床生物化学检验常规项目分析质量标准，实验室测量方法的 CV 应小于推荐 CV。

（4）实验室自定标准：一些实验室根据自身的技术水平制订适合自己的精密度要求，也有部分省临床检验中心根据本省的技术发展水平和经验自定 CV 标准，各省临床检验中心或各实验室自定的精密度要求应高于国家要求。

（三）ISO 5725 评价方案

ISO 5725 文件中涉及精密度评价的方案主要包括 ISO 5725-2：2019、ISO 5725-3：2023 及 ISO 5725-5：1998 三个文件。

1. ISO 5725-2：2019 评价方案　该方案适用于那些已标准化且在很多实验室常规适用的程序。

（1）对精密度试验的要求

1）试验设计：在用标准方法进行试验时，取自 q 批物料的样本分别代表 q 个不同测试水平，分发到 p 个实验室，每个实验室都在重复性条件下对每个水平得到 n 次重复测试结果。这种试验称为均匀水平试验。

2）试验规定条件：①操作员；②使用的设备；③设备的校准；④环境（温度、湿度、空气污染等）；⑤试剂的批次；⑥不同测量的时间间隔。

重复性条件：条件①～⑥均保持不变。

重现性条件：条件①～⑥都是变化的。

（2）对原始结果的记录方式：理想的情况下是对 p 个实验室（编号为 i=1，2，…，p），q 个水平（编号为 j=1，2，…，q），每个水平重复 n 次测试，总共获得 pqn 个测试结果。出于便于统计分析的目的，将所得到的结果整理为推荐的列表格式，如表 4-5～表 4-7 所示。

表 4-5　原始数据整理的推荐格式

实验室	水平								
	1	2	…	…	j	…	…	$q-1$	q
1									
2									
…									
…				…					
…				…					
i					y_{ijk}				
…					…				
…									
p									

表 4-6　单元平均值整理的推荐格式

实验室	水平								
	1	2	…	…	j	…	…	$q-1$	q
1									
2									
…									
i					$\bar{y}_{ij}$				
…									
p									

表 4-7　单元内离散度的推荐格式

实验室	水平								
	1	2	…	…	j	…	…	$q-1$	q
1									
2									
…									
i					S_{ij}				
…									
p									

（3）数据结果的处理

1）测试结果的一致性和离群值检查：对于离群值的检验根据 ISO 5725 使用柯克伦（Cochran）检验和 Grubbs 检验进行。

采用 Cochran 检验时，先计算 p 组数据的各组 n 个数据的方差，再计算其中的最大方差与 p 个方差和之比：

$$C = \frac{S_{max}^2}{\sum_{i=1}^{p} S_i^2} \tag{4-19}$$

式中：S_{max}，为标准差中的最大值；S_i，为各组 n 个数据的方差；p，为数据组数。

根据所取显著性水平 α，数据组数 p，重复测的次数 n，查 Cochran 临界值表，得出临界值 $C(\alpha, p, n)$。其中 α 为显著性水平，常取 0.05 或 0.01。若 $C < C(0.05, p, n)$，表明被检验值为正确值；若 $C(0.01, p, n) \leqslant C < C(0.05, p, n)$，则判断为歧离值，若 $C > C(0.05, p, n)$，则判断为离群值，可剔除最大值后再重新进行 Cochran 检验，直到被检验的最大方差不为离群值为止。

Grubbs 检验是通过在一组测定值中，对于某测定值 x_i，均值为 $\bar{x}$，有残差 $v_i = x_i - \bar{x}$。当 $|v_i| > \lambda(\alpha, n)$ 时，则 x_i 为离群值，应被剔除。$\lambda(\alpha, n)$ 是与测量次数 n 及给定的显著性水平 α 有关的数值，可以查 Grubbs 临界值表获得。

2）重复性方差及复现性方差的计算：对于每个水平计算三个方差，即重复性方差（S_r）、实验室间方差（S_L）和复现性方差（S_R）。

对于水平 j：

A. 重复性方差：

$$S_{rj}^2 = \frac{\sum_{i=1}^{p}(n_{ij}-1)S_{ij}^2}{\sum_{i=1}^{p}(n_{ij}-1)} \tag{4-20}$$

$$S_{ij} = \sqrt{\frac{1}{n_{ij}-1}\sum_{k=1}^{n_{ij}}(y_{ijk}-\bar{y}_{ij})} \tag{4-21}$$

B. 实验室间方差：

$$S_{Lj}^2 = \frac{S_{dj}^2 - S_{rj}^2}{\bar{\bar{n}}_j} \tag{4-22}$$

$$S_{dj}^2 = \frac{1}{p-1}\sum_{i=1}^{p} n_{ij}(\bar{y}_{ij}-\bar{y}_j)^2 \tag{4-23}$$

$$\bar{\bar{n}}_j = \frac{1}{p-1}\left[\sum_{i=1}^{p} n_{ij} - \frac{\sum_{i=1}^{p} n_{ij}^2}{\sum_{i=1}^{p} n_{ij}}\right] \tag{4-24}$$

C. 复现性方差：

$$S_{Rj}^2 = S_{rj}^2 + S_{Lj}^2 \tag{4-25}$$

（4）结果报告：完成统计分析后，应该向领导小组提交一份报告，报告中应该包括以下内容。

1）充分叙述从操作者或测量负责人处了解到的对测量标准方法的意见。

2）充分叙述被剔除的离群值或离群实验室的理由。

3）充分叙述所发现的每一个离群值及哪些已经得到解释、更正或剔除。

4）重复性方差、复现性方差的最终结果及结论。

2. ISO 5725-3：2023 评价方案　在 ISO 5725-2：2019 中关于重现性和复现性的评价是精密度评价的两个极端情况，它们分别是试验规定条件 [①操作员；②使用的设备；③设备的校准；④环境（温度、湿度、空气污染等）；⑤试剂的批次；⑥不同测量的时间间隔] 中条件①～⑥均不变化及均变化下的精密度，前者描述测试结果的最小变异，后者描述测试结果的最大变异。然而这两种极端条件下的期间条件也是存在的，条件①～⑥中的一个或多个发生变化时的精密度评价即期间精密度评价。ISO 5725-3：2023 文件描述的即为标准测量方法中间测量精密度评价方案。该文件适用于为了在实验室内部对测量方法进行改进、标准化或控制时需要进行的期间精密度估计。

（1）期间精密度条件：ISO 5725-3：2023 中的期间精密度评价方案认为最有可能影响测量方法精密度的四个因素如下。

1）时间：连续性测量的时间间隔是大还是小。

2）校准：在连续的几组测量之间同一设备是否经过重新校准。

3）操作员：连续的测量是否由同一个操作员完成。

4）设备：在测量中是否使用同一设备（或同一批试剂）。

根据上述四个条件，将实验室内测量条件的四个因素（时间、校准、操作员和设备）的状态总结如表 4-8。

表 4-8　四个重要因素及其状态

因素	实验室内的测量条件	
	状态 1（相同）	状态 2（不同）
时间 [1]	在相同的时间进行测量	在不同的时间进行测量
校准 [2]	两次测量之间不进行校准	两次测量之间进行校准
操作员 [3]	相同的操作员	不同的操作员
设备 [4]	未经重新校准的相同设备	不同的设备

注：1 时间：相同的时间是指在尽可能短的时间内进行的测量，其目的是使实验条件（如环境温度、湿度）的变化最小，不同的时间是指那些在较长的时间间隔进行的测量，可能由于环境的变化而对测量发生影响；2 校准：此处不是指由测量方法所规定的为获得测试结果程序中的一个组成部分的校准，而是指在一个实验室内部不同测量之间的每隔一定时间所进行的校准过程；3 操作员：可指一组操作员，每一个操作员执行测量程序中的一个规定部分，这一组操作员中出现任何人员变化或者任务变更时都应被当作是不同的"操作员"；4 设备：往往指包括试剂的成套设备，而成套设备中的任何重要部件的变化或者试剂批次的变更均应被当作因素变更处理。

对于表 4-8 中的一个或者四个因素变化条件下的精密度均为期间精密度。

（2）期间精密度的实验室内评价：估计一个实验室内期间精密度标准差最简单的方法是抽取一个样本，对其进行 n 次重复测量（建议 $n > 15$），在不同测量之间改变表 4-8 中的因素。这种分析过程较简单，这种方法适用于通过连续多日对同一个样本进行连续测量来研究不同时间的期间精密度及研究不同校准对测量的影响。

M 个不同因素时（即在 M 个不同的精密度测量条件下），期间精密度标准差的估计值由下式给出：

$$S_1 = \sqrt{\frac{1}{n-1}\sum_{k=1}^{n}\left(y_k - \overline{y}\right)^2} \tag{4-26}$$

式中：y_k 为 n 个重复测量结果中第 k 个测试结果；$\overline{y}$ 为 n 个重复测量结果的平均值。

（3）期间精密度的实验室间评价：由实验室间获得的期间精密度估计依赖于如下假定。假定任何特定因素在所有实验室间的效应是相同的。将 q 个测试水平的物料，分发到 p 个实验室，每个实验室对 q 个水平中的每个水平都进行 n 次测试，在每个水平内的 n 次测量间改变期间精密度条件。用 ISO 5725-2：2019 中的方法进行评价，所不同的是得到的是期间精密度标准差而不是重复性标准差。以上是对实验室间期间精密度评价最简单的方法。估计期间精密度的另一种方法是进行更精密的套设计试验，所用的方法是完全套设计试验及错层套设计试验，关于具体的试验设计流程及公式详见 ISO 5725-3：2023 文件，此处不再赘述。使用套设计进行期间精密度评定的优点是可以通过一次实验室间试验，在同一时间不仅获得重复性标准差和重现性标准差的估计，也可同时获得一个或者多个期间精密度标准差的估计。

3. ISO 5725-5：1998 评价方案　ISO 5725-5：1998 文件详细描述了对 ISO 5725-2：2019 文件中规定的标准测量方法的重复性标准差和重现性标准差评价的基本方法的替代方法，即分割水平试验和非均匀物料设计。ISO 5725-5：1998 文件是对 ISO 5725-2：2019 部分文件的补充，是提供了估计重复性标准差与重现性标准差的一种文件的分析方法，这种方法不要求在计算过程中对数据进行离群值的检查与剔除。

（1）分割水平试验：与 ISO 5725-2：2019 中描述的均匀水平设计试验相比，ISO 5725-5：1998 中描述的分割水平试验最大的不同点是为操作者提供两个认为不完全相同的样本，即 q 个测试水平的物料，分发到 p 个实验室，给每个实验室在每个水平上提供 2 个样本，每个样本进行 n 次测试。

在均匀水平设计时，对每个参与试验的实验室，在每个试验水平都要求对两个或两个以上完全相同的样本进行测试，采用这种设计有如下风险：操作员在对一个样本进行测量时，测量结果可能会影响对相同物料的后续样本测量结果的判读。而在分割水平试验中，对每一测试水平，为每个参与实验室提供两种相似物料的两个样本，告诉实验者两个样本是不同的，但不告诉其差别有多大。因此，分割水平设计试验提供了一种能减少均匀水平设计试验风险的确定标准测量方法的重复性标准差和复现性标准差的方法。分割水平试验的数据整理见表 4-9。

表 4-9　分割水平试验设计的数据整理推荐格式

实验室	水平									
	1		2		⋯	j		⋯	q	
	a	b	a	b	⋯	a	b	⋯	a	b
1										
2										
⋯										
i										
⋯										
p										

（2）非均匀水平试验：ISO 5725-5：1998 中提供的另一种非均匀水平试验，在 ISO 5725-2：2019 中的假定情况是对每个水平连续 n 次测量中，相同水平的样本中的基质是完全相同的，即每个样本之间是均匀的，没有瓶间差。而 ISO 5725-5：1998 文件中认为这是一种理想情况，没有任何两个样本是完全相同的，因此需进行非均匀水平试验。对非均匀水平试验的安排是：对 p 个实验室，q 个测试水平，给每个参加试验的实验室在每个水平上提供 2 个样本，分发到 p 个实验室，每个实验室对 q 水平中的每个水平都进行 n 次测试。这样每个实验单元包含 4 个测试结果。非均匀水平试验的数据整理见表 4-10。

表 4-10　非均匀水平试验设计的数据整理推荐格式

实验室	样本	水平 1		水平 2		⋯	水平 j		⋯	水平 q	
		1	2	1	2	⋯	1	2	⋯	1	2
1	1										
	2										
2	1										
	2										
⋯	⋯										
i	1										
	2										
⋯	⋯										
p	1										
	2										

（四）CNAS-GL037 方案

CNAS-GL037《临床化学定量检验程序性能验证指南》中对精密度的验证包括重复性验证和期间精密度验证。进行精密度评价的样本采用新鲜或冻存样本。至少评估 2 个水平样本的不精密度，所选样本的被测物水平应在测量区间内，至少有 1 个样本的被测物水平在医学决定水平左右。

1. 重复性验证

（1）试剂和校准品：进行重复性验证应使用同一批号的试剂和校准品，如试用，只进行一次校准。

（2）验证方法：对样本进行至少 10 次重复测定，计算均值、SD 和 CV。

（3）质控：实验过程中至少检测 1 个质控品，当质控失控时，不论实验结果是否满意都应弃去，重新进行试验以取得全部实验数据。

（4）数据分析：在进行数据分析前，检查数据中的离群值。任何结果与均值的差（离均差）超过 4SD 时均应判为离群值。进行重复性评估实验时，若离群值数量＞1，应怀疑是否为方法不稳定或操作者不熟悉所致，解决问题后再进行新的评估实验。数据分析时计算均值和标准差。

2. 同时验证重复性和期间精密度

（1）验证方法（同 EP15-A3：2014 中精密度评价方案）：每天检测 1 批，每批检测 2 个水平的样本，每个样本重复检测 3～5 次，连续检测 5 天。在每一批测量中，应同时测量质控品。

（2）数据检查：在进行数据分析前，可参考 WS/T 492-2016 文件中检查数据中由偶然误差引起的离群值。

（3）数据分析

$$批内标准差：S_r = \sqrt{\frac{\sum_{d=1}^{D}\sum_{i-1}^{n}\left(x_{di}-\overline{x}_d\right)^2}{D(n-1)}} \tag{4-27}$$

$$批间标准差：S_b^2 = \frac{\sum_{d=1}^{D}\left(\overline{x}_d-\overline{\overline{x}}\right)^2}{D-1} \tag{4-28}$$

$$实验室内标准差：S_1 = \sqrt{\frac{n-1}{n}S_r^2 + S_b^2} \tag{4-29}$$

式中：D 为实验天数；n 为每天重复次数；x_{di} 为第 d 天第 i 次重复结果；$\overline{x}_d$ 为第 d 天所有结果的均值；$\overline{\overline{x}}$ 为所有结果的均值。

（五）WS/T 407-2012 评价方案

WS/T 407-2012《医疗机构内定量检验结果的可比性验证指南》文件中要求，首先对不同检测系统之间的精密度进行评估，通过比较不同检测系统不精密度的大小，为确定医疗机构内不同检测系统间检测结果是否具有可比性提供依据。其中对精密度评价方案的具体要求为：选择与质控品浓度相近的样本，每个检测系统至少检测 2 个浓度水平（包含正常和异常水平）。使用日常工作中质控品的检测数据估计不精密度，尽可能使用累计 6 个月的检测数据来计算长期的变异系数，以保证每个检测系统的不精密度的估计结果具有代表性。比较不同检测系统不精密度的大小，确定最大 CV 与最小 CV 之间的差异是否小于 2 倍。如小于 2 倍，可按照本文件的规定进行进一步的对比方案；如大于 2 倍，则参照 EP15-A3：2014 文件确认检测系统间的结果可比性。

（六）WS/T 420-2013 评价方案

WS/T 420-2013《临床实验室对商品定量试剂盒分析性能的验证》文件适用于临床实验室对商品定量试剂盒分析性能的验证。文件规定所选用的样本类型应为厂家生产的质控品或校准品，应有稳定性和均匀性，若选用样本为冻干粉，存在瓶间差，宜取多瓶样本复溶，充分混匀后分装在密闭小瓶中，根据样本特性选择相应的环境进行冰冻储存，每天在测量前取出，室温融化后进行精密度实验。至少含有两个浓度水平的样本，尽可能与厂家精密度评价时所用样本浓度一致，尽可能选择在医学决定水平处的样本。精密度实验方案与 CNAS-GL037 文件中规定的精密度评价方案一致，即每天一个批次，每批各个浓度样本重复测量 3 次，测量 5 天。数据处理时对离群值的判断标准是单次测量数据超过总均值±4SD，数据剔除量需小于总数据量的 5%。关于重复标准差、期间精密度标准差的计算公式详见文件中的具体规定。

（七）WS/T 492-2016 评价方案

WS/T 492-2016《临床检验定量测定项目精密度与正确度性能验证》文件规定了临床实验

室定量测定项目精密度和正确度性能验证的评估程序。用于厂家声明验证中，选择的质控品浓度水平应接近医学决定水平和厂家精密度声明试验中所使用的浓度水平。如果可能，应使用与厂家声明相同的材料，或非常类似的材料（基质）。具体的试验方案如下。

（1）连续测定 5 天，每日一个分析批，每批两个浓度水平，每个浓度水平同一个样本重复测定 3 次。

（2）如果因为质控程序或操作问题判断一批为失控，应剔除数据，并增加执行一个分析批。

（3）每日正常测量质控品。

（4）正确度试验样本可在同一批内进行检测。

（5）按照厂家的操作说明进行校准，如果厂家指出其精密度数据是在多个校准周期下产生的，则操作员在试验期间应选择重新校准。

试验结束后，批内标准差（S_r）、批间方差、实验室间标准差（S_l）的计算公式同 CNAS-GL037 文件中计算公式。

（八）其他精密度试验方案

（1）每日 1 个批次的评价方案：某些情况下仪器只需运行 1 个批次，这时可进行每日 1 个批次、每批重复测定 2 次的评价方案。除了每日只评价 1 个批次外，其余步骤按照前面描述的过程进行。该方案可得到批内精密度和室内精密度，但无法分离出日间、批间及日内精密度。

（2）双份检测差异法评价方案：在某些实际情况下，有些检验项目平时送检的样本很少，或者样本很难保存，或者没有合适的质控品，无法按照前述的模式进行精密度评价，这时可用双份检测差异法大致了解这类项目的精密度性能。具体实验方案为：选取多份样本，对每份样本做双份重复检测，得到 x_1 和 x_2，此时，可用双份检测标准差来表示这些多份样本重复检测反映的离散程度。双份检测标准差的计算公式为：

$$s = \sqrt{\frac{\sum d^2}{2n}} \qquad （4\text{-}30）$$

式中：d 为每份样本重复检测结果的差值（$d=x_1-x_2$）；$\sum d^2$ 为所有样本 d 的平方总和；n 为样本例数。

这种精密度估计方法受样本例数和各样本内含分析物量的多少的影响。每次随机选取的样本不同，加上检测例数有限，使得到的标准差较前述常用精密度估计方法有较大变异，但在临床检验中这种方法仍具有较强的实用性。

三、实验案例

（一）EP05-A3：2014 实验案例

1. 实验项目

实验项目：血清葡萄糖浓度测量。

实验仪器：Roche cobas C702 生化分析仪，配套试剂盒校准品。

实验样本：Bio-Rad695。

2. 实验方法　采用正常值质控品，每日分 2 批检测，每批重复检测 2 次，共进行 20 日。

3. 实验结果

（1）原始结果见表 4-11。

表 4-11　血清葡萄糖检测精密度评价实验记录表（mg/dL）

测试天数	第一批		第二批	
	结果 1	结果 2	结果 1	结果 2
1	242	246	245	246
2	243	242	238	238
3	247	239	241	240
4	249	241	250	245
5	246	242	243	240
6	244	245	251	247
7	241	246	245	247
8	245	245	243	245
9	243	239	244	245
10	244	246	247	239
11	252	251	247	241
12	249	248	251	246
13	242	240	251	245
14	246	249	248	240
15	247	248	245	246
16	240	238	239	242
17	241	244	245	248
18	244	244	237	242
19	241	239	247	245
20	247	240	245	242

（2）离群值检验：参照"（二）EP15-A3：2014 评价方案"中的"离群值检验"部分进行计算。

$$Grubbs\ 限 = \bar{x} \pm G \cdot SD \tag{4-31}$$

根据样本个数查询表 4-1Grubbs 常数 G，$N=80$ 时，Grubbs 参数 $G=3.673$，代入公式得：

Grubbs 上限 $= 244.2 + 3.673 \times 3.58 = 257.3$（mg/dL）

Grubbs 下限 $= 244.2 - 3.673 \times 3.58 = 231.1$（mg/dL）

由表 4-11 数据可以看出，所有结果均在 231.1～257.3，因此无离群值。

（3）精密度评价：对所有结果进行 Two-way ANOVA 统计分析，结果见表 4-12。

表 4-12　Two-way ANOVA 分析统计结果表

不精密度来源	平方和（SS）	自由度（DF）	均方和（MS）
日间不精密度（day）	415.8	19	21.88
批间不精密度（run）	281.0	20	14.05
批内不精密度（error）	316.0	40	7.90
总不精密度（total）	1012.8	79	

根据表 4-12 中的数据，代入下列公式中分别求得批内、批间、日间这几个变异因素的方差分量。

$$V_{\text{error}} = \text{MS}_{\text{error}} = 7.90$$

$$V_{\text{run}} = (\text{MS}_{\text{run}} - \text{MS}_{\text{error}})/n_{\text{rep}} = (14.05 - 7.90)/2 = 3.08$$

$$V_{\text{day}} = (\text{MS}_{\text{day}} - \text{MS}_{\text{run}})/n_{\text{run}}n_{\text{rep}} = (21.88 - 14.05)/(2 \times 2) = 1.96$$

以 SD 表示的重复性（S_R）即批内精密度和实验室内精密度（S_{WL}）即总精密度计算公式如下：

$$S_R = \sqrt{V_{\text{error}}} = \sqrt{7.90} = 2.81 \ (\text{mg/dL})$$

$$S_{\text{WL}} = \sqrt{V_{\text{day}} + V_{\text{run}} + V_{\text{error}}} = \sqrt{1.96 + 3.08 + 7.90} = 3.60 \ (\text{mg/dL})$$

以 CV 表示的批内精密度及总精密度的计算公式如下：

$$\text{CV}_R = (S_R/\bar{X}) \times 100\% = (2.81/244.2) \times 100\% = 1.2\%$$

$$\text{CV}_{\text{WL}} = (S_{\text{WL}}/\bar{X}) \times 100\% = (3.60/244.2) \times 100\% = 1.5\%$$

在评估或验证精密度性能时，通常也计算精密度的 95% 置信区间。计算过程如下。
自由度的计算：

$$\text{DF}_R = N - n_{\text{day}}n_{\text{run}} = 80 - 20 \times 2 = 40$$

$$\begin{aligned}
\text{DF}_{\text{WL}} &= \frac{(\alpha_{\text{day}}\text{MS}_{\text{day}} + \alpha_{\text{run}}\text{MS}_{\text{run}} + \alpha_{\text{error}}\text{MS}_{\text{error}})^2}{\dfrac{(\alpha_{\text{day}}\text{MS}_{\text{day}})^2}{\text{DF}_{\text{day}}} + \dfrac{(\alpha_{\text{run}}\text{MS}_{\text{run}})^2}{\text{DF}_{\text{run}}} + \dfrac{(\alpha_{\text{error}}\text{MS}_{\text{error}})^2}{\text{DF}_{\text{error}}}} \\[2mm]
&= \frac{(0.25 \times 21.88 + 0.25 \times 14.05 + 0.5 \times 7.90)^2}{\dfrac{(0.25 \times 21.88)^2}{19} + \dfrac{(0.25 \times 14.05)^2}{20} + \dfrac{(0.50 \times 7.90)^2}{40}} \\[2mm]
&= \frac{167.250}{1.575 + 0.617 + 0.390} = 64.8 \approx 65
\end{aligned}$$

根据自由度数据利用 SPSS 软件进行 χ^2 检验，所得 χ^2 值上限 $[\chi^2_{(\alpha/2),\text{DF}}]$ 及 χ^2 值下限 $[\chi^2_{(1-\alpha/2),\text{DF}}]$ 的结果见表 4-13。

表 4-13　χ^2 检验结果

	批内精密度	室内精密度
S（mg/dL）	2.81	3.60
DF	40	65
$\chi^2_{(1-\alpha/2),\,\text{DF}}$	59.3	89.2
$\chi^2_{(\alpha/2),\,\text{DF}}$	24.4	44.6

以 SD 表示的精密度 95% 置信区间（$\alpha = 0.05$）如下：
批内精密度：

$$\text{下限：} \ S\sqrt{\frac{\text{DF}}{\chi^2_{(1-\alpha/2),\text{DF}}}} = S\sqrt{\frac{\text{DF}}{\chi^2_{0.975,\text{DF}}}} = 2.81\sqrt{\frac{40}{59.3}} = 2.31 \ (\text{mg/dL})$$

上限：$S\sqrt{\dfrac{DF}{\chi^2_{(\alpha/2),DF}}}=S\sqrt{\dfrac{DF}{\chi^2_{0.025,DF}}}=2.81\sqrt{\dfrac{40}{24.4}}=3.60$（mg/dL）

室内精密度：

下限：$S\sqrt{\dfrac{DF}{\chi^2_{(1-\alpha/2),DF}}}=S\sqrt{\dfrac{DF}{\chi^2_{0.975,DF}}}=3.60\sqrt{\dfrac{65}{89.2}}=3.07$（mg/dL）

上限：$S\sqrt{\dfrac{DF}{\chi^2_{(\alpha/2),DF}}}=S\sqrt{\dfrac{DF}{\chi^2_{0.025,DF}}}=3.60\sqrt{\dfrac{65}{44.6}}=4.35$（mg/dL）

（4）以 CV 表示的精密度 95% 置信区间：

批内精密度：

下限：CV=2.31/244.2×100%=0.95%

上限：CV=3.60/244.2×100%=1.5%

室内精密度：

下限：CV=3.07/244.2×100%=1.3%

上限：CV=4.35/244.2×100%=1.8%

根据上述所求得的结果，各项精密度数据总结见表 4-14。

表 4-14　血清葡萄糖精密度评价结果汇总表

项目	均值（mg/dL）	批内精密度			总精密度		
		SD	CV	95% CI，CV	SD	CV	95% CI，CV
血清葡萄糖	244.2	2.81	1.2%	0.95%～1.5%	3.60	1.5%	1.3%～1.8%

（二）EP15-A3：2014 实验案例

1. 实验项目及材料

实验项目：血清铁蛋白（Ferritin）检测。

实验仪器：Architect i2000 化学发光分析仪。

实验样本：Bio-Rad367/Bio-Rad368/Bio-Rad369。

2. 实验方法　采用正常值质控品，三个浓度水平样本，每个水平每日检测 1 批，每批重复检测 5 次，共进行 5 天。

3. 实验结果

（1）原始结果见表 4-15。

表 4-15　血清铁蛋白密度评价实验记录表（μg/L）

天数	重复数	样本 1	样本 2	样本 3
1	1	26.6	140	606
1	2	25.2	139	627
1	3	30.2	138	621
1	4	27.6	138	606
1	5	25.6	140	620

续表

天数	重复数	样本 1	样本 2	样本 3
2	1	24.3	140	612
2	2	25.7	143	610
2	3	23.8	141	611
2	4	25.3	143	595
2	5	24.1	137	630
3	1	26.1	140	649
3	2	24.0	138	626
3	3	25.4	136	636
3	4	26.0	141	639
3	5	24.3	136	648
4	1	26.5	141	615
4	2	27.1	144	633
4	3	25.9	142	605
4	4	25.5	143	616
4	5	25.5	144	625
5	1	24.5	139	622
5	2	26.4	140	632
5	3	25.8	141	646
5	4	26.0	138	619
5	5	25.1	141	623

（2）离群值检验参照"（二）EP15-A3：2014 评价方案"中的"离群值检验"部分中的公式进行离群值检验，计算 Grubbs 限，计算结果见表 4-16。

表 4-16　离群值分析统计表

	样本 1	样本 1*	样本 2	样本 3
N（样本数）	25	24	25	25
$\bar{X}$（总平均值，μg/L）	25.7	25.5	140.1	622.9
SD（μg/L），CV	1.35，5.2%	0.99，3.9%	2.30，1.6%	14.1，2.3%
最小值（μg/L）	23.8	23.8	136	595
最大值（μg/L）	30.2	27.6	144	646
Grubbs 下限	21.5	N/A	132.9	578.7
Grubbs 上限	29.9	N/A	147.3	667.1

注：样本 1*为删除样本 1 中的离群值（30.2μg/L）后重新统计分析后的结果。

（3）精密度评价：将进行离群值检验后的数据利用 SPSS 软件进行 One-way ANOVA 统计分析，所得结果如表 4-17 所示。

表 4-17　One-way ANOVA 统计分析结果及估计的精密度汇总表

铁蛋白（μg/L）	样本 1	样本 1*	样本 2	样本 3
N	25	24	25	25
MS_B（between）	4.24	2.09	15.86	626.56
MS_W（within）	1.33	0.74	3.16	113.52
n_0	5	4.79	5	5

注：样本 1*为删除样本 1 中的离群值（30.2μg/L）后重新统计分析后的结果。

将所得到的结果代入"三、实验案例"中"EP05-A3：2014 实验案例"中相同的公式，以样本 1 为例进行精密度计算说明。

$$V_W = MS_W = 1.33$$
$$V_B = (MS_B - MS_W)/n_0 = (4.24 - 1.33)/5 = 0.58$$
$$S_R = \sqrt{V_W} = \sqrt{1.33} = 1.15（μg/L）$$
$$S_B = \sqrt{V_B} = \sqrt{0.58} = 0.76（μg/L）$$
$$S_W = \sqrt{V_W + V_B} = \sqrt{1.33 + 0.58} = 1.38（μg/L）$$
$$CV_R = \frac{S_R}{X} \times 100\% = 1.15/25.7 \times 100\% = 4.5\%$$
$$CV_W = \frac{S_W}{X} \times 100\% = 1.38/25.7 \times 100\% = 5.4\%$$

式中：MS_B 为批间变异因素的均方差；MS_W 为室内变异因素均方差；n_0 为每批样本中重复测量次数；X 为所有结果的平均值；S_R、S_W 分别为以 SD 表示的批内精密度（即重复度）及室内精密度（即总不精密度）；CV_R、CV_W 分别为以 CV 表示的批内精密度及总不精密度。

（4）估计的实验室内精密度与厂家声明精密度比较：查询厂商说明书中声明的各个浓度的精密度值如表 4-18 所示。

表 4-18　厂商声明的精密度

	均值（μg/L）	批内精密度 SD（μg/L），CV	室内精密度 SD（μg/L），CV
水平 1	13.2	0.4，3.3%	0.7，5.3%
水平 2	102	2.0，2.0%	3.5，3.4%
水平 3	211	2.9，1.4%	5.1，2.4%
水平 4	429	6.9，1.6%	12.0，2.8%
水平 5	878	15.8，1.8%	23.7，2.7%

精密度评价试验结束后，将计算得到的 S_R、S_{WL} 与厂商提供的批内精密度 σ_R 及总精密度 σ_{WL} 分别比较。

1）若 $S_R < \sigma_R$ 及 $S_{WL} < \sigma_{WL}$，则表示精密度验证试验通过。

2）反之，若 $S_R > \sigma_R$ 或 $S_{WL} > \sigma_{WL}$，则需进一步通过"（二）EP15-A3：2014 评价方案"中的"4.厂家声明的精密度验证"部分介绍的三步查表法计算验证 UVL，结果见表 4-19。

表 4-19　根据厂商声明的精密度值计算 UVL 结果汇总表

	水平 1	水平 2	水平 3	水平 4	水平 5
均值（μg/L）	13.2	102	211	429	878
批内不精密度					
σ_R（μg/L），CV	0.43，3.3%	2.0，2.0%	2.9，1.4%	6.9，1.6%	15.8，1.8%
k	5	5	5	5	5
N	25	25	25	25	25
DF_R	20	20	20	20	20
F	1.34	1.34	1.34	1.34	1.34
UVL_R（μg/L），CV	0.58，4.4%	2.7，2.6%	3.9，1.8%	9.2，2.2%	21.2，2.4%
总不精密度					
σ_{WL}（μg/L），CV	0.70，5.3%	3.5，3.4%	5.1，2.4%	12.0，2.8%	23.7，2.7%
ρ	1.63	1.75	1.76	1.74	1.50
DF_{WL}	8	7	7	7	9
F	1.53	1.56	1.56	1.56	1.50
UVL_{WL}（μg/L），CV	1.07，8.1%	5.5，5.4%	8.0，3.8%	18.7，4.4%	35.6，4.0%

注：σ_R 为厂商声明的批内精密度；k 为检测批数；N 为总样本个数；DF_R 为批内精密度自由度（$=N-k$）；F 为 UVL 常数，根据自由度及样本个数，查表 4-3 获得；UVL_R 和 UVL_{WL} 分别为批内精密度和总精密度上限值（$= F \cdot CV$）；σ_{WL} 为厂商声明的总精密度；$\rho = CV_{WL} = CV_R$；DF_{WL} 为通过计算得到的 ρ 值及样本个数，查表 4-4 获得。

　　将表 4-19 中计算的厂商声明精密度上限与用户估计精密度比较，数据总结见表 4-20、表 4-21。

表 4-20　血清铁蛋白项目厂商声明批内精密度验证结果

样本	均值（μg/L）	估计值	声明值	UVL	结果
试剂说明书水平 1	13.2		3.3%	4.4%	
样本 1*	25.5	3.4%			通过
样本 1	25.7	4.5%			不通过
试剂说明书水平 2	102		2.0%	2.6%	
样本 2	140	1.3%			通过
试剂说明书水平 3	211		1.4%	1.8%	
试剂说明书水平 4	429		1.6%	2.2%	
样本 3	623	1.7%			通过
试剂说明书水平 5	878		1.8%	2.4%	

表 4-21 血清铁蛋白项目厂商声明总精密度验证结果

样本	均值（μg/L）	估计值	声明值	UVL	结果
试剂说明书水平 1	13.2		5.3%	8.1%	
样本 1*	25.5	4.0%			通过
样本 1	25.7	5.4%			通过
试剂说明书水平 2	102		3.4%	5.4%	
样本 2	140	1.7%			通过
试剂说明书水平 3	211		2.4%	3.8%	
试剂说明书水平 4	429		2.8%	4.4%	
样本 3	623	2.4%			通过
试剂说明书水平 5	878		2.7%	4.0%	

由表 4-20 可以看出样本 1 中存在一个离群值，因此批内精密度验证结果不通过，将离群值剔除后得到的样本 1*的批内精密度验证通过。其他样本的批内及总精密度验证结果通过，符合厂商声明精密度范围。

四、结语

精密度是检测系统的基本分析性能之一，是其他方法学性能评价的基础。关于精密度性能评价的指导文件较多。EP05-A3：2014 主要用于厂商对仪器性能确认、确认测量程序的精密度性能或进行方法开发时使用，当然也可用来验证厂家声明的精密度性能。EP15-A3：2014 仅用来验证实验室的精密度与厂家声明的是否一致。EP05-A3：2014 是目前评价测量精密度最全面和最具统计学效能的方法，可同时评价批内精密度、批间精密度和总精密度，但实验过程烦琐，统计方法复杂，在许多情况下实用性不强。EP15-A3：2014 方案实验过程简单，可在不同规模的实验室应用，既适用于仅用即时检测（POCT）的诊所，又适用于拥有大型仪器设备的综合医院临床实验室，而且其提供的统计学计算方法简便，所得结论也足够严密。两种精密度方案各有优缺点，不需要严格界定。ISO 5725 文件介绍了重复性及复现性评价的均匀水平设计方案、期间精密度评价方案及在计算过程中对数据不进行离群值的检查与剔除的分割水平试验和非均匀物料设计方案。不同的评价方案适用情况不同，在实际工作中应结合实际情况，选择灵活、可操作性强的精密度评价方案。

（严　君）

第二节　正确度评价试验

正确度性能是检测系统或方法的重要分析性能之一。在方法学性能评价试验中的重要性仅次于精密度评价试验，它是分析测量范围、分析灵敏度及生物参考区间评价等试验的基础。目前，关于正确度性能评价有多种方案，本节主要介绍国内由中国合格评定国家认可委员会

2019 年发布的 CNAS-GL037 文件即《临床化学定量检验程序性能验证指南》及 2021 年发布的 CNAS-GL047 文件即《医学实验室定量检验程序结果可比性验证指南》；国外由 ISO 于 2020 年 3 月发布的 ISO 5725-4：2020《测量方法和结果的准确度（正确度和精密度）—第 4 部分：确定标准测量方法正确度的基本方法》，CLSI 颁布的 EP9-A2：2002、EP9-A3、EP9-C：2018 文件和 EP15-A2、EP15-A3：2014 文件。

一、相关概念和术语

（1）测量准确度（measurement accuracy，accuracy of measurement）：简称准确度（accuracy），是被测量的测得值与其真值之间的一致程度。

准确度为一种定性而非定量的概念，只能描述为好或不好，不给出有数字的量值。其与测量正确度和精密度有关。衡量准确度的好坏通常用不准确度、误差或不确定度表示。

（2）不准确度（inaccuracy）：是检测值与真值数量上的差异。

（3）误差（error）：是对于真值或对于可接受的、预期真值或参考值的偏离，分为随机误差和系统误差。

（4）总误差（total error）：是能影响分析结果准确度的确定误差的组合，包括随机误差和系统误差，是不准确度的估计。

（5）系统误差（systematic error）：是在可重复条件下，对相同的被测量无数次检测结果的均值与被测量真值的差异。表示系统误差的统计量为偏倚。

（6）随机误差（random error）：在可重复条件下，对相同的被测量无数次检测结果的均值与检测结果的差异。以该均值下的标准差大小来衡量。

（7）测量正确度（measurement trueness，trueness of measurement）：简称正确度（trueness），是无穷多次重复测量结果的平均值与真值的一致程度。

同样，其也是定性概念，也只能以程度来描述。其通常用与正确度相反的统计量"偏倚"（bias）来表示。这个概念已经消除了不精密度的影响，如果还有偏倚则说明具有系统误差。因此和准确度是有区别的。

（8）测量偏倚（measurement bias）：简称偏倚，有的文献称为偏移，指系统测量误差的估计值。常通过将测量结果的平均值减去参考值（如有证参考物质的值）获得，偏倚可为正数或负数。可计算绝对偏倚，也可计算相对偏倚。

二、常用正确度评价方案

正确度评价实际上就是进行试验设计并计算偏倚的过程。可通过与参考值比较计算偏倚，该参考值可来自参考物质、室间质量评价（EQA/PT）的靶值、方法学比较试验、回收试验等。

ISO 5725-4：2020 指出了评估测量方法和实验室的偏倚的基本方法。

CNAS-GL037《临床化学定量检验程序性能验证指南》介绍了实验室可采用偏倚评估、回收试验和参考方法比对等方式进行正确度的验证。同时文件中指出当实验室无法开展正确度验证时，可通过参加能力验证、比对试验等途径，证明其测量结果与同类实验室结果的一致性。正规的方法学比对试验是将常规测量程序与参考测量程序（RMP）比较。建立 RMP

对于临床实验室来说，是一件十分困难的事，因此大多数情况下不能直接与 RMP 比较，而只能与较好的方法或原有的方法进行比较。

CNAS-GL047《医学实验室定量检验程序结果可比性验证指南》适用于医学实验室（以下简称"实验室"）在相同或不同地点，使用多个相同或不同的定量检验程序、检测系统、检验方法等（通称"检验程序"）检测同一分析物（检验项目）时，验证检验结果间的可比性。

CLSI EP9-A2：2002、EP9-A3、EP9-C：2018 和 EP15-A2、EP15-A3：2014 都介绍了用方法学比对试验进行正确度评价。其主要差别是，EP9 文件要求的试验次数较多，对数据进行严格的统计处理；另外的文件要求的试验次数少且计算较为简便。因此，EP9 文件更适用于方法学的正确度确认，而其余文件仅适用于方法学验证。

CNAS-GL037《临床化学定量检验程序性能验证指南》和 CLSI EP10-A3：2014《临床实验室定量检测方法的初步评估》同时提供了评价精密度、正确度、线性、携带污染率等的方法，对于如何进行性能验证试验提供了依据，介绍了更简易的评价正确度的方法，本章节只介绍其评价正确度的内容。

（一）ISO 5725-4：2020 方案

2020 年 3 月，ISO 发表 ISO 5725-4：2020，给出了指定的测量方法及估计该测量方法和实验室偏倚的基本方法；同时提供了一种实用的基本方法，用于常规估计测量方法和实验室的偏倚；为所有参与设计、执行或分析"估计偏倚的测量结果"的人员提供简要的指导。下面重点介绍这些内容。

1. 根据实验室间试验确定标准测量方法的偏倚

（1）统计模型：测量结果 y 的基本模型，可以表示为公式（4-32）：

$$y=\mu+\delta+B+e \tag{4-32}$$

式中：μ 为被测物料的接受参考值；δ 为所研究的测量方法的偏倚；B 为偏倚的实验室分量；e 为在重复性条件下每次测量中发生的随机误差。

当所有的测量结果均根据下文中的要求获得，即有足够数量的参与实验室和足够数量的测量值，在重复性条件下，每个实验室使用相同的测量方法。则每个水平，测量方法的偏倚由公式（4-33）估计：

$$\hat{\delta} = \bar{\bar{y}} - \mu \tag{4-33}$$

式中：$\hat{\delta}$ 为对所研究的测量方法的偏倚的估计；$\bar{\bar{y}}$ 为所有参与实验室测量结果的均值；μ 为被测物料的接受参考值。

（2）所需实验室数量和测量数：所需的实验室数量和测量结果数量彼此是有关联的，下面给出了确定该数的方法。尽管可以假定将实验室偏倚视为近似正态分布的结果，但实际上该方法适用于大多数单峰分布。

为了使试验结果能够以较高的概率检测到预定的最大绝对偏倚值 δ_m，应满足公式（4-34）：

$$A\sigma_R \leq \frac{\delta_m}{1.84} \tag{4-34}$$

式中：A 为用于计算偏倚估计值的测量不确定性的因素（请参见下文）；σ_R 为测量方法的重

现性标准差；δ_m 为试验者希望从试验结果中检测出的偏倚的预定最大绝对值；1.84 是一个衍生因子。

公式（4-34）中，A 是实验室数量、每个实验室测量结果数、测量方法的重现性标准差和接受参考值的测量不确定度的函数。A 由公式（4-35）计算得出：

$$A = 1.96\sqrt{A_0^2 + A_y^2} = 1.96\sqrt{\frac{u^2(\mu)}{\sigma_R^2} + \frac{n(\gamma^2 - 1) + 1}{\gamma^2 pn}} \tag{4-35}$$

式中：1.96 为标准正态分布的 0.975 分位数；A_0 为接受参考值的标准测量不确定度与测量方法的重现性标准差之比；A_y 为本试验中总体平均值的标准差与测量方法的重现性标准差之比；$u(\mu)$ 为接受参考值的标准测量不确定度；n 为每个实验室的测量结果数；p 为参与实验室的数目；γ 为重现性标准差与重复性标准差之比。

在公式（4-35）中，A_0、A_y 和 γ 分别由公式（4-36）、（4-37）、（4-38）计算得到：

$$A_0 = u(\mu) / \sigma_R \tag{4-36}$$

$$A_y = \sqrt{\frac{n(\gamma^2 - 1) + 1}{\gamma^2 pn}} \tag{4-37}$$

$$\gamma = \sigma_R / \sigma_r \tag{4-38}$$

式中：σ_r 为测量方法的重复性标准差。

如果接受参考值的测量不确定度小到可以忽略，即 $A_0 \leqslant 0.3 A_y$[即 $u(\mu) \leqslant 0.3 A_y \sigma_R$]，则公式（4-35）可以简化为公式（4-39）：

$$A = 1.96 A_y \tag{4-39}$$

由公式（4-39）计算出的 A 值在表 4-22 中给出。

理想情况下，实验室数量和每个实验室重复测量结果数量的组合选择应满足公式（4-34）所述的要求，且 δ_m 值应由试验人员预先确定。然而，出于实际原因，实验室数量的选择通常是在资源可用性与将 δ_m 值降低到令人满意程度的期望之间的折中方案。如果测量方法的重现性很差，则在偏倚估计中实现高度确定性是不切实际的。通常情况下，当 $\sigma_R > \sigma_r$（即 $\gamma > 1$），此时每个实验室在每个水平的测试数 >2 并不会比 $n=2$ 有显著的改进。

表 4-22　A 值表

实验室数	$\gamma=1$			$\gamma=2$			$\gamma=5$		
p	$n=2$	$n=3$	$n=4$	$n=2$	$n=3$	$n=4$	$n=2$	$n=3$	$n=4$
5	0.62	0.51	0.44	0.82	0.80	0.79	0.87	0.86	0.86
10	0.44	0.36	0.31	0.58	0.57	0.56	0.61	0.61	0.61
15	0.36	0.29	0.25	0.47	0.46	0.46	0.50	0.50	0.50
20	0.31	0.25	0.22	0.41	0.40	0.40	0.43	0.43	0.43
25	0.28	0.23	0.20	0.37	0.36	0.35	0.39	0.39	0.39
30	0.25	0.21	0.18	0.33	0.33	0.32	0.35	0.35	0.35
35	0.23	0.19	0.17	0.31	0.30	0.30	0.33	0.33	0.33
40	0.22	0.18	0.15	0.29	0.28	0.28	0.31	0.31	0.31

（3）试验的实施

1）完成精密度的评估：假设每个实验室中测量结果的数量（n）相等，则可通过公式（4-40）～公式（4-44）计算重复性方差的估计值 s_r^2 和重现性方差的估计值 s_R^2。

$$s_r^2 = \frac{1}{p}\sum_{i=1}^{p} s_i^2 \tag{4-40}$$

$$s_R^2 = \frac{1}{p-1}\sum_{i=1}^{p}\left(\overline{y_i} - \overline{\overline{y}}\right)^2 + \left(1 - \frac{1}{n}\right)s_r^2 \tag{4-41}$$

$$s_i^2 = \frac{1}{n-1}\sum_{k=1}^{n}\left(y_{ik} - \overline{y_i}\right)^2 \tag{4-42}$$

$$\overline{y_i} = \frac{1}{n}\sum_{k=1}^{n} y_{ik} \tag{4-43}$$

$$\overline{\overline{y}} = \frac{1}{p}\sum_{i=1}^{p}\overline{y_i} \tag{4-44}$$

式中：s_i^2 和 $\overline{y_i}$ 分别为实验室 i 得到的 n 个测量结果 y_{ik} 的方差和平均值。

2）精密度的检查

A. 如果未预先根据 ISO 5725-2：2019 确定标准测量方法的重复性标准差和重现性标准差，则将 s_r 和 s_R 视为最佳估计值。

B. 如果已根据 ISO 5725-2：2019 确定了标准测量方法的重复性标准差 σ_r，则可通过计算比率来评估 s_r^2（公式（4-45））：

$$C = s_r^2 / \sigma_r^2 \tag{4-45}$$

将试验统计量 C 与临界值进行比较：

$$C_{\text{crit}} = \chi_{(1-\alpha)}^2(v)/v$$

式中：$\chi_{(1-\alpha)}^2(v)$ 是 $v=p(n-1)$ 自由度下 χ^2 分布的（$1-\alpha$）分位数。

a. 若 $C \leqslant C_{\text{crit}}$：$s_r^2$ 不显著大于 σ_r^2。

b. 若 $C > C_{\text{crit}}$：s_r^2 显著大于 σ_r^2。

在前一种情况下，重复性标准差将用于评估测量方法的偏倚。

在后一种情况下，有必要调查造成差异的原因，并可能在能做进一步试验前，重复该试验。

C. 如果已根据 ISO 5725-2：2019 确定了标准测量方法的重现性标准差 σ_R 和重复性标准差 σ_r，则可以通过计算比率来间接评估 s_R（公式（4-46））：

$$C' = \frac{s_R^2 - (1-1/n)s_r^2}{\sigma_R^2 - (1-1/n)\sigma_r^2} \tag{4-46}$$

将试验统计量 C' 与临界值进行比较

$$C'_{\text{crit}} = \chi_{(1-\alpha)}^2(v)/v$$

式中：$\chi_{(1-\alpha)}^2(v)$ 是 $v=p-1$ 自由度下 χ^2 分布的（$1-\alpha$）分位数。

a. 若 $C' \leqslant C'_{\text{crit}}$：$s_R^2-(1-1/n)s_r^2$ 不显著大于 $\sigma_R^2-(1-1/n)\sigma_r^2$。

b. 若 $C' > C'_{\text{crit}}$：$s_R^2-(1-1/n)s_r^2$ 显著大于 $\sigma_R^2-(1-1/n)\sigma_r^2$。

在前一种情况下，重复性标准差 σ_r 和重现性标准差 σ_R，将用于评估测量方法的正确度。

在后一种情况下，在对标准测量方法的偏倚进行评估之前，应对每个实验室的工作条件进行仔细检查。因此，必须重复试验才能得到预期的精确值。

注：似乎有些实验室没有使用所需的设备或没有按照规定的条件工作。在化学分析中，如温度、湿度、污染物等控制不足可能会出现问题。

3）标准测量方法偏倚的估计

A. 偏倚的估计为（公式（4-47））：

$$\hat{\delta} = \overline{\overline{y}} - \mu \tag{4-47}$$

式中：$\hat{\delta}$ 值可正可负。

B. 测量方法偏倚估计的变化是由于测量过程的结果变化和接受参考值的变化导致的。在已知精确值的情况下，偏倚估计值的标准差为（公式（4-48））：

$$\sigma_{\hat{\delta}} = \sqrt{\frac{\sigma_{\mathrm{R}}^2 - (1 - 1/n)\sigma_{\mathrm{r}}^2}{p} + u^2(\mu)} \tag{4-48}$$

或在精确值未知的情况下，为（公式（4-49））：

$$s_{\hat{\delta}} = \sqrt{\frac{s_{\mathrm{R}}^2 - (1 - 1/n)s_{\mathrm{r}}^2}{p} + u^2(\mu)} \tag{4-49}$$

C. 测量方法偏倚的95%置信区间可以计算为（公式（4-50））：

$$\left[\hat{\delta} - A\sigma_{\mathrm{R}}, \hat{\delta} + A\sigma_{\mathrm{R}} \right] \tag{4-50}$$

式中：A 如公式（4-35）所示。如果 σ_{R} 未知，则应使用其估计值 S_{R}，并且应使用 $\gamma = s_{\mathrm{R}} / s_{\mathrm{r}}$ 而非公式（4-38）来计算 A。

如果该置信区间包含零值，则在显著性水平 $\alpha=0.05$ 时，测量方法的偏倚不明显，否则意义重大。

2. 标准测量方法单个实验室偏倚的确定

（1）统计模型：实验室偏倚 Δ 由公式（4-51）给出：

$$\Delta = \delta + B \tag{4-51}$$

所以，模型可写为（公式（4-52））：

$$y = \mu + \Delta + e \tag{4-52}$$

（2）测量结果数量：实验室偏倚估计的测量不确定度取决于测量方法的可重复性，获得测量结果的数量及所使用的接受参考值的测量不确定度。

为了能够以高概率检测出试验结果，预定的绝对偏倚和测量结果的数量应满足公式（4-53）：

$$A_i \sigma_{\mathrm{r}} \leqslant \frac{\Delta_m}{1.84} \tag{4-53}$$

式中：A_i 为用于计算实验室偏倚估计值的测量不确定度的因素；σ_{r} 为测量方法的重复性标准差；Δ_m 为试验者期望从试验结果中检测出的实验室偏倚的预定绝对值；1.84 为一个衍生因子。

在公式（4-53）中，A_i 是测量结果的数量和接受参考值的测量不确定度的函数。A_i 通过公式（4-54）计算得到：

$$A_i = 1.96\sqrt{\frac{1}{n} + A_{i0}^2} \tag{4-54}$$

式中：1.96 为标准正态分布的 0.975 分位数；n 为测量结果的数量；A_{i0} 为接受参考值的标准测量不确定度与测量方法的重复性标准差之比。A_{i0} 通过公式（4-55）计算得到：

$$A_{i0} = u(\mu) / \sigma_r \tag{4-55}$$

式中：$u(\mu)$ 是接受参考值的标准测量不确定度。

（3）试验的实施

1）实验室内标准差的检查

A. 在进行实验室偏倚评估之前，应通过与标准测量方法规定的重复性标准差进行比较来检查实验室内标准差。

B. 对于 n 个测量结果，计算平均值 $\bar{y}_i$ 和室内标准差的估计值 s_i（公式（4-56）、公式（4-57））：

$$\bar{y}_i = \frac{1}{n}\sum_{k=1}^{n} y_{ik} \tag{4-56}$$

式中：$\bar{y}_i$ 为 n 个测量结果的平均值；n 为测量结果的数量；y_{ik} 为第 k 个独立的测量结果。

$$s_i = \sqrt{\frac{1}{n-1}\sum_{k=1}^{n}(y_k - \bar{y}_i)^2} \tag{4-57}$$

式中：s_i 为室内标准差的估计值。

C. 测量结果：应使用相关统计技术（如 ISO 5725-2：2019 中所述的 Grubbs 检验）对测试结果中的离群值进行检查。

D. 若测量方法的重复性标准差 σ_r 已建立，估计值 s_i 能用以下方法评估（公式（4-58））：

$$C'' = (s_i / \sigma_r)^2 \tag{4-58}$$

将它与临界值进行比较：

$$C''_{crit} = \chi^2_{(1-\alpha)}(v) / v$$

式中：$\chi^2_{(1-\alpha)}(v)$ 是自由度 $v = n-1$ 的 χ^2 分布的（$1-\alpha$）分位数。

a. 若 $C'' \leq C''_{crit}$，s_i 不显著大于 σ_r。

b. 若 $C'' > C''_{crit}$，s_i 显著大于 σ_r。

在前一种情况下，测量方法的重复性标准差 σ_r 将用于评估实验室偏倚。

在后一种情况下，应考虑在所有步骤中正确执行标准测量方法时，重复进行试验。

2）实验室偏倚的估计

A. 实验室偏倚 Δ 的估计值 $\hat{\Delta}$ 由公式（4-59）给出：

$$\hat{\Delta} = \bar{y}_i - \mu \tag{4-59}$$

B. 实验室偏倚估计的测量：不确定性是由于测量过程结果的变化和接受参考值的变化而引起的。在已知重复性标准差的情况下，用标准差表示为（公式（4-60））：

$$\sigma_{\hat{\Delta}} = \sqrt{\frac{\sigma_r^2}{n} + u^2(\mu)} \tag{4-60}$$

或者，在重复性标准差未知的情况下，为（公式（4-61））：

$$s_{\hat{\Delta}} = \sqrt{\frac{s_i^2}{n} + u^2(\mu)} \tag{4-61}$$

C. 实验室偏倚的 95% 置信区间可计算为（公式（4-62））：

$$\left[\hat{\Delta} - A_i\sigma_r, \hat{\Delta} + A_i\sigma_r\right] \tag{4-62}$$

式中：A_i 由公式（4-54）给出。若 σ_r 未知，则应使用其估计值 s_r 代替。

D. 如果该置信区间包含零值，则在显著性水平 $\alpha=0.05$ 时，实验室偏倚不显著，否则是显著的。

3. ISO 5725-4：2020 试验范例

（1）试验方案：本试验是通过 X 线荧光光谱法测定铁矿石中锰含量，并使用五种具有接受参考值（μ）的样本进行的准确度试验，试验样本的接受参考值、扩展测量不确定度、标准测量不确定度均已给定（表 4-23）。

表 4-23　铁矿石中的锰含量：接受参考值

内容等级	1	2	3	4	5
接受参考值 μ（%）	0.0280	0.1270	0.4030	0.6500	0.8000
扩展测量不确定度 U_{95}（%）	0.0014	0.0039	0.0066	0.0092	0.0100
标准测量不确定度 $u(\mu)$（%）	0.0007	0.0020	0.0033	0.0046	0.0050

每个实验室针对每种锰含量水平样本接收两个随机选择的样本袋，并对每袋样本（在可重复性条件下）进行重复分析。两袋系统的目的是确认不存在袋间差异。在确认没有袋间差异的情况下进行分析，四个分析结果可以被视为在重复性条件下的重复测量值。

1）试验开始，将事先准备好的五种铁矿石样本各两袋分发给 12 个独立的实验室。

2）每个实验室对每袋样本进行 2 次重复检测，每个实验室得到五组数据，每组数据包含 4 个测量值，具体结果见表 4-24。

表 4-24　铁矿石中的锰含量：锰含量的分析结果

实验室编号	袋号	含量水平（%）									
		1		2		3		4		5	
1	1	0.0249	0.0259	0.1181	0.1185	0.4127	0.4150	0.6898	0.6826	0.8214	0.8189
	2	0.0249	0.0246	0.1177	0.1178	0.4139	0.4155	0.6839	0.6903	0.8283	0.8249
2	1	0.0316	0.0313	0.1352	0.130	0.3975	0.4015	0.6603	0.6665	0.7820	0.7876
	2	0.0308	0.0315	0.1354	0.1354	0.4024	0.4009	0.6494	0.6566	0.7887	0.7867
3	1	0.0222	0.0224	0.1305	0.1302	0.4006	0.4004	0.6598	0.6604	0.7910	0.7908
	2	0.0271	0.0273	0.1303	0.1301	0.4001	0.4003	0.6597	0.6603	0.7905	0.7909
4	1	0.0271	0.0290	0.1283	0.1277	0.4087	0.4072	0.6603	0.6692	0.8046	0.8022
	2	0.0288	0.0276	0.1298	0.1282	0.4042	0.4085	0.6632	0.6632	0.8019	0.8028
5	1	0.0271	0.0271	0.1286	0.1286	0.3957	0.3965	0.6598	0.6613	0.7830	0.7814
	2	0.0271	0.0271	0.1293	0.1293	0.3957	0.3957	0.6544	0.6552	0.7822	0.7830
6	1	0.0244	0.0267	0.1279	0.1303	0.4054	0.4043	0.6603	0.6603	0.7954	0.7872
	2	0.0251	0.0252	0.1279	0.1284	0.4067	0.4030	0.6617	0.6608	0.7916	0.7941

续表

实验室编号	袋号	含量水平（%）									
		1		2		3		4		5	
7	1	0.0269	0.0283	0.1288	0.1262	0.3878	0.3833	0.6418	0.6341	0.8302	0.7994
	2	0.0270	0.0260	0.1243	0.1284	0.3887	0.3801	0.6372	0.6354	0.8008	0.8315
8	1	0.0272	0.0263	0.1271	0.1295	0.3900	0.4016	0.6420	0.6416	0.8250	0.8319
	2	0.0279	0.0265	0.1242	0.1286	0.3955	0.3915	0.6352	0.6325	0.8151	0.8292
9	1	0.0268	0.0272	0.1298	0.1301	0.4004	0.4054	0.6685	0.6749	0.7890	0.7903
	2	0.0274	0.0275	0.1297	0.1302	0.4004	0.4030	0.6617	0.6517	0.7859	0.7884
10	1	0.0293	0.0304	0.1338	0.1312	0.4044	0.4047	0.6591	0.6620	0.7903	0.7868
	2	0.0292	0.0301	0.1337	0.1308	0.4001	0.4081	0.6491	0.6538	0.7903	0.7869
11	1	0.0311	0.0306	0.1336	0.1355	0.4081	0.4084	0.6770	0.6628	0.7962	0.7969
	2	0.0304	0.0294	0.1352	0.1359	0.4074	0.4068	0.6765	0.6701	0.7906	0.8038
12	1	0.0259	0.0263	0.1325	0.1277	0.4100	0.4127	0.6397	0.6403	0.7985	0.8037
	2	0.0250	0.0257	0.1297	0.1309	0.4003	0.4077	0.6413	0.6418	0.8156	0.8127

3）表 4-25 列出了这五种水平材料中每种材料的实验室均值和方差。

表 4-25　铁矿石中的锰含量：实验室均值和实验室方差

实验室编号	含量水平				
	1	2	3	4	5
实验室均值（单位：%）					
1	0.0251	0.1180	0.4143	0.6867	0.8234
2	0.0313	0.1353	0.4006	0.6582	0.7863
3	0.0248	0.1303	0.4004	0.6601	0.7908
4	0.0281	0.1285	0.4072	0.6640	0.8029
5	0.0271	0.1290	0.3959	0.6577	0.7824
6	0.0254	0.1286	0.4049	0.6608	0.7921
7	0.0271	0.1269	0.3850	0.6371	0.8155
8	0.0270	0.1274	0.3947	0.6378	0.8253
9	0.0272	0.1300	0.4023	0.6642	0.7884
10	0.0298	0.1324	0.4043	0.6560	0.7886
11	0.0304	0.1351	0.4077	0.6716	0.7969
12	0.0257	0.1302	0.4077	0.6408	0.8076
实验室方差 [单位：（%）^{2}]					
1	3.23×10^{-7}	1.29×10^{-7}	1.55×10^{-6}	1.57×10^{-5}	1.68×10^{-5}
2	1.27×10^{-7}	3.67×10^{-8}	4.58×10^{-6}	5.11×10^{-5}	8.70×10^{-6}
3	8.02×10^{-6}	2.92×10^{-8}	4.33×10^{-8}	1.23×10^{-7}	4.67×10^{-8}
4	8.49×10^{-7}	8.20×10^{-7}	4.31×10^{-6}	1.40×10^{-5}	1.46×10^{-6}
5	0	1.63×10^{-7}	1.60×10^{-7}	1.15×10^{-5}	5.87×10^{-7}
6	9.37×10^{-7}	1.30×10^{-6}	2.48×10^{-6}	4.36×10^{-7}	1.30×10^{-5}

续表

实验室编号	含量水平				
	1	2	3	4	5
7	8.97×10^{-7}	4.37×10^{-6}	1.61×10^{-5}	1.13×10^{-5}	3.16×10^{-4}
8	5.29×10^{-7}	5.39×10^{-6}	2.69×10^{-5}	2.23×10^{-5}	5.43×10^{-5}
9	9.58×10^{-8}	5.67×10^{-7}	5.77×10^{-6}	9.85×10^{-5}	3.41×10^{-6}
10	3.50×10^{-7}	2.55×10^{-6}	1.07×10^{-5}	3.27×10^{-5}	3.97×10^{-6}
11	5.09×10^{-7}	1.02×10^{-6}	5.16×10^{-7}	4.43×10^{-5}	2.93×10^{-5}
12	2.96×10^{-7}	4.09×10^{-6}	2.83×10^{-5}	9.02×10^{-7}	6.27×10^{-5}

4）表 4-26 列出了根据 Cochran 检验和 Grubbs 检验所确定的离群值与歧离值。表 4-26 显示,来自两个实验室(实验室 3 和 7)的两个锰含量水平的两组结果被 Cochran 检验确定为离群值。Grubbs 检验将一个实验室(实验室 1)中的锰含量水平的一组结果确定为歧离值。Cochran 检验和 Grubbs 检验计算、判断方法已在本章第一节中进行介绍,在此不做赘述。

表 4-26　铁矿石中的锰含量:离群值和歧离值

含量水平	实验室	计算统计	临界值
离群值列表($\alpha = 0.01$)			
1	3	$C = 0.620$	$C_{0.01}(4.12) = 0.392$
5	7	$C = 0.619$	$C_{0.01}(4.12) = 0.392$
歧离值列表($\alpha = 0.05$)			
2	1	$Gl = 2.531$	$Gl_{0.05}(12) = 2.412$,$Gl_{0.01}(12) = 2.636$

注:C=Cochran 检验;Gl=Grubbs 检验进行最小离群观察。

5）将五种铁矿石锰含量浓度水平 1、2、3、4、5 的测量结果绘图,见图 4-2～图 4-6。图 4-2～图 4-6 中的方框表示测量结果被识别为歧离值或离群值。

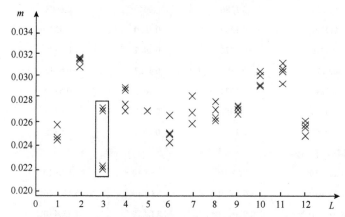

图 4-2　铁矿石中的锰含量——含量水平 1 的测量结果

m:锰含量百分比;L:实验室号;方框点表示测量结果被 Cochran 检验确定为离群值

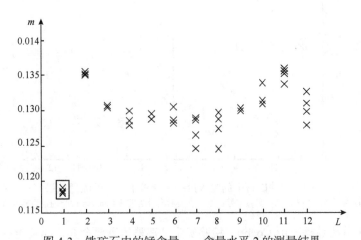

图 4-3　铁矿石中的锰含量——含量水平 2 的测量结果

m：锰含量百分比；*L*：实验室号；方框点表示测量结果被离群观测的 Grubbs 检验确定为歧离值

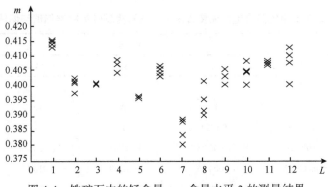

图 4-4　铁矿石中的锰含量——含量水平 3 的测量结果

m：锰含量百分比；*L*：实验室号

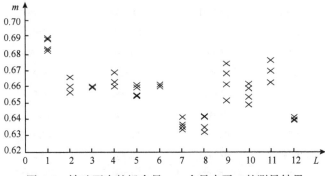

图 4-5　铁矿石中的锰含量——含量水平 4 的测量结果

m：锰含量百分比；*L*：实验室号

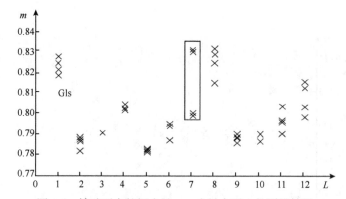

图 4-6　铁矿石中的锰含量——含量水平 5 的测量结果

m：锰含量百分比；L：实验室号；方框点表示测量结果被 Cochran 检验确定为离群值

为了进一步分析数据，由 Cochran 检验确定的离群值需要舍弃，即实验室 3 测得的 1 水平的数据和实验室 7 测得的 5 水平的数据。然后计算重复性和重现性标准偏倚，计算结果总结在表 4-27 中，并根据表中水平绘制了图 4-7。

表 4-27　铁矿石中的锰含量：测量方法重复性和重现性的标准偏倚和偏倚的估计

计算参数	含量水平				
	1	2	3	4	5
n	4	4	4	4	4
P	11	12	12	12	11
$\bar{\bar{y}}$（%）	0.0276	0.1293	0.4021	0.6579	0.7986
s_r（%）	0.001 16	0.002 23	0.005 04	0.008 70	0.007 28
s_R（%）	0.002 29	0.004 85	0.008 79	0.016 12	0.015 97
γ	1.98	2.17	1.75	1.85	2.19
A_y	0.2710	0.2648	0.2506	0.2552	0.2770
$A_y s_R$（%）	0.000 62	0.001 28	0.002 20	0.004 12	0.004 42
$0.3 A_y$	0.0813	0.0794	0.0752	0.0766	0.0831
$0.3 A_y s_R$（%）	0.000 19	0.000 39	0.000 66	0.001 23	0.001 33
μ（%）	0.028	0.127	0.403	0.650	0.80
$u(\mu)$（%）	0.0007	0.0020	0.0033	0.0046	0.0050
A_0	0.3059	0.4018	0.3753	0.2853	0.3131
A	0.8011	0.9432	0.8846	0.7502	0.8194
$A s_R$（%）	0.001 83	0.004 58	0.007 78	0.012 10	0.013 08
$\hat{\delta}$（%）	−0.0004	0.0023	−0.0009	0.0079	−0.0014
$\hat{\delta} - A s_R$（%）	−0.0022	−0.0023	−0.0087	−0.0042	−0.0145
$\hat{\delta} + A s_R$（%）	0.0015	0.0069	0.0068	0.0200	0.0117

6）图 4-7 显示精密度（重复性标准差 S_r 或重现性标准差 S_R）与含量水平 m 之间的线性关系是适当的。重复性和重现性标准差与含量水平的线性回归公式为：

$$s_r = 0.009\ 25m + 0.001\ 15$$
$$s_R = 0.018\ 81m + 0.002\ 02$$

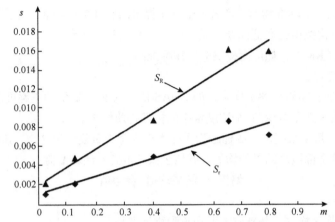

图 4-7　铁矿石锰含量—重复性和重现性标准差与含量 m 的线性函数

s：标准差，%；m：锰含量，%；s_R：重现性标准差的估计；s_r：重复性标准差的估计

（2）数据分析：通过公式（4-50），由于 σ_R 未知，应使用其估计值 s_R 表示（详见上文），即 $\left[\hat{\delta}-As_R, \hat{\delta}+As_R\right]$ 计算测量方法偏倚的 95%置信区间，并将它们与零值进行比较，来评估测量方法的正确度（表 4-27）。表 4-27 列出的五种锰含量水平置信区间分别为[−0.0022，0.0015]、[−0.0023，0.0069]、[−0.0087，0.0068]、[−0.0042，0.0200]、[−0.0145，0.0117]，由于在所有含量水平上这些置信区间都包含零值，因此该测量方法的偏倚在显著性水平 α=0.05 时无统计学意义。

（3）结论：测量方法的偏倚不显著，试验方法正确度性能可以接受。

（二）CNAS-GL037 方案

CNAS-GL037《临床化学定量检验程序性能验证指南》由 CNAS 制定，于 2019 年 2 月 15 日首次发布。本文件是对 CNAS-CL02《医学实验室质量和能力认可准则》中有关临床化学定量检验程序进行性能验证试验所做的具体解释和指导。本节主要介绍与正确度相关的内容。

1. 试验前准备

（1）人员：试验操作人员应熟悉方法原理与日常操作，包括样本处理、校准、维护程序、质控等，确保检测系统工作状态正常。对于操作较简单的检测程序或仪器，建议操作人员的熟悉过程为 1～3 天。对于操作较复杂的检测程序或仪器，建议操作人员的熟悉过程更长，如 3～5 天。

（2）验证方案：负责实施性能验证的人员应了解验证方案，制定验证计划，并组织实施。

（3）仪器设备：试验相关分析仪器及辅助设备的性能指标（如加样精密度、携带污染等）应与标称值相符。

（4）试剂和校准品：除特殊要求外，验证过程宜使用同一批号的试剂和校准品。

（5）质控：验证过程中应使用适宜的质控品进行室内质控。

2. 正确度验证方案

（1）偏倚评估

1）样本：按照如下优先顺序选用具有互换性的标准物质或基质与待测样本相类似的标准物质。

A. 有证标准物质（CRM）：包括国家标准物质（如 GBW）、国际标准物质（如 WHO、

IFCC)、CNAS 认可的标准物质生产者（RMP）提供的有证标准物质、与我国签署互认协议的其他国家计量机构提供的有证标准物质（如 NIST、JSCC）等。

B. 标准物质（RM），如厂商提供的工作标准品。

C. 正确度控制品。

D. 正确度验证室间质量评价样本，如 CNAS 认可的 PTP 提供的正确度验证样本。

宜根据测量区间选用至少 2 个浓度水平的标准物质样本。

2）验证方法：每个浓度水平的标准物质样本至少每天重复测定 2 次，连续测定 5 天，记录检测结果，计算全部检测结果的均值，并按公式（4-63）计算偏倚。

$$偏倚 = 结果均值-参考值 \qquad (4-63)$$

（2）回收试验

1）样本：指临床样本（基础样本）和被测物标准品。

2）样本配制：通过称重法配制标准溶液，在临床基础样本中加入不同体积标准溶液（标准溶液体积应少于总体积的 10%），制备至少 2 个水平的样本（样本终浓度在测量区间内）。

3）验证方法：每个样本重复测定 3 次或以上，计算均值浓度，按公式（4-64）计算回收率。

$$R = \frac{C \times (V_0 + V) - C_0 \times V_0}{V \times C_S} \times 100\% \qquad (4-64)$$

式中：R 为回收率；V 为加入标准液体积；V_0 为基础样本的体积；C 为基础样本加入标准液后的测定结果（均值）；C_0 为基础样本的测定结果；C_S 为标准液的浓度。

（3）与参考方法比对

1）样本：指适宜的临床样本，不少于 8 份，被测物浓度在测量区间内均匀分布，并关注医学决定水平。

2）参考方法：使用公认的参考方法，如 CNAS 认可的参考实验室使用的参考方法。

3）验证方法：按照制造商说明书或作业指导书规定的方法对试验方法进行校准/校准验证，宜在相同时段内完成对同一样本的两种方法平行检测，每份样本每个检测方法重复检测 3 次，计算每份样本两种方法检测结果的均值，并按照公式（4-63）计算偏倚。

（4）可比性验证：当实验室无法开展以上试验时，可通过参加能力验证、比对试验等途径，证明其测量结果与同类实验室结果的一致性。如与 CNAS 认可的能力验证提供者（PTP）（或可提供靶值溯源性证明材料的 PTP）提供的 PT 项目结果进行比对，或与 CNAS 认可的实验室使用的经性能验证符合要求的在用检测程序进行比对。

1）样本：患者/受试者样本不少于 20 份，被测物浓度、活性等在测量区间内均匀分布，并关注医学决定水平。使用 PT 样本时应不少于 5 份。

2）参比系统：经验证分析性能符合预期标准，日常室内质控、室间质量评价/能力验证合格的检测系统。优先选用符合以上要求的 CNAS 认可实验室的检测系统。

3）验证程序：按照 WS/T 492-2016 规定的方法进行验证。试验系统均值与参比系统均值的差异在可接受范围内。检测 PT 样本时，每个样本应重复测定不少于 3 次。

（三）CNAS-GL047 方案

CNAS-GL047《医学实验室定量检验程序结果可比性验证指南》由 CNAS 制定，于 2021 年 4 月 25 日首次发布。本文件是对 CNAS-CL02《医学实验室质量和能力认可准则》中 "5.6.4

检验结果的可比性"要求涉及的定量检验程序间检验结果可比性验证所做的具体解释和指导。

1. 试验前准备

（1）人员：试验操作人员应熟悉检测系统的方法原理与日常操作，包括样本处理、校准、维护程序、质控等，确保检测系统工作状态正常。

（2）仪器设备：所用检测系统的关键性能指标应经过验证并满足性能要求，对测量结果有重要影响的辅助设备的性能指标应与标称值相符。

（3）试剂和校准品：验证过程中，试剂或校准品不宜更换批号。

（4）样本：应使用患者样本（若为抗凝样本，应使用相同的抗凝剂）；样本中被测物浓度、活性等应能覆盖临床适宜区间，重点关注医学决定水平。比对的样本数量应不少于 5 例。使用更多的样本数量，可以增加验证结果的可靠性。

（5）质控品：验证过程中应使用适宜的质控品做好室内质控。

2. 验证方法和条件　实验室可根据实际使用情况，选择使用与参比系统比对的方法或均值法进行可比性验证。实验室使用的检测系统数量≤4 时，可以选用与参比系统比对的方法。实验室应根据检测系统分析性能的确认或验证结果、室内质控（IQC）和室间质量评价的表现、不确定度评估等情况，综合评估后，确定实验室内的参比系统。实验室使用的其他检测系统检测结果与参比系统的测量结果进行比对，计算每个检测系统结果与参比系统检测结果的偏差，并依此评价可比性验证结果。实验室使用检测系统数量＞4 时，可以选用均值法。以全部系统结果的均值为参考值，计算全部检测系统结果的极差，并依此评价可比性验证结果。

3. 比对方案

（1）参比系统比对方案

1）使用不同检测系统检测符合要求的样本，按要求进行校准和室内质控，记录检测结果。

2）分别计算不同检测系统结果与参比系统结果的偏差，应满足实验室制定的判断标准。

3）5 份样本中有 4 份检验结果的偏差符合实验室制定的判断标准，即为可比性验证通过。

4）必要时，可适当增加检测样本量，如果 90%以上的样本检测结果偏差符合实验室制定的判断标准，即为可比性验证通过。若比对样本量达到 20 份或以上时，比对结果仍不符合判断标准，实验室应对其他影响结果可比性的因素进行分析并采取相应措施。

（2）均值法比对方案

1）使用不同检测系统检测符合前文 1（4）实验前准备中样本要求的样本，按要求进行校准和室内质控，记录检测结果。

2）按公式（4-65）计算所有检测系统结果的均值（$\bar{X}$）：

$$\bar{X} = (X_1 + X_2 + X_3 + \cdots + X_n)/n \qquad (4\text{-}65)$$

式中：X_1、X_2、$\cdots$、X_n代表不同检测系统的结果。

3）按公式（4-66）计算所有检测系统结果的相对极差（R）：

$$R = \left[(X_{\max} - X_{\min})/\bar{X}\right] \times 100\% \qquad (4\text{-}66)$$

式中：$X_{\max}$为检测系统结果中的最大值；$X_{\min}$为检测系统结果中的最小值。

4）将 R 与实验室的判断标准进行比较。

A. 若 R 值符合实验室制定的判断标准，即为可比性验证通过。

B. 若 R 值不符合实验室制定的标准，表明结果差异最大的两个检测系统结果可比性不符合要求，分析并剔除偏差较大的检测系统的结果，并重新计算 R 值，直到剩余检测系统结果符合可比性要求。

（3）考虑测量系统不精密度的比对方案：适用时，可依据实验室所用测量系统的不精密度，确定比对样本的浓度范围和重复检测次数，比对方案的制定可参考 WS/T 407《医疗机构内定量检验结果的可比性验证指南》。

（四）EP9-A2：2002 方案

EP9-A2：2002 文件于 2002 年发布，主要是依据临床实验室中同一物质的两种方法之间的偏倚，评价试验方法得到的结果是否可接受。

1. EP9-A2：2002 试验方案和要求

（1）样本准备

1）来源：按照操作规程收集和处理的新鲜患者标本。

2）储存：如果可能的话，避免储存标本，当天收集当天测定；否则按照待测成分的稳定性来选择储存条件和时间。

3）样本数：至少分析 40 个标本。每个样本必须有足够量以备两种方法做双份测定。如果从一个患者得不到所需的样本量，可以将两个（不超过两个）病史相同，被测物浓度也大致相近的患者标本混合使用。

4）浓度：应在有临床意义的范围内，即医学决定水平范围内评价试验方法。通常应从低于参考区间到远高于参考区间，尽可能在分析测量范围内均匀分布。

（2）比较方法的选择：实验室当前使用的方法、厂家声明的方法和公认的参考方法都可作为比较方法。比较方法相对于试验方法应具有以下特点：具有比试验方法更好的精密度，不受已知干扰物质的干扰，使用与试验方法相同的单位，其结果具有溯源性。

2. 试验方法

（1）仪器熟悉阶段：为避免在实际的仪器性能评价过程中出现问题，操作者应熟练掌握仪器的操作程序、保养程序、样本准备方法、校准及检测程序等。

（2）正式试验阶段：两种方法每天测定 8 个样本，每个样本重复测定 2 次，共测定 5 天。在样本的重复测定中，指定第一次测定顺序，按反向顺序检测第二次。例如，样本可以按下述顺序进行：1、2、3、4、5、6、7、8 和 8、7、6、5、4、3、2、1。顺序中的浓度应尽可能随机排列。第二次标本的反向顺序可以减少交叉污染及漂移对重复测定标本平均值的影响。每天的样本应在 2h 内测定完毕，以确保分析物稳定。

（3）质控：在正式试验前应建立常规质控程序。任一方法出现失控时应重新测定，直到达到要求的样本数为止。

3. 数据的收集、处理与统计分析

（1）试验数据记录：为了便于数据的管理及统计学处理，可将每批可接受数据填于比对试验数据记录表内，记录表格可根据用户情况更改，只要使用方便即可。

（2）本方案中应用的缩写

X：比较方法。

Y：试验方法。

DX_i 或 DY_i：方法 X 或方法 Y 中双份测定值的绝对差值。

I：样本数。

N：样本总数。

1，2 或 j：双份或重复测定数（下标中）。

DX_i' 或 DY_i'：方法 X 或方法 Y 中双份测定值的相对差值。

E_{ij}：方法间的绝对差值。

$\overline{E}$：方法间平均绝对差值。

E_{ij}'：方法间相对绝对差值。

$\overline{E}'$：方法间相对平均绝对差值。

TL_E：检测限。

r：相关系数。

x：比较方法的观察值。

y：试验方法的观察值。

x_{ij} 或 y_{ij}：第 i 次测定中第 j 个重复观察值（x 或 y）。

$\overline{x}$ 或 $\overline{y}$：x 或 y 的平均值。

b：斜率。

a：y 轴上的截距。

$\hat{Y}$：待评方法的预期值。

$S_{y\cdot x}$：估计值的标准误。

$\hat{B}_c$：在浓度 c 时预期偏倚的估计值。

X_c：医学决定水平浓度。

B_c：在医学决定水平浓度 X_c 的真正偏倚。

N_K：K 组中数据的数目（K =1, 2, 3）。

$\sum\limits_{m-1}^{N_k}$：表示对 K 组中配对的 x 和 y 的值求和。

$\overline{B}_K$：K 组中的平均偏差（K =1, 2, 3）。

SD_K：K 组中偏倚的标准差。

（3）方法内离群值检验：计算每个样本重复测定差值的绝对值。

$$DX_i = |x_{i1} - x_{i2}| \tag{4-67}$$

$$DY_i = |y_{i1} - y_{i2}| \tag{4-68}$$

式中：i 为样本号（由 1 到 N，N=样本总数）。

计算每个方法重复测定的差值绝对值的均值：

$$\overline{DX} = \frac{\sum DX_i}{N} \tag{4-69}$$

$$\overline{DY} = \frac{\sum DY_i}{N} \tag{4-70}$$

以 4 倍的平均绝对差值作为每个方法重复测定绝对差值的可接受限。如果任一绝对差值超过此限，则再进一步计算其相对差值：

$$DX_i' = \frac{|x_{i1} - x_{i2}|}{\overline{x}_i} \tag{4-71}$$

$$DY'_i = \frac{|y_{i1} - y_{i2}|}{\overline{y}_i} \tag{4-72}$$

$$\overline{DX'} = \frac{\sum DX'_i}{N} \tag{4-73}$$

$$\overline{DY'} = \frac{\sum DY'_i}{N} \tag{4-74}$$

以 4 倍相对差值的均值作为可接受限。如果有一个值超过上述可接受限，需检查原因，并从数据组中删除此值。将该标本的所有数据（X 和 Y）删除后再继续分析。如果删除的数据超过一个，则需扩大调查范围，查找出现偏差的原因。如果能够找到问题所在并能追踪到引起偏差的标本，则应替换这些标本，且将问题记录在案。如果能纠正问题但不能追踪到特定样本，则所有数据必须重新收集。如果既找不到问题也不能纠正，则可将两次重复测定差值与该浓度的临床允许不精密度进行比较，如未超过允许范围，则可继续进行后续步骤。如超出允许范围，则应停止试验并通知厂家。

（4）数据作图：将数据作四张图，第一张图是 $\overline{Y}_i$（两次测定的均值）对 $\overline{X}_i$（两次测定的均值）的散点图，以试验方法的结果为 Y，比较方法的结果为 X，同时作一条通过原点，斜率为 1 的直线。第二张图是以每个 Y_{ij} 的结果对 $\overline{X}_i$ 的均值按上述相同方式作图。第三张图是偏倚图，当比较方法为参考方法时，每个样本测定的 Y 与 X 的均值之差（$\overline{Y}_i - \overline{X}_i$）相对于 $\overline{X}_i$ 作图，此图的水平中心线为零。第四张图同上，是单次测定的 Y 值与 $\overline{X}_i$ 的差值（$Y_{ij} - \overline{X}_i$）相对于 $\overline{X}_i$ 作图。如果比较方法不是参考方法或不能确定，那么第三张图就是每次单个样本测定的 Y 与 X 的均值之差（$\overline{Y}_i - \overline{X}_i$）相对于 $(\overline{Y}_i + \overline{X}_i)/2$ 作图，此图的水平中心线为零。同样第四张图是单次测定的 Y 值的差值与 $\overline{X}_i$ 的差值（$Y_{ij} - \overline{X}$）相对于 $(\overline{Y}_i + \overline{X}_i)/2$ 作图。这四张图是非常有用的，因为差异的大小可用来判定非线性关系、离群值、试验方法和比较方法的非齐性方差等。

（5）线性关系的目测检查：通过前面所作的散点图，我们可以观察 X（比较方法）和 Y（试验方法）是否呈直线关系。如果线性关系满意，则继续进行后续分析。

（6）方法间离群值检验：检查数据分布图（见试验示例），目测有无离群值。如果没有，跳过这部分进行后续评价。如果有离群值，则可用类似前面方法内离群值检验的方法检出离群值。

计算两种方法的绝对差值及其平均值：

$$E_{ij} = |y_{ij} - x_{ij}| \tag{4-75}$$

式中：i 为样本号 1，2，…，40；j 为重复测定中的 1 和 2。

$$\overline{E} = \frac{1}{2N} \sum_i^N \sum_j^2 E_{ij} \tag{4-76}$$

计算检测限（TL_E），即 $4 \times \overline{E}$。把每一个 E_{ij} 与 TL_E 值进行比较，并标记超出 TL_E 值的点。

计算两种方法的相对差值及其平均值：

$$E'_{ij} = \frac{|y_{ij - \overline{x}_i}|}{\overline{x}_i} \tag{4-77}$$

$$\bar{E}' = \frac{1}{2N} \sum_{i}^{N} \sum_{j}^{2} E'_{ij} \quad （4\text{-}78）$$

计算相对检测限值为 $4 \times \bar{E}'$，把每一个 E'_{ij} 与此检测限值进行比较，并标记超出检测限值的点。

任何一点（X_{ij}, Y_{ij}）如未通过上述两种检测，则判断为离群值。每组数据中被删除的离群值不能超过 2.5%。如果发现有超过 2.5% 的离群值，则应调查是否存在干扰、人为错误或仪器故障。如果出现一个以上的离群点，但它们并未超出临床允许范围，则可保留并使用这些数据。如果进一步扩大调查范围查到离群值原因，则应分析更多样本以增加数据量满足试验要求。

（7）X 值合适范围的检验：为了保证回归分析结果的有效性，我们假设 X 变量没有误差；在临床实验室中这是不可能的，因为每一个检测都存在误差。但如果数据的取值范围足够宽，则这种误差对回归结果的影响可以忽略不计。X 值的取值范围是否够宽，可用相关系数 r 做粗略的估计。r 的计算公式如下：

$$r = \frac{\sum_{i}^{N}\left(\bar{x}_j - \bar{x}\right)\left(\bar{y}_j - \bar{y}\right)}{\sqrt{\sum_{i}^{N}\left(\bar{x}_j - \bar{x}\right)^2}\sqrt{\sum_{i}^{N}\left(\bar{y}_j - \bar{y}\right)^2}} \quad （4\text{-}79）$$

式中：$\bar{x} = \dfrac{\sum\sum x_{ij}}{2N}$，$\bar{y} = \dfrac{\sum\sum y_{ij}}{2N}$。

一般情况下，如果 $r \geqslant 0.975$（或 $r^2 \geqslant 0.95$），则可认为 X 值取值范围合适。如果根据测定数据算出的 r 能满足上述要求，则可认为 X 变量的误差已被数据范围所抵消。这时就可用简单的直线回归来估计斜率和截距。如果 $r^2 < 0.95$，则必须分析更多的样本以扩大数据浓度分布范围，然后再重新分析全部数据。如果 X 的取值范围无法扩大，则需采用后面描述的分部偏倚法代替回归方法来评价平均偏倚。

（8）线性回归分析

1）斜率和截距的计算：对于成对的数据（x_{ij}, y_{ij}），斜率 b 和截距 a 的计算公式分为两种。

A. 单个 Y 测定值对 X 平均值的斜率的计算：

$$b = \frac{\sum_{i}^{N} \sum_{j}^{N}\left(y_{ij} - \bar{y}\right)^2 \left[\sum_{i}^{N}\left(\bar{x}_i - \bar{x}\right)\right]}{\sum_{i}^{N}\left(\bar{x}_i - \bar{x}\right)^2} \quad （4\text{-}80）$$

B. Y 平均值对 X 平均值的斜率的计算：

$$b = \frac{\sum_{i}^{N}\left(\bar{x}_i - \bar{x}\right)\left(\bar{y}_j - \bar{y}\right)}{\sum_{i}^{N}\left(\bar{x}_i - \bar{x}\right)^2} \quad （4\text{-}81）$$

$$a = \bar{y} - b\,\bar{x} \quad （4\text{-}82）$$

$\bar{X}_i$ 为每个样本两次测定 X 值的平均值，此处：

$$\bar{y} = \frac{\sum\sum y_{ij}}{2N} \quad （4\text{-}83）$$

$$\bar{x} = \frac{\sum\sum x_{ij}}{2N} \quad （4\text{-}84）$$

可用以下方程表示：

$$\hat{Y} = bX + a \quad\quad (4\text{-}85)$$

对于任何给定的 X 值，用此方程可以计算待评方法 Y 的估计值（$\hat{Y}$）。

2）离散度均匀性检查：目测离散图和偏倚图，检查离散的均匀性。

（9）预期偏倚及可信区间计算：如前面所讲，在计算预期偏倚时存在三种情况。第一种是我们希望看到的，也是最常见的，即数据通过合适范围和均匀离散度检验；第二种是数据未通过合适范围检验；第三种是未通过均匀离散度检验，即具有非恒定的精密度。因此我们需根据不同情况使用不同的方法来计算。

1）线性回归法（当数据通过适合范围和均匀离散度的检查）：在 Y 轴方向上数据点与回归线之差称为此点的残差，回归标准误（$S_{y \cdot x}$）是这些残差的标准差，是测量围绕回归线的数据点的"离散度"。用下列公式计算某一点（$\overline{x}_j, y_{ij}$）的残差：

$$残差_{ij} = y_{ij} - \hat{Y}_{ij} = y_{ij} - \left(a + b\overline{x}_j\right) \quad\quad (4\text{-}86)$$

对于平均值（$\overline{x}_j, \overline{y}_j$）：

$$残差_j = \overline{y}_j - \hat{Y}_j = \overline{y}_j - \left(a + b\overline{x}_j\right) \quad\quad (4\text{-}87)$$

对于单个 y_{ij} 来说，回归标准误的计算公式如下：

$$S_{y \cdot x} = \sqrt{\frac{\sum\sum\left(y_{ij} - \hat{Y}_{ij}\right)^2}{2N - 2}} \quad\quad (4\text{-}88)$$

对于平均 $\overline{y}_j$：

$$S_{y \cdot x} = \sqrt{\frac{\sum\left(\overline{y}_j - \hat{Y}_{ij}\right)^2}{N - 2}} \quad\quad (4\text{-}89)$$

在给定的医学决定水平 X_c 处的预期偏倚的估计值（$\hat{B}_c$），按公式（4-90）计算：

$$\hat{B}_c = a + (b - 1)X_c \quad\quad (4\text{-}90)$$

$\hat{B}_c$ 的 95%可信区间（在 X_c 处的真正偏倚）按公式（4-91）计算：

$$\left[\hat{B}_{c,下限}, \hat{B}_{c,上限}\right] = \hat{B}_c \pm 2S_{y \cdot x}\sqrt{\frac{1}{2N} + \frac{\left(X_c - \overline{x}\right)^2}{\sum\sum\left(x_{ij} - \overline{x}\right)^2}} \quad\quad (4\text{-}91)$$

2）当数据未通过适合范围检查时，使用分部残差法计算平均偏倚：按 X 递增的顺序制表，将数据分成三组（低、中、高），每组应含大约相同的数据。在纸上标记这些数据属于哪个组，然后分别用下列方程式计算每组的平均偏倚。

$$\overline{B}_K = \frac{\sum_{m=1}^{N_K}(y_m - x_m)}{N_K} \quad\quad (4\text{-}92)$$

$$SD_K = \sqrt{\frac{\sum\left[(y_m - x_m) - \overline{B}_K\right]^2}{N_K - 1}} \quad\quad (4\text{-}93)$$

式中：N_K 为 K 组的数据数（$K = 1, 2, 3$）；m 为"虚设的"下标，表示 K 组中成对 x 和 y。

$\overline{B}_K$ 是适当浓度范围内估计的预期偏倚，相当于前面的 $\hat{B}_c$。如果三个 $\overline{B}_K$ 大致相等，则用 $\overline{B}$ 代表它们的均值。根据临床需要来选择医学决定水平，在医学决定水平浓度 X_c 处，通过

选择对于 X_c 的适当 K 值并作如下计算，得出预期偏倚 $\hat{B}_c$ 的 95% 可信区间：

$$\left[\hat{B}_{c,\text{下限}},\ \hat{B}_{c,\text{上限}}\right]=\overline{B}_K=\pm 2\frac{(\mathrm{SD}_K)}{\sqrt{N_K}} \qquad (4\text{-}94)$$

3）当数据有非恒定精密度时，用分部残差法计算预期偏倚。如前所述把数据分成三组，每组中数据的数目应大致相等。然后对每组数据分别进行计算，此处 N_K 为 K 组数据的个数（K=1, 2, 3）。

$$\mathrm{SD}_K=\sqrt{\frac{\sum_{m=1}^{N_K}\left(Y_m-\hat{Y}_m\right)^2}{N_K-1}} \qquad (4\text{-}95)$$

在给定医学决定水平 X_c 处，预期偏倚 $\hat{B}_c$ 的估计值为：

$$\hat{B}_c=a+\left(b-1\right)X_c \qquad (4\text{-}96)$$

按 X_c 的值选择适当的 K 组，按公式（4-97）计算出 B_c 的 95% 可信区间：

$$\left[\hat{B}_{c,\text{下限}},\ \hat{B}_{c,\text{上限}}\right]=\hat{B}_c\pm 2\frac{(\mathrm{SD}_K)}{\sqrt{N_K}} \qquad (4\text{-}97)$$

（10）预期结果与可接受标准的比较：用上述方法计算出预期偏倚后，就应该与厂家声明或实验室内部性能标准来比较是否可以接受。目前国内通常与 CLIA′88 的性能要求进行比较，一般以其允许误差的二分之一作为评价标准，也可以以生物学变异作为可接受标准。当预期偏倚＞预期偏差可信区间的上限时，试验方法与比较方法相当，偏差可以接受；当预期偏差可信区间的上限＞预期偏倚＞预期偏差可信区间的下限时，试验方法与比较方法相当；当预期偏倚＜预期偏差可信区间的下限时，试验方法与比较方法不相当，偏差不能被接受。

4. EP9-A2：2002 试验范例　下面所举例子主要目的是演示其计算过程，其原始数据可能并非真实反映试验过程。例子中所用比较方法为非参考方法，因此，其偏倚图 X 轴为两种方法的平均值。而且例子中斜率（b）、截距（a）、回归标准误（$S_{y \cdot x}$）均是按照单个 y 测定值对 x 平均值来计算的，而非 y 均值对 x 均值。当然对于方式的选择，可以认为在保证精密度性能的情况下，其结论应是一致的。

（1）试验数据记录：已完成的试验见表 4-28。

表 4-28　已完成的试验数据记录

样本编号	试验方法				比较方法			
	结果 1	结果 2	均值	差值	结果 1	结果 2	均值	差值
1	87	82	84.5	5	86	80	83.0	6
2	165	158	161.5	7	155	158	156.5	−3
3	197	208	202.5	−11	202	194	198.0	8
4	43	45	44.0	−2	47	50	48.5	−3
5	68	70	69.0	−2	72	72	72.0	0
6	184	180	182.0	4	176	177	176.5	−1
7	227	220	223.5	7	218	222	220.0	−4
8	140	140	140.0	0	136	138	137.0	−2

续表

样本编号	试验方法				比较方法			
	结果1	结果2	均值	差值	结果1	结果2	均值	差值
9	168	173	170.5	−5	175	170	172.5	5
10	87	86	86.5	1	79	78	78.5	1
11	144	152	148.0	−8	147	150	148.5	−3
12	264	248	256.0	16	250	245	247.5	5
13	45	49	47.0	−4	45	44	44.5	1
14	92	87	89.5	5	98	96	97.0	2
15	74	73	73.5	1	69	73	71.0	−4
16	63	60	61.5	3	53	57	55.0	−4
17	147	154	150.5	−7	149	155	152.0	−6
18	204	209	206.5	−5	200	211	205.5	−11
19	106	97	101.5	9	110	108	109.0	2
20	125	120	122.5	5	123	120	121.5	3
21	132	124	128.0	8	136	132	134.0	4
22	101	104	102.5	−3	98	102	100.0	−4
23	211	204	207.5	7	199	206	202.5	−7
24	67	68	67.5	−1	72	70	71.0	2
25	184	176	180.0	8	192	193	192.5	−1
26	97	92	94.5	5	95	98	96.5	−3
27	143	145	144.0	−2	132	130	131.0	2
28	106	117	111.5	−11	113	122	117.5	−9
29	84	80	82.0	4	86	90	88.0	−4
30	201	199	200.0	2	207	205	206.0	2
31	154	153	153.5	1	147	141	144.0	6
32	76	79	77.5	−3	75	70	72.5	5
33	55	53	54.0	2	62	59	60.5	3
34	181	174	177.5	7	179	184	181.5	−5
35	243	256	249.5	−13	261	254	257.5	7
36	127	124	125.5	3	128	126	127.0	2
37	84	87	85.5	−3	85	82	83.5	3
38	62	62	62.0	0	68	66	67.0	2
39	137	135	136.0	2	138	143	140.5	−5
40	104	111	107.5	−7	106	107	106.5	−1

（2）数据作图：将表 4-28 数据作散点图和偏倚图（图 4-8～图 4-11）。

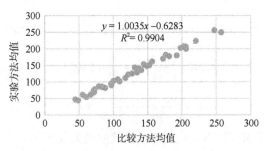

图 4-8 试验方法均值 $\overline{Y}_i$ 对比较方法 $\overline{X}_i$ 散点图

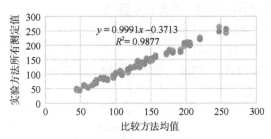

图 4-9 单个试验方法结果 Y_{ij} 对比较方法 $\overline{X}_i$ 散点图

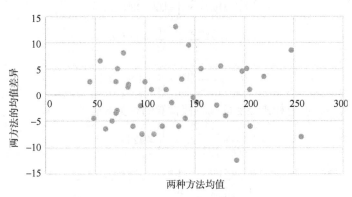

图 4-10 均值差值与两种方法均值的偏倚图

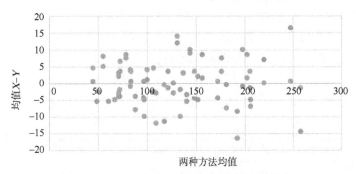

图 4-11 单个结果差值与两种方法均值的偏倚图

（3）方法内离群值检验

$$x_{11}=86 \quad x_{12}=80$$
$$y_{11}=87 \quad y_{12}=82$$

$$\mathrm{DX}_1 = |x_{11} - x_{12}| = |86 - 80| = 6 \quad \overline{x}_1 = \frac{(x_{11} + x_{12})}{2} = 83$$

$$DY_1 = |y_{11} - y_{12}| = |87 - 82| = 5 \qquad \overline{y}_1 = \frac{(y_{11} + y_{12})}{2} = 84.5$$

$$DX' = \left| \frac{x_{11} - x_{12}}{x_i} \right| = \frac{6}{83} = 0.0723$$

$$DY' = \left| \frac{y_{11} - y_{12}}{y_i} \right| = \frac{5}{84.5} = 0.0592$$

类似计算，可得出所有样本方法内离群值检验的相关数据。

$\overline{DX}$ =3.775　控制限=4 $\overline{DX}$ =15.1　四舍五入后=15

$\overline{DY}$ =4.975　控制限=4 $\overline{DY}$ =19.9　四舍五入后=20

DX' =0.0320　控制限=4 DX' =0.1280

DY' =0.0392　控制限=4 DY' =0.1567

可见没有双份差值超出两种控制限，故方法内没有离群值。

（4）方法间离群值检验

$$x_{11} = 86 \qquad x_{12} = 80$$
$$y_{11} = 87 \qquad y_{12} = 82$$
$$E_{11} = |y_{11} - x_{11}| = |87 - 86| = 1$$
$$E_{12} = |y_{12} - x_{12}| = |82 - 80| = 2$$

$$E'_{11} = \left| \frac{y_{11} - x_{11}}{x_{11}} \right| = \frac{1}{86} = 0.0116$$

$$E'_{12} = \left| \frac{y_{12} - x_{12}}{x_{12}} \right| = \frac{2}{80} = 0.0250$$

类似计算，可得出所有样本方法间离群值检验的相关数据。

$$E = \frac{1}{80} \times \sum_{i=1}^{40} \sum_{j=1}^{2} E_{ij} = \frac{1}{80} \times 428 = 5.35$$

$$E' = \frac{1}{80} \times \sum_{i=1}^{40} \sum_{j=1}^{2} E_{ij} = \frac{1}{80} \times 3.6839 = 0.046\,05$$

E 的控制限=4E=21.4　四舍五入后=21

E' 的控制限=4 E' =0.1842

可见没有双份差值超出两种控制限，故方法间没有离群值。

（5）合适范围的检验：将所有数据录入计算机，得出：

$$\overline{x} = 129.34 \qquad \overline{y} = 129.16$$

$$\sum\sum (x_{ij} - \overline{x})^2 = 254\,531.90 \qquad \sum\sum (y_{ij} - \overline{y})^2 = 259\,160.86$$

$$r = \frac{\sum\sum (x_{ij} - \overline{x})(y_{ij} - \overline{y})}{\sqrt{\sum\sum (x_j - \overline{x})^2} \sqrt{\sum\sum (y_j - \overline{y})^2}} = \frac{255\,032.61}{\sqrt{254\,531.90}\sqrt{259\,160.86}} = 0.993$$

相关系数＞0.975，数据通过合适范围检验。

（6）回归参数的估计：使用前面的数据计算斜率（b）和截距（a）。

$$b = \frac{\sum_i^N \sum_j^2 (x_{ij} - \overline{x})(y_{ij} - \overline{y})}{\sum_i^N \sum_j^2 (x_{ij} - \overline{x})^2} = \frac{255\,032.61}{254\,531.895} = 1.001\,967 = 1.002$$

$$a = y - b \times \overline{x} = 129.1625 - 1.001\,967 \times 129.3375 = -0.429$$

（7）残差和回归标准误的计算

期值：$y_{ij}=a+b\times x_{ij}=-0.429+1.002\times x_{ij}$ 残差 $ij=y_{ij}-\hat{y}_{ij}$

残差的平方和$=\sum_i\sum_j(y_{ij}-\hat{y}_{ij})^2=3626.565$

回归标准误 $S_{y\cdot x}=\sqrt{\dfrac{3626.565}{78}}=6.818\approx6.8$

（8）预期偏倚的计算和比较：假设该项目的医学决定水平为 $X_c=150$，CLIA'88 允许误差为 15%，按照 1/2 允许误差的标准，允许偏倚为 7.5%。

根据公式 $B_c=a+(b-1)X_c=-0.429+(1.002-1)\times150=-0.129$

其 95%置信区间为：

$$\left[\hat{B}_{c,\text{下限}},\ \hat{B}_{c,\text{上限}}\right]=\hat{B}_c\pm2S_{y\cdot x}\sqrt{\dfrac{1}{2N}+\dfrac{(X_c-\bar{x})^2}{\sum\sum(x_{ij}-\bar{x})^2}}=-0.129\ \pm\ 2\times6.8\ \sqrt{\dfrac{1}{80}+\dfrac{(150-129.34)^2}{254\,531.90}}$$

$=[-1.749，1.491]$

此范围与允许偏倚比较，预期偏倚的上限小于允许偏倚，试验方法正确度性能可以接受。

（五）EP9-A3：2013 与 EP09-C：2018

2013 年 8 月，CLSI 发表 EP9-A3：2013 *Measurement Procedure Comparison and Bias Estimation Using Patient Samples；Approved Guideline—Third Edition*，即《用患者样本进行方法比对及偏倚评估-批准指南》第三版。为生产厂家和临床实验室提供最新的方法学比对指南。相对 2002 年发布的 EP9-A2：2002 及 2010 年发布的 EP9-A2（IR）：2010 版本，文件架构、试验方案、附录内容作了很大的修改。EP9-A3：2013 方法比对应用范围更广，用户可使用偏差图进行目测并分析数据，利用加权选择法、Deming 和 Passing-Bablok 法进行回归分析，通过偏差图或临床医学决定水平浓度点计算偏倚及其可信区间等。

2018 年 CLSI 发布 EP9-C：2018 第三版，与 EP9-A3：2013 相比，主要区别在于重新组织内容以强调实施测量方法比对的过程；明确说明厂家应该使用回归分析来表征偏倚；增加了有关进行 Deming 回归分析时使用精密度资料的信息；更正了对 Passing-Bablok 回归方法的描述及公式中各种较小的错误。主要的试验方法和统计学方法未做明显改变。所以本节将两个文件一起进行介绍。

1. EP9-A3：2013 的用途（具体要求见表 4-29）

（1）厂家新建立的测量方法与参比方法相关性研究。

（2）厂家对新建立的测量方法比对结果与声明要求进行比较、确认。

（3）临床实验室新引进测量方法与参比方法比对。

表 4-29 EP9-A3：2013 对厂家和实验室比对研究要求

研究类型	执行者	样本数量	待评方法重测次数	待评方法数量	偏倚评估方法
建立测量方法声明标准	厂家	≥100	1 次或多次	1 个或多个	回归分析
确认声明标准	厂家	≥100	1 次	1 个或多个	回归分析
新引进测量方法	实验室	≥40	1 次或多次	1 个	偏差图或回归分析

2. 仪器熟悉阶段　待评方法和参比方法的操作者必须熟悉以下工作：

（1）操作。

（2）维护保养程序。

（3）样本准备方法。

（4）校准和质量监控能力。

3. 测量方法比对研究

（1）标本要求：比对时应使用未经过处理的患者标本，分析物浓度应尽可能在测定范围内均匀分布，按照实验室操作规范和制造商的推荐收集和处理患者标本。各标本基本信息如临床诊断或状态（是否溶血、黄疸、脂血、浑浊）均应记录。如需要使用处理过的标本，应≤20%。

（2）参比方法：应该做到如下几点。

1）具有比待评方法更低的不确定度。

2）可能的情况下，不受已知干扰物质的干扰。

3）使用与待评方法相同的单位。

4）可能的情况下，能溯源至标准品或参考方法。

5）参比方法的线性范围应至少与待评方法的范围一致，以便在分析测定范围内可以比较。

（3）标本数量

1）厂家用于建立或确认声明标准，标本数量应≥100。

2）增加样本数将提高统计估计值的可信度，如重复测量，应计算其平均值；如重复 3次或以上，计算其中位数较合理。

3）手工方法应重复测定 2 次。

（4）方法比对的影响因素

1）批内、批间变异等随机误差因素。

2）校准、仪器设备、试剂批号、校准品批号、操作者等因素。

3）厂家建立或确认声明标准时，推荐每天平均检测一定数量和不同浓度标本，连续 3～5天，同时考虑试剂批号、校准批号、设备、操作者因素。

（5）标本测定顺序：参比方法和待评方法需随机顺序测定每批标本。

（6）时间和期限：对于一个给定的标本，参比方法和待评方法均应在分析物稳定的时间段内测定。如果可能，最好使用测定当天的标本。如果使用储存标本，储存方式必须能确保样本的稳定性，以满足参比方法和待评方法的要求。两种方法应用同样的方式储存样本，以避免储存条件不同引入新的变量。

（7）数据收集过程中的检查

1）对于离群值，应分析其潜在影响因素（如仪器、人员、方法）；并应在数据表上保留原始数据，以备复查。

2）仪器显示存在误差时收集的数据需记录，但在最后的数据分析中不要包括在内。

3）任何操作者造成误差的数据也需记录，但在最后的数据分析中不要包括在内。

（8）质控：试验中应遵循实验室和（或）制造商的常规质控程序。保留质控图，任一方法出现失控时应重新测定，直到达到要求的样本数为止。

（9）数据删除要求：任何需要删除的数据均应仔细形成文件并保留，记录所发现的原因和问题。

4. 临床实验室具体要求

（1）参比方法：实验室当前使用的方法、生产厂家声明的方法和公认的参考方法都可作为参比方法。实验室应该清楚，除参考方法外，某些参比方法存在一定的干扰现象和基质效应。

（2）样本数量：为了满足方法比对偏倚评估标准要求，至少需分析 40 个样本。增加样本数将提高统计估计值的可信度。

（3）重测次数：如果实验室主管认为单次测量合适，则比对时每个测量方法只测定 1 次是可接受的。如重复或多次测量，应该计算其平均值或中位数后再进行不同浓度样本间的比较。

（4）校准和质控：确保待评方法和参比方法在研究开始时均符合质控要求，必要时，实验室应遵循制造商或操作规程进行校准。

5. 数据目测检查　对待评方法和参比方法测定结果进行目测检查，初步判断选择的标本浓度是否在测定范围内均匀分布，了解方法间的差异程度，决定后续选择何种方法进行更合理的评估分析。散点图和偏差图是比对数据目测检查最有力和灵活的工具。

（1）散点图：比对研究中，x 轴为参比方法结果，y 轴为待评方法结果。散点图表示因变量随自变量而变化的大致趋势，据此可以选择合适的函数对数据点进行拟合。恒定 SD 散点图和恒定 CV 散点图分别见图 4-12 和图 4-13。

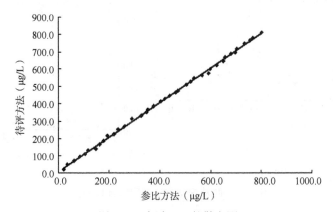

图 4-12　恒定 SD 的散点图

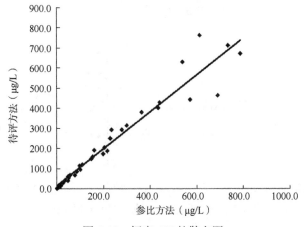

图 4-13　恒定 CV 的散点图

（2）偏差图：偏差图的 x 轴为被测量浓度值，y 轴为待评方法与参比方法的差异值。Bland-Altman 法是一个较好的偏差图例子。主要是观察两种测量方法间差异的分布。绘制偏差图的规则见表 4-30。

表 4-30　偏差图绘制规则

水平轴 $x(z)$	垂直轴 y	
	差异值（d）恒定（恒定 SD）	差异（d）与浓度成比例（恒定 CV）
参比方法结果	$z_i =$ 浓度 $= x_i$	$z_i = x_i$
	$d_i =$ 差值 $= y_i - x_i$	$d_i = (y_i - x_i)/x_i$
待评方法和参比方法平均值	$z_i = (x_i + y_i)/2$	$z_i = (x_i + y_i)/2$
	$d_i = y_i - x_i$	$d_i = (y_i - x_i)/[(x_i + y_i)/2]$

注：SD，标准差；CV，变异系数，x_i 为参比方法标本 i 的结果；y_i 为待评方法标本 i 的结果。

（3）散点图和偏差图的潜在特征分析

1）差值恒量变化（恒定 SD）：如果待评方法和参比方法的差值变化为恒定值，其数值偏差图和百分比偏差图见图 4-14。

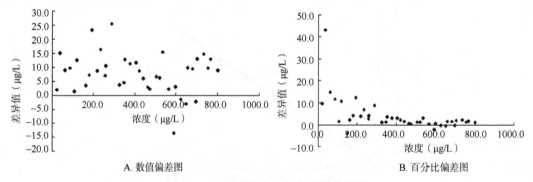

A. 数值偏差图　　　　　　　　　B. 百分比偏差图

图 4-14　两种测量方法恒定差异偏差图

2）差值成比例变化（恒定 CV）：如果待评方法和参比方法的差值变化随浓度成比例改变，其数值偏差图和百分比偏差图见图 4-15。

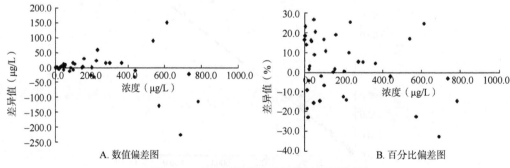

A. 数值偏差图　　　　　　　　　B. 百分比偏差图

图 4-15　两种测量方法成比例差异偏差图

3）差值混合变化（SD 和 CV）：有时，待评方法和参比方法的差值在低浓度为恒量变化，而在高浓度又成比例变化，其散点图见图 4-16A，偏差图见图 4-16B。

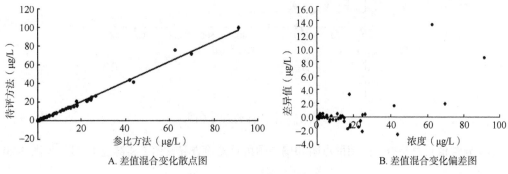

A. 差值混合变化散点图　　　　　　　　B. 差值混合变化偏差图

图 4-16　测量方法间的差值混合变化

4）排序偏差图：在比对试验过程中，会遇到方法间差值成比例变化，且个别高浓度标本的变化更大，给差异评估带来很大难度，排序偏差图将较好地解决这个问题。绘制排序偏差图的规则见表 4-31，排序偏差图见图 4-17。

表 4-31　排序偏差图绘制规则

水平轴 x（z）	垂直轴 y	
	差异值（d）恒定	差异（d）与浓度成比例
	（恒定 SD）	（恒定 CV）
根据参比方法结果排序	$z_K =$ 排序（x_i）	$z_K =$ 排序（x_i）
	$d_K = y_K - x_K$	$d_K =（y_K - x_K）/ x_K$
根据待评方法和参比方法平均值排序	$z_K =$ 排序（[（$x_i - y_i$）]/2）	$z_K =$ 排序（[（$x_i - y_i$）]/2）
	$d_K = y_K - x_K$	$d_K =（y_K - x_K）/[（y_K + x_K）/2]$

注：SD，标准差；CV，变异系数；K 为按标本浓度排序后的序号。

5）偏倚随浓度值变化偏差图：有时，比对试验中，两种方法间的差值变化在整个浓度范围内基本一致，但差值成线性改变（图 4-18）。

6）非线性关系：有时，两种方法间的差值随浓度值成比例变化，且变化大小为非线性关系（图 4-19）。

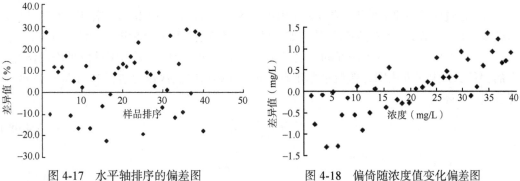

图 4-17　水平轴排序的偏差图　　　　　　　图 4-18　偏倚随浓度值变化偏差图

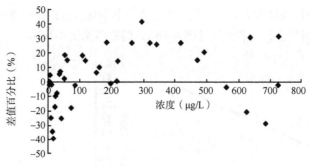

图 4-19 非线性关系偏差图

7）异常值目测检查：使用散点图和偏差图可目测检查异常值（离群值），具体见图 4-20。

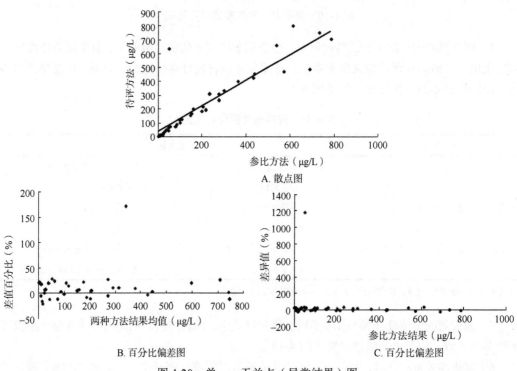

A. 散点图

B. 百分比偏差图　　　　　　　C. 百分比偏差图

图 4-20 单一、无关点（异常结果）图

6. 定量分析

（1）通过偏差图评估偏倚：当实验室引进新的测量方法时，应用 40 例标本进行方法学比对试验，并通过偏差图进行偏倚评估。如果可能，还应通过回归分析进一步评估偏倚。

1）恒量 SD：如果两方法间的差值呈正态分布（图 4-21），则利用差值平均值作为估算的偏倚；如果两方法间的差值呈非正态分布，则利用中位数作为估算的偏倚。平均数计算公式（4-98）：

$$\bar{d} = \sum_{i=1}^{N} d_i / N \qquad (4\text{-}98)$$

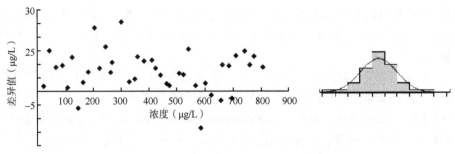

图 4-21　差值偏差图（柱状图显示呈正态分布）

2）恒量 CV：与恒量 SD 一样，如果两方法间的百分比差值呈正态分布（图 4-22），则利用差值平均值作为估算的偏倚，如果两方法间的百分比差值呈非正态分布，则利用中位数作为估算的偏倚。

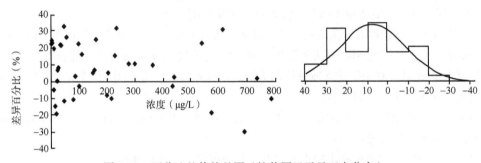

图 4-22　百分比差值偏差图（柱状图显示呈正态分布）

3）差值混合变化（SD 和 CV）：如两方法比对试验的差值呈混合变化模型，采用排序偏差图计算偏倚，即在低浓度处（$1 \sim k$）采用恒量差值方法评估偏倚，在高浓度处（$k+1 \sim N$）采用成比例的百分比差值评估偏倚，各部分至少包括 20 例标本，计算方法同恒量 SD 和恒量 CV。

4）偏倚随浓度值变化：比对试验中，偏倚随浓度值变化呈线性关系，用户将可采用回归分析计算偏倚，如果各数据点变化相对一致，则采用常规线性回归程序（ordinary linear regression，OLR）计算，否则采用其他回归分析程序。

5）非线性关系：如果偏倚随浓度值变化成非线性关系，其偏倚估算参照文献 Hawkins DM. Diagnostics for conformity of paired quantitative measurements. Stat Med，2002，21（13）：1913-1935.）执行。

6）Y 轴存在异常结果（偏态分布）：实际上某些异常值有时会对研究结论产生重要影响。识别异常值并将其排除在外，或至少作有无异常值的统计结论分析。可通过极端学生化偏差（extreme studentized deviate，ESD）（计算方法详见案例分析）检验判断数据中是否存在异常值（离群值）。

7）偏倚的置信区间计算：偏倚可用平均值或中位数进行估算，并需进一步计算其 95%置信区间（CI）。如果为正态分布，可用平均值估算偏倚，用标准误（standard error，SE）计算偏倚值的 CI。如果为非正态分布，可用中位数估算偏倚，用威氏符号等级检验（Wilcoxon distribution-free signed rank test）计算偏倚值的 CI。

（2）通过散点图的线性拟合（回归分析）计算偏倚：临床实验室比对试验研究时，首先应进行偏差图分析，如果不理想，再进行回归分析。厂家在建立和确认比对声明标准时，必须进行回归分析（回归分析方法详见 EP9-A3：2013 附件或者应用 MedCalc 软件进行回归分析）。

1）恒量 SD：如果各数据点变化相对一致，相关系数 $r^2 \geqslant 0.95$，则采用 OLR 进行回归分析计算；否则采用其他回归分析程序，如 Deming 回归分析方法。

2）恒量 CV：加权最小二乘法（weighted least squares，WLS）可用于此类数据计算，但其与 OLR 具有同样的特征，如各数据点变化较大，应采用恒量 CV Deming 回归方法或 Passing-Bablok 回归方法分析。

3）混合变化（SD 和 CV）：恒量 CV Deming 方法和 Passing-Bablok 方法均可用于混合变化的回归分析，但恒量 CV Deming 方法有时不能消除一些高值标本差异变化较大时的影响，Passing-Bablok 方法更适合此类变化回归分析。

4）异常值结果：OLR 和 Deming 方法不适合此类变化，推荐使用 Passing-Bablok 方法。

5）非线性分布：不适用于回归方法，可采用偏差图分析。

（3）偏倚和回归参数的置信区间计算：OLR 和加权 OLR 回归分析时，其各参数的 95%CI 可由公式直接计算，其他回归方法各参数的 95%CI 需通过 Jackknife 途径才能获得。

7. 方法内比对　对于已建立或确认的方法，厂家或实验室可利用 40 个系列浓度标本对该方法的不同条件进行比对分析。

（1）样本类型比对：可利用单一设备、同批号试剂、当天检测不同类型（样本管或样本类型不同）标本，进行方法内比对。

（2）其他比对：主要包括不同批号试剂、相同或不同厂家设备等。

8. 结果解释以及与性能标准比较　在多数情况下，我们关心现行方法与候选方法之间的差别，此时将预期偏倚的可信区间或医学决定水平点 X_c 处的允许误差的限值与可接受标准相比较。每个实验室应建立自己的可接受标准（可咨询专家或技术文献）。

9. EP9-A3：2013 试验范例

（1）离群值检测：EP9-A3：2013 推荐 ESD 方法计算离群值点。

原始数据：两种方法比对分析，100 个标本同步检测，具体数据见表 4-32。

表 4-32　两种不同方法检测原始数据

患者编号	x	y	$(y-x)/x$	患者编号	x	y	$(y-x)/x$
1	0.52	0.49	−5.77%	12	6	5.98	−0.33%
2	0.99	0.97	−2.02%	13	7.02	6.62	−5.70%
3	1.49	0.66	−55.70%	14	7.15	6.92	−3.22%
4	1.99	1.87	−6.03%	15	7.76	7.47	−3.74%
5	2.52	2.56	1.59%	16	7.71	7.56	−1.95%
6	3.2	2.91	−9.06%	17	8.59	8.08	−5.94%
7	3.37	3.53	4.75%	18	9.87	8.94	−9.42%
8	3.95	3.96	0.25%	19	8.75	9.34	6.74%
9	4.85	4.51	−7.01%	20	10.48	9.81	−6.39%
10	4.96	5.46	10.08%	21	10.16	9.78	−3.74%
11	5.33	5.85	9.76%	22	11.17	10.91	−2.33%

续表

患者编号	x	y	(y−x)/x	患者编号	x	y	(y−x)/x
23	11.83	11.13	−5.92%	62	30.31	31.99	5.54%
24	11.79	12.17	3.22%	63	32.3	30.5	−5.57%
25	12.29	12.63	2.77%	64	33.11	32.73	−1.15%
26	11.39	12.96	13.78%	65	31.33	32.76	4.56%
27	13.67	14.93	9.22%	66	31.45	31.62	0.54%
28	12.93	12.91	−0.15%	67	31.37	32.35	3.12%
29	12.83	15.35	19.64%	68	33.54	33.46	−0.24%
30	16.78	14.71	−12.34%	69	32.74	32.71	−0.09%
31	14.72	15.92	8.15%	70	33.21	36.07	8.61%
32	16.53	15.32	−7.32%	71	32.57	32.26	−0.95%
33	17.17	17.04	−0.76%	72	35.85	37.9	5.72%
34	16.82	15.68	−6.78%	73	37.04	34.18	−7.72%
35	18.39	18.17	−1.20%	74	35.23	36.43	3.41%
36	17.68	17.38	−1.70%	75	34.54	42.28	22.41%
37	19.3	18.82	−2.49%	76	35.45	35.52	0.20%
38	19.53	20.98	7.42%	77	39.35	37.29	−5.24%
39	19.77	18.42	−6.83%	78	40.13	39.27	−2.14%
40	20.48	18.77	−8.35%	79	37.98	41.93	10.40%
41	21.08	20.34	−3.51%	80	41.87	42.29	1.00%
42	21.31	21.37	0.28%	81	41.14	42.46	3.21%
43	21.64	21.21	−1.99%	82	43.39	37.68	−13.16%
44	20.52	24.33	18.57%	83	38.93	39.71	2.00%
45	24.3	23.68	−2.55%	84	43.28	42.52	−1.76%
46	21.3	21.72	1.97%	85	42.48	46.82	10.22%
47	24.13	23.59	−2.24%	86	42.55	44.16	3.78%
48	23.99	24.19	0.83%	87	45.17	39.29	−13.02%
49	22.19	24.19	9.01%	88	44.18	45.78	3.62%
50	23.83	23.75	−0.34%	89	45.12	41.71	−7.56%
51	27.13	24.42	−9.99%	90	40.93	46.03	12.46%
52	25.72	27.72	7.78%	91	48.8	46.89	−3.91%
53	24.45	24.17	−1.15%	92	49.47	43.86	−11.34%
54	26.39	27.65	4.77%	93	45.21	47.88	5.91%
55	28.76	28.12	−2.23%	94	48.44	46.26	−4.50%
56	26.37	29.74	12.78%	95	45.07	43.64	−3.17%
57	27.63	28.28	2.35%	96	43.72	47.45	8.53%
58	28.78	27.89	−3.09%	97	49.74	52.83	6.21%
59	27.74	29.19	5.23%	98	47.59	54.06	13.60%
60	32.59	29.34	−9.97%	99	48.61	54.09	11.27%
61	31.48	32	1.65%	100	53.08	49.53	−6.69%

结果计算

A. 计算 2 种系统百分比偏差（$Y-X$）/X×100%，其中 Y 为待测系统检测结果，X 为参比系统检测结果。

B. 计算所有样本百分比偏差的均值（$\bar{d}$）和标准差（SD）。

C. 计算最大偏倚值（ESD），ESD_i=最大值（$|d_j-\bar{d}|$）/SD，其中 $j=1, 2, \cdots, n$；$i=1, 2, \cdots, h$，$h=n×5\%$，n 为血浆样本例数。

D. 计算最大临界值 λ_i：

$$\lambda_i = \frac{t_{v,p}(N-i)}{\sqrt{N-i+1\left(V+t_{v,p}^2\right)}} \tag{4-99}$$

式中：N 表示原始数据组中的样本数量；$i=1, 2, \cdots, h$；$v=N-i-1$；$p=1-\dfrac{\alpha}{2(N-i+1)}$；$t_{v,p}$ 表示 t 分布中自由度为 v、概率为 p 时的 $100p$ 百分点。

E. 若 $ESD_i>\lambda_i$ 则认为该值为离群值。

本试验范例中，$N=100$，所以 i 最大值为 $100×5\%=5$；设定为 $\alpha=0.01$。$i=1$ 时，$v=N-i-1=100-1-1=98$；$p=1-\dfrac{\alpha}{2(N-i+1)}=1-\dfrac{0.01}{2×(100-1+1)}=0.99995$。

通过查询 t 界值表，单侧 $t_{98,0.99995}=4.05$，百分比偏差的平均值和 SD 分别为 0.01% 和 9.15%。

ESD_i=最大值（$|d_j-\bar{d}|$）/SD=（55.7-0.01）/9.15= 6.09（第 3 个数据点 j_3）

$$\lambda_i = \frac{t_{v,p}(N-i)}{\sqrt{N-i+1\left(V+t_{v,p}^2\right)}} = \frac{4.05(100-1)}{\sqrt{(100-1+1)(100-1-1+4.05^2)}} = 3.75，ESD_i>\lambda_i，故将该离群值剔$$

除。按此方法依次计算 $i=2, 3, 4, 5$ 时，ESD 及 λ 值，计算结果见表 4-33，可见仅 $i=1$ 时，$ESD_i>\lambda_i$。故上述数据仅有一个离群值。

表 4-33　离群值计算结果

参数	$i=1$	$i=2$	$i=3$	$i=4$	$i=5$
平均值（%）	0.01	0.57	0.35	0.15	−0.03
SD（%）	9.15	7.25	6.94	6.69	6.45
ESD_i	6.09	3.01	2.78	2.75	2.14
λ_i	3.75	3.75	3.75	3.74	3.74
百分比偏差	−55.70%	22.41%	19.64%	18.57%	13.78%
	$j=3$	$j=75$	$j=29$	$j=44$	$j=26$

（2）通过偏差图评估偏倚

1）恒定 SD 试验范例（正态分布）

A. 试验数据：待评方法与参比方法同步检测 40 个高、中、低浓度标本，具体结果见表 4-34。

表 4-34 恒定 SD 范例试验数据表（μg/L）

样本	参比方法	待评方法	样本	参比方法	待评方法
1	20.379	22.331	21	419.455	428.058
2	34.751	49.751	22	439.121	445.067
3	60.277	69.165	23	462.059	464.932
4	83.777	93.426	24	472.317	474.433
5	106.269	107.723	25	504.759	511.372
6	116.743	129.249	26	520.683	526.851
7	146.795	140.653	27	534.388	549.849
8	161.256	164.652	28	564.996	567.208
9	178.083	185.256	29	590.481	577.021
10	191.946	215.370	30	599.080	602.060
11	217.536	226.060	31	623.936	622.545
12	235.636	251.961	32	649.103	646.031
13	259.064	266.115	33	657.008	666.813
14	261.709	272.312	34	680.382	689.887
15	287.760	313.284	35	696.740	694.387
16	326.337	329.828	36	704.163	717.294
17	347.114	351.629	37	734.406	749.166
18	351.462	364.261	38	755.933	765.697
19	375.992	387.253	39	768.454	781.376
20	403.530	415.137	40	801.763	810.653

B. 结果分析：首先绘制两种方法测定结果的数值偏差图及其差值的直方图（图 4-23），结果显示，直方图呈典型的钟形正态分布，通过 $d_i=y_i-x_i$ 获得各样本的差值，然后计算所有差值的平均值（7.5μg/L）即可作为两种测定方法的估算的偏倚。

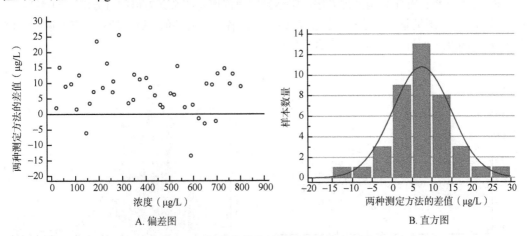

A. 偏差图   B. 直方图

图 4-23 两种方法比对结果数值偏差图及其差值直方图（正态分布）

C. 评价结论：待评方法与参比方法比对结果显示，其差值呈恒定的 SD 关系。20～800μg/L 整个测定区间范围内，估算的偏倚为 7.5μg/L。

2）存在异常值的恒定 SD 试验范例（非正态分布）

A. 试验数据见表 4-35。

表 4-35　存在异常值的恒定 SD 范例数据表（mg/L）

样本	参比方法	待评方法	样本	参比方法	待评方法
1	10.041	9.973	21	13.270	13.203
2	10.184	9.943	22	13.794	13.264
3	10.121	12.442	23	13.358	13.840
4	10.520	10.263	24	14.287	14.026
5	11.042	10.506	25	14.203	14.015
6	11.298	11.040	26	14.150	13.651
7	10.514	10.968	27	14.080	14.187
8	10.995	11.305	28	14.680	14.767
9	10.626	11.079	29	14.404	14.597
10	11.434	11.956	30	14.932	14.464
11	11.890	11.925	31	15.146	15.119
12	12.161	11.875	32	15.132	14.948
13	12.274	12.228	33	15.525	15.128
14	11.927	12.356	34	15.196	15.671
15	12.469	11.674	35	15.508	15.722
16	12.647	12.200	36	15.824	15.758
17	12.499	12.422	37	16.130	15.991
18	13.154	12.239	38	15.925	16.492
19	13.449	12.656	39	16.161	16.600
20	12.804	12.996	40	16.300	16.511

B. 结果分析：首先绘制两种方法测定结果的数值偏差图及其差值的直方图（图 4-24），结果显示，直方图呈非正态分布，通过 $d_i=y_i-x_i$ 获得各样本的差值，然后计算所有差值的中位数（–0.07mg/L）即可作为两种测定方法估算的偏倚。

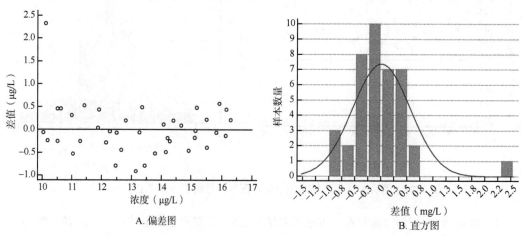

A. 偏差图　　　　　　　　　B. 直方图

图 4-24　两种方法比对结果数值偏差图及其差值直方图（非正态分布）

C. 评价结论：待评方法与参比方法比对结果显示，其差值虽然呈恒定的 SD 关系，但存在异常值，其直方图显示为非正态。10～16mg/L 整个测定区间范围内，用中位数估算其偏倚，结果为–0.07mg/L。

（3）Roche Modular PPI 与 SIEMENS BN Ⅱ检测 IgA 方法比对范例

1）方案说明：对 Roche Modular PPI 与 SIEMENS BN Ⅱ检测 IgA 结果进行比对分析，以确定这两种检测方法是否相当，如果偏差在±12.5%（1/2 CLIA'88）以内，则可得出两种检测方法无明显差异，测定结果具有可比性。在该范例中，共测定了 40 份样本。同一样本使用 Roche Modular PPI 和 SIEMENS BN Ⅱ方法重复测定 2 次，并计算两次测定的平均值，EP9-A3：2013 单次测量即可，如重复测量，则需计算其平均值，用于后续比对分析。

2）检测数据：Roche Modular PPI 和 SIEMENS BN Ⅱ IgA 检测数据见表 4-36。

表 4-36　Roche Modular PPI 和 SIEMENS BN Ⅱ IgA 检测数据

Roche Modular PPI 均值 x（g/L）	SIEMENS BN Ⅱ 均值 y（g/L）	两种方法的均值	排序	差值	%差值	$(y-x)/x$	ESD
0.325	0.3400	0.332 50	1	0.0150	4.51%	0.0462	2.0715
0.575	0.4815	0.528 25	2	−0.0935	−17.70%	−0.1626	−1.3032
0.585	0.5165	0.550 75	3	−0.0685	−12.44%	−0.1171	−0.5675
0.705	0.6405	0.672 75	4	−0.0645	−9.59%	−0.0915	−0.1536
0.895	0.9180	0.906 50	5	0.0230	2.54%	0.0257	1.7408
0.980	0.8005	0.890 25	6	−0.1795	−20.16%	−0.1832	−1.6355
1.090	1.0165	1.053 25	7	−0.0735	−6.98%	−0.0674	0.2354
1.285	1.2700	1.277 50	8	−0.0150	−1.17%	−0.0117	1.1367
1.590	1.4250	1.507 50	9	−0.1650	−10.95%	−0.1038	−0.3521
1.630	1.4000	1.515 00	10	−0.2300	−15.18%	−0.1411	−0.9556
1.665	1.9300	1.797 50	11	0.2650	−12.09%	0.1592	3.8983
1.710	1.5150	1.612 50	12	−0.1950	−19.27%	−0.1140	−0.5180
2.105	1.7350	1.920 00	13	−0.3700	−5.56%	−0.1758	−1.5160
2.125	2.0100	2.067 50	14	−0.1150	−10.46%	−0.0541	0.4506
2.415	2.1750	2.295 00	15	−0.2400	−7.31%	−0.0994	−0.2811
2.625	2.4400	2.532 50	16	−0.1850	−15.01%	−0.0705	0.1861
2.650	2.2800	2.465 00	17	−0.3700	−16.26%	−0.1396	−0.9317
2.860	2.4300	2.645 00	18	−0.4300	−10.81%	−0.1503	−1.1051
3.120	2.8000	2.960 00	19	−0.3200	−14.21%	−0.1026	−0.3326
3.240	2.8100	3.025 00	20	−0.4300	−4.48%	−0.1327	−0.8200
3.420	3.2700	3.345 00	21	−0.1500	−11.17%	−0.0439	0.6164
3.545	3.1700	3.357 50	22	−0.3750	−6.73%	−0.1058	−0.3846
3.610	3.3750	3.492 50	23	−0.2350	−10.85%	−0.0651	0.2731
4.080	3.6600	3.870 00	24	−0.4200	−4.98%	−0.1029	−0.3387
4.325	4.1150	4.220 00	25	−0.2100	−8.32%	−0.0486	0.5405
4.445	4.0900	4.267 50	26	−0.3550	−8.21%	−0.0799	0.0344
4.500	4.1450	4.322 50	27	−0.3550	−10.90%	−0.0789	0.0501

续表

Roche Modular PPI 均值 x（g/L）	SIEMENS BN II 均值 y（g/L）	两种方法的均值	排序	差值	%差值	$(y-x)/x$	ESD
4.645	4.1650	4.405 00	28	−0.4800	−5.59%	−0.1033	−0.3451
4.690	4.4350	4.562 50	29	−0.2550	−13.51%	−0.0544	0.4465
4.820	4.2100	4.515 00	30	−0.6100	−8.64%	−0.1266	−0.7204
4.890	4.4850	4.687 50	31	−0.4050	−6.16%	−0.0828	−0.0135
5.270	4.9550	5.112 50	32	−0.3150	−9.12%	−0.0598	0.3592
5.390	4.9200	5.155 00	33	−0.4700	−10.95%	−0.0872	−0.0842
5.540	4.9650	5.252 50	34	−0.5750	−8.51%	−0.1038	−0.3524
5.820	5.3450	5.582 50	35	−0.4750	−9.52%	−0.0816	0.0061
5.835	5.3050	5.570 00	36	−0.5300	−7.55%	−0.0908	−0.1429
5.910	5.4800	5.695 00	37	−0.4300	−4.74%	−0.0728	0.1492
6.160	5.8750	6.017 50	38	−0.2850	−3.34%	−0.0463	0.5775
7.150	6.9150	7.032 50	39	−0.2350	−13.47%	−0.0329	0.7941
7.965	6.9600	7.462 50	40	−1.0050	−6.20%	−0.1262	−0.7143
4.740	4.4550	4.597 50	41	−0.2850	4.51%	−0.0601	0.5776

3）结果分析

A. 离群值检查

a. 散点图目测检查：以 Roche Modular PPI 均值为 X 轴，SIEMENS BN II 均值为 Y 轴，以散点图形式对数据进行绘图（图 4-25），通过目测散点图，并不能够观察到明显的离群点。故通过 EP9-A3：2013 中提供的离群值检测方法进行离群值检验。

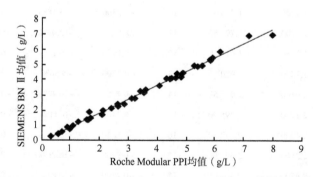

图 4-25 Roche Modular PPI 和 SIEMENS BN II IgA 检测结果散点图

b. ESD 方法离群值检验：计算上表[$(y-x)/x$]列中 40 个数据的平均值（$\bar{d}$）和 SD，经计算 $\bar{d}$ =−0.0820，SD=0.0619。

设定为 α=0.01，N=40，通过查询 t 界值表，单侧 $t_{98, 0.999\,95}$=4.05，i=1 时，λ=3.05，ESD=3.89，$ESD_1 > \lambda_1$，故将该离群值剔除（样本排序为 11 的样本）。i=2 时，λ=3.04，ESD=2.7663，$ESD_2 < \lambda_2$。故表 4-37 中只包含一个离群值。

表 4-37 **Roche Modular PPI 和 SIEMENS BN Ⅱ IgA 检测结果离群值判断表**

参数	$i = 1$	$i = 2$
平均值	−0.0820	−0.0882
SD	0.0619	0.0486
ESD	3.8983	2.7663
Λ	3.05	3.04
偏差	0.1592	0.0462
	j=11	j=1

故我们将该离群点剔除，并补充一份数据（表 4-28 中样本排序为 41 的样本）再进行分析。

B.排除离群值后数据目测检查：以散点图、恒定差值偏差图、百分比偏差图、排序偏差图的形式对数据进行绘图。图 4-26 为 Roche Modular PPI 与 SIEMENS BN Ⅱ IgA 数值偏差图，图 4-27 为百分比偏差图，图 4-28 为排序数值偏差图，图 4-29 为排序百分比偏差图。

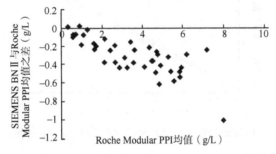

图 4-26 Roche Modular PPI 与 SIEMENS BN Ⅱ IgA 数值偏差图

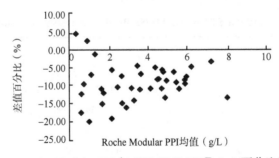

图 4-27 Roche Modular PPI 与 SIEMENS BN Ⅱ IgA 百分比偏差图

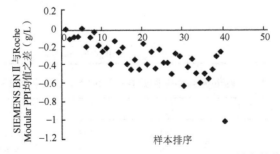

图 4-28 Roche Modular PPI 与 SIEMENS BN Ⅱ IgA 排序数值偏差图

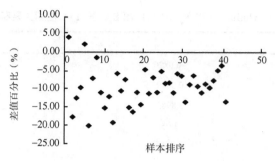

图 4-29　Roche Modular PPI 与 SIEMENS BN II　IgA 排序百分比偏差图

C. 回归分析：目测上述偏差图，Roche Modular PPI 与 SIEMENS BN II　IgA 检测结果的差值随浓度变化而变化，且呈线性关系。但在高浓度时有个别标本差值变化较大，为减少其对回归分析的影响，选择 Passing-Bablok 方法进行回归分析，其线性拟合见图 4-30。

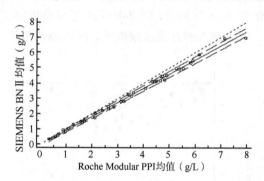

图 4-30　Roche Modular PPI 与 SIEMENS BN II　IgA Passing-Bablok 线性拟合图

回归分析结果见表 4-38 和表 4-39。

表 4-38　**Roche Modular PPI 与 SIEMENS BN II　IgA Passing-Bablok 回归参数表**

回归方程：$y = -0.0416 + 0.9256x$	
系统偏差	
截距 A	−0.0416
95% CI	−0.1224 ～ 0.0407
比例偏差	
斜率 B	0.9256
95% CI	0.9011 ～ 0.9494
随机偏差	
残余标准偏差（RSD）	0.09535
± 1.96 RSD 区间	−0.1869 ～ 0.1869

表 4-39　**Passing-Bablok 回归方程及可接受性能评价结果**

项目	Passing-Bablok 回归方程	X_c（g/L）	估计值（g/L）	$Bc\%$	可接受范围
IgA	$y=-0.0416+0.9256x$	0.4	0.33	−17.83%	靶值±12.5%
		4.5	4.12	−8.36%	靶值±12.5%
		10	9.21	−7.86%	靶值±12.5%

4）评价结论：Passing-Bablok 算法计算的截距为–0.0416g/L（95%CI，–0.1224～0.0407）；斜率为 0.9256（95%CI，0.9011～0.9494），与比例偏差 95%CI（–9.89%～–5.06%）是等效的。可接受范围靶值±12.5%覆盖了该 CI。因此，可以得出（95%置信度）Roche Modular PPI 与 SIEMENS BNⅡ　IgA 检测方法等效。表 4-39 中计算了 IgA 三个医学决定水平点处的偏倚，靶值±12.5%可接受标准覆盖了 4.5g/L 和 10g/L 两个医学决定水平点处的偏倚，但 0.4g/L 医学决定水平点处的偏差超出了可接受范围标准。

Roche Modular PPI 与 SIEMENS BNⅡ　IgA 检测结果的差值随浓度变化而变化，且呈线性关系，SIEMENS BNⅡ检测结果低于 Roche Modular PPI，以可接受范围靶值±12.5%为标准时，两种方法基本等效，但在低值时偏差较大，可比性差。

（六）EP15-A2 方案

CLSI 于 2001 年出版了 EP15-A2 文件，即《用户对精密度和准确度性能的核实试验-批准指南》，2005 年又发表了第二版。文件目的就是使用户通过简便方法即可以核实厂家声明的精密度和准确度性能。该指南简便实用，而且其提供的统计学结论也足够严密；但其应用范围有限，仅仅用于验证。

该方案提供了两种程序来核实正确度：一种是用患者标本进行方法学比对，类似于 EP9 文件，但时间、样本数量、重复次数及统计学处理等较前者简单；另一种是通过检测定值的参考物质来计算回收率，判断是否与厂家声明或其他规定的性能要求一致。

1. 方法间患者样本结果的比较

（1）方案

1）收集 20 份患者样本，其浓度应分布整个线性范围，不要使用超出线性范围的样本。有些浓度不易得到，可将同一病种样本混合（不超过 2 份），应储存收集的样本直至有足够的样本量。如果不能获得整个线性范围的样本，结论也仅仅适用已检测的范围。

2）在 3～4 天，用方法和比较方法分别检测这 20 份样本，每天测定 5～7 个。每种分析方法都应在 4h 内完成，如果是储存的样本应在复融后 1～2h 测定完毕。

3）每种方法都应有质控程序保障。任何一批因为质控或操作困难而被拒绝，应在问题纠正后重测该批样本。

（2）数据处理

1）计算每个样本两种方法间结果的差值

$$偏倚（b_i）=方法结果_i-比较方法结果_i$$

$$百分偏倚（\%b_i）=100\times\frac{方法结果_i-比较方法结果_i}{比较方法结果_i}$$

2）画出每个样本两种方法结果的偏倚或百分偏倚图：水平轴代表比较方法，垂直轴代表偏倚或百分偏倚。检查偏倚图，看两种方法间在检测的浓度范围内样本结果差异是否相对一致，如果一致则可用下面的平均偏倚与厂商声明比较；如果偏倚或百分偏倚在检测的浓度范围内不一致，数据应被分割成几部分，每部分独立计算平均偏倚；如果偏倚对浓度表现出一个渐进性的改变关系，不能计算平均偏倚。这种情况下，需要更多的数据去确认方法的正确性。

3）计算两种方法间的平均偏倚

$$\bar{b}=\frac{\sum_{i=1}^{I}b_i}{n} \tag{4-100}$$

$$\overline{\%b} = \frac{\sum_{i=1}^{I} \%b_i}{n} \tag{4-101}$$

4）计算偏倚或百分偏倚的标准差

$$S_{\overline{b}} = \sqrt{\frac{\sum_{i=1}^{I}\left(b_i - \overline{b}\right)^2}{n-1}} \tag{4-102}$$

$$S_{\overline{\%b}} = \sqrt{\frac{\sum_{i=1}^{I}\left(\%b_i - \overline{\%b}\right)^2}{n-1}} \tag{4-103}$$

（3）与厂商声明的比较：如果偏倚或百分偏倚小于厂商声明的偏倚或百分偏倚，则已核实了厂商声明的偏倚。如果偏倚或百分偏倚大于厂商声明的偏倚或百分偏倚，可用下述方法来检验这种差异有无统计学意义。

1）假设错误拒绝率为 α，通常选 α=1%或 α=5%。

2）确定 $t_{\alpha n-1}$ 的值，n 代表患者患者样本的数量。例如，如果 α=1%，n=20，则 $t_{\alpha n-1}$=2.539。其他的 $t_{\alpha n-1}$ 值可从统计书上获得。

3）计算偏倚和偏倚百分比的验证限

$$\beta - \frac{t \cdot s_{\overline{b}}}{\sqrt{n}} \, 和 \, \beta + \frac{t \cdot s_{\overline{b}}}{\sqrt{n}} \tag{4-104}$$

$$\beta\% - \frac{t \cdot s_{\overline{\%b}}}{\sqrt{n}} \, 和 \, \beta\% + \frac{t \cdot s_{\overline{\%b}}}{\sqrt{n}} \tag{4-105}$$

式中：β 为厂商声明的偏倚值，$\beta\%$为百分偏倚值。

如果估计的偏倚 $\overline{b}$ 或百分偏倚 $\overline{\%b}$ 在验证限值内，就核实了实验室的偏倚与厂商声明的偏倚一致。如果测得的偏倚或百分偏倚大于厂商的声明，但在验证限内，实验室期望获得更好的统计学效能，则可通过加测 10～20 个患者样本，与原来的数据一起计算相应的统计量。如果估计的偏倚超出验证限，则不能核实实验室的正确度与厂商的声明一致，需联系厂商寻求帮助。

使用此方案来核实正确度，比较方法的选择很关键。由于此方案较简单，因此最好使用厂商声明中使用的比较方法。另外，使用此方案时我们已经假定了这两种方法间偏倚很小而且在不同浓度具有相对一致的偏倚，这样在统计时才可使用各浓度的平均偏倚。如果达不到上述要求，应参考 EP9 文件进行方法学比对。

2. 定值参考物质检测的回收试验　正确度的评价除上述常用的比对试验外，还可通过检测定值的参考物质计算其回收率或者偏差来验证。当然这里所说的参考物质并非局限于参考方法或决定性方法得出的参考物质，可以有多个来源。

（1）定值参考物的来源

1）新鲜冰冻人血清或其他一些未掺入成分的材料，有证参考物质（CRM）。这些材料的分析物已用参考方法或决定性方法定值，可从美国 NIST 或其他国际组织认可的提供者获得。这些材料的部分列表可从 JCTLM 网站（https://www.bipm.org/jctlm/）获得。

2）从能力验证试验（PT）中获得的参考物。这些材料由大量的实验室和为数众多有代表性的试剂与系统校准物定值。如 CAP 和国家卫生健康委员会检验中心能力验证试验中提供的调查品。

3）厂商提供的正确度确认物或质控物。这些物质专门设计用来检测分析系统，但通常不适用于另外一个厂商的方法。这里主要说的是真实度控制品，当然也可以用其不同批号的校准品，因为其已经部分消除了与参考方法间的基质效应，目前也常用来进行校准验证。

4）室间质量评价计划中使用的质控物。这些质控物由数目众多的实验室测定，它们的组均值作为标定值可用于评估结果的一致性。当然，同组内只有有足够量的实验室，其均值才是可靠的。同一方法学组内要求最少有 10 家实验室参加，才可以得到一个可靠的均值。质量评价计划中同一检验方法可能包括不同的试剂批号，对于单个使用新批号试剂的实验室，这种方式可能影响靶值的可靠性。

5）由第三方提供的已用不同方法定值的物质。这些物质类似于能力比对试验物或地区性质控物，通常只有更少的实验室参与计算同组均值，其结果靶值可靠性更低。此外，使用了更少的不同批号的试剂，这也会影响指定靶值的可靠性。

（2）定值参考物质标准误的确定方法：在统计试验结果时实验室必须确定这些定值参考物质的标准误以便确定验证限，在 EP15-A2 文件中，用 S_a 表示标准误。根据定值的方式或厂商提供的信息不同有不同的确定标准误的方法。参考物质的制造商常提供其标示值的不确定度或 95% 可信区间。

1）如果制造商提供了定值参考物标示值的"标准不确定度"，那么这个值就是标准误，S_a（$=u$）。

2）如果制造商为定值参考物标示值确定了"95%可信区间"（CI），则 $S_a = \dfrac{CI}{2}$。

3）如果制造商为定值参考物标示值提供了"扩展不确定度"（U），那么它必须提供"范围"（如 95% 或 99%）或包含因子，如果范围是 95%，$S_a=U/2$；如果范围是 99%，$S_a=U/3$。如果报告的包含因子为 k，则 $S_a=U/k$。

4）如果参考物质的定值来源于能力验证试验的结果，那么必须报告这些结果的标准差（s）及方法学组内的结果数（n），此时，$S_a = \dfrac{s}{\sqrt{n}}$。

5）如果参考物质的定值来源于室间质量评价的结果，通常报告有方法学组的实验室数（n）和组内的标准差（s），以及总的实验室数（n）和总的标准差（s）。在这两种情况下，$S_a = \dfrac{s}{\sqrt{n}}$。

3. 使用参考物质核实正确度的程序

（1）选择适合该方法最易获得的材料。最少要求测定 2 个水平，选择的浓度应尽可能代表该方法测量范围的低值和高值。选择重要的医学决定水平浓度也非常有用。

（2）按照制造商的说明准备试验样本，使用前应充分混匀分析物。

（3）每一分析物分布在 3～5 个不同的分析批测定，每一样本重复测定 2 次。

（4）计算每一浓度试验结果的均值（$\bar{x}$）和标准差（$s_{\bar{x}}$）。

4. 使用参考物质核实正确度的可接受性　按下列程序验证厂商声明的正确度：

（1）假设错误拒绝率为 α，通常选择 $\alpha=1\%$ 或 $\alpha=5\%$。

（2）假设厂商的声明与指定值没有偏倚（$\beta=0$）。

（3）确定（$100-\alpha$）、自由度为 $2n-1$ 时 t 分布的 t 值。n 为测试的样本数，2 为重复测定的次数（根据具体试验重复测定次数可以为 3 或 4）。例如，若 $\alpha=5\%$，$n=5$，自由度为 $2n-1=9$，t-分布（$100-\alpha$）百分位数的 t 值为 2.821。其他的 t 值可从标准的统计学书中获得。

（4）按下式计算偏倚的验证区间：

$$\bar{x} \pm t_{1-\alpha,2n-1} \times \sqrt{S_{\bar{x}}^2 + S_\alpha^2} \qquad (4\text{-}106)$$

如果使用百分偏倚，则使用百分偏倚和百分标准差计算验证限。

（5）如果验证区间包含了指定值，那么厂商声明的正确度得到了验证。

（6）如果测得的偏倚或百分偏倚明显不同于指定值，但仍在验证区间内，实验室可通过增加 2～5 个样本（在不同分析批），连同原先的数据一起重新计算所有的统计量以获得更好的统计学效能。

（7）如果指定值不包含在验证区间内，实验室不能证明其正确度与厂商的声明一致，可进一步采用 CLSI EP21-A 文件评估方法的总误差是否满足实验室需要，或联系厂商寻求帮助。

5. EP15-A2 试验范例（方法间患者样本结果的比较）　假设某一种血清葡萄糖测定方法的偏倚为 2.0mg/dL，试验数据见表 4-40。

表 4-40　试验数据记录表

实验方法结果	比较方法结果	b_i	$b_i - \bar{b}$	$(b_i - \bar{b})^2$	$\% b_i$	$\% b_i - \overline{\%b}$	$(\% b_i - \overline{\%b_i})^2$
76	77	−1	−3.5	12.25	−1.3	−3.66	13.39
127	121	6	3.5	12.25	4.96	2.60	6.75
256	262	−6	−8.5	72.25	−2.29	−4.65	21.63
303	294	9	6.5	42.25	3.06	0.70	0.49
29	25	4	1.5	2.25	16.00	13.64	186.02
345	348	−3	−5.5	30.25	−0.86	−3.22	10.3.9
42	41	1	−1.5	2.25	2.44	0.08	0.01
154	154	0	−2.5	6.25	0.00	−2.36	5.57
398	388	10	7.5	56.25	2.58	0.22	0.05
93	92	1	−1.5	2.25	1.09	−1.27	1.62
240	239	1	−1.5	2.25	0.42	−1.94	3.77
72	69	3	0.5	0.25	4.35	1.99	3.95
312	308	4	1.5	2.25	1.30	−1.06	1.13
99	101	−2	−4.5	20.25	−1.98	−4.34	18.85
375	375	0	−2.5	6.25	0.00	−2.36	5.57
168	162	6	3.5	12.25	3.70	1.34	1.80
59	54	5	2.5	6.25	9.26	6.90	47.59
183	185	−2	−4.5	20.25	−1.08	−3.44	11.85
213	204	9	6.5	42.25	4.41	2.05	4.21
436	431	5	2.5	6.25	1.16	−1.20	1.44
求和		50		357	47.22		346.08

（1）两种方法间可报告单位平均偏倚和平均百分偏倚的计算：

$$\bar{b} = \frac{\sum_{i=1}^{I} b_i}{n} = 2.50 \ (\text{mg/dL}) \qquad \overline{\%b} = \frac{\sum_{i=1}^{I} \% b_i}{n} = \frac{47.22}{20} = 2.36\%$$

（2）计算偏倚和百分偏倚的标准差：

$$S_{\overline{b}} = \sqrt{\frac{\sum_{i=1}^{I}\left(b_i - \overline{b}\right)^2}{n-1}} = \sqrt{\frac{357.00}{19}} = 4.33 \text{（mg/dL）}$$

$$S_{\overline{\%b}} = \sqrt{\frac{\sum_{i=1}^{I}\left(\%b_i - \overline{\%b}\right)^2}{n-1}} = \sqrt{\frac{346.08}{19}} = 4.27\%$$

（3）计算偏倚的验证限：计算的偏倚 $\overline{b}$（2.50mg/dL）>声明的偏倚 β（2.00mg/dL）。是否有统计学差异，必须计算验证限：

$$\beta - \frac{t \cdot s_{\overline{b}}}{\sqrt{n}} = 2.0 - \frac{2.539 \times 4.33}{\sqrt{20}} = 0.46 \text{（mg/dL）}$$

$$\beta + \frac{t \cdot s_{\overline{b}}}{\sqrt{n}} = 2.0 + \frac{2.539 \times 4.33}{\sqrt{20}} = 4.46 \text{（mg/dL）}$$

计算的平均偏倚 $\overline{b}$（2.50mg/dL）在验证限 0.46~4.46mg/dL 内，说明实验室测得的偏倚与厂商的声明一致。

（七）EP15-A3：2014 方案

CLSI EP15-A3：2014 文件于 2014 年发布。正确度试验方案与第二版相比，主要有以下几个方面不同：①标本数量和检测次数：EP15-A3：2014 基本方案为 5×5 设计，每天 1 批，每批重复 5 次，共 5 天，共 25 个数据。②参考物质：EP15-A3：2014 根据所选参考物质不同，提供计算方法不同。③离群值检验：EP15-A3：2014 不仅要求检测时室内质控在控，同时规定采用 Grubbs 法检验离群值点。④统计方法：EP15-A3：2014 明确采用单因素方差分析进行计算，各步骤以表格和流程图等形式呈现，更易操作。下面进行具体介绍。

1. 试验方案

（1）在进行正确度的评价试验之前，首先确定实验室允许偏倚。

（2）选择合适的有值参考物

1）如果想要达到一个比较理想的评估结果，最好选择经过能力验证程序和质控程序的定值分析物，或者是商业质控品。

2）至少两个水平浓度（与临床测定相关的浓度水平）。

3）分析物的性质稳定。

4）分析物有确定值，这一项必备条件排除了一些新鲜人患者样本。

5）需要确定有值参考物的不确定度（se_{RM}，标准差）。

6）根据实际用量考虑，需要有足够充足的用量。

（3）仪器熟悉阶段及方法熟悉：为避免在实际的仪器性能评价过程中出现问题，操作者在正式试验前应该熟练掌握仪器的操作程序及方法的检测程序。

2. 试验方法　2 个有值参考物，每天 1 批，每批重复 5 次，共 5 天，每个样本得到 25 个数据，具体流程见图 4-31。

3. 统计学处理

（1）离群值检验：EP15-A3：2014 文件中推荐使用 Grubbs 法进行离群值的检验。其规定的数值区间 Grubbs 限的计算公式如下：

$$\text{Grubbs 限} = \overline{x} \pm G \cdot SD \tag{4-107}$$

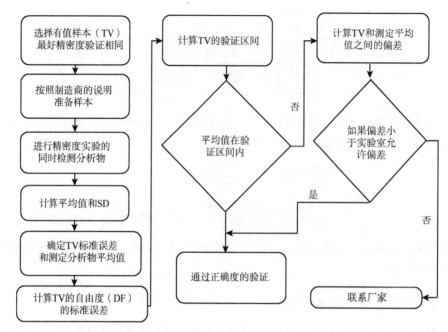

图4-31　EP15-A3：2014 正确度验证检测流程（利用已知浓度的参考物质）

式中：$\bar{x}$为所有精密度检验结果的均值；SD 为所有精密度检验结果的标准差；G 为 Grubbs 参数，根据检验样本个数及批数查询 Grubbs 表格获得。

（2）计算参考物质标准误差 se_{RM}。

1）假设参考物定值是来自能力验证的一致结果，那么 se_{RM} 是这些结果的标准差（S）和所报告结果实验室的数量（$nLab$）之比，即 $se_{RM} = S/\sqrt{nLab}$。

2）如果制造商提供参考物定值的标准误差（u），那么 $se_{RM} = u$。

3）商业质控品 95%或者是 99%置信区间靶值的上下限范围，那么 se_{RM} 分别为（Upper $-$ Lower）/（2×1.96）和（Upper $-$ Lower）/（2×2.58）。

（3）计算 se_x 的值

1）用单因素方差分析方法计算批间均方（MS_1）和批内均方（MS_2）。

2）计算批内变异（V_W），设定 $V_W = MS_2$；计算批间变异（V_B），$V_B = （MS_1 - MS_2）/n_0$，n_0 为每批样本中重复测量次数。

3）计算批内重复性（S_R）$= \sqrt{V_W}$ ）和实验室内不精密度（S_{WL}）$= \sqrt{V_W + V_B}$ ）。

（4）计算标准误差（$se_{\bar{x}}$）：

$$se_{\bar{x}} = \sqrt{\frac{1}{nRun}\left[S_{WL}^2 - \left(\frac{nRep-1}{nRep}\right)S_R^2\right]} \qquad (4\text{-}108)$$

式中：$nRun$ 为测试批次数，$nRep$ 为每批重复次数。

如果 S_{WL} 和 DF 已知，可以用以下公式计算：

$$se_{\bar{x}} = S_{WL}/\sqrt{DF_{\bar{x}+1}} \qquad (4\text{-}109)$$

（5）计算 se_c（TV 与平均值之间的标准误差）：

$$se_c = \sqrt{se_{\bar{x}}^2 + se_{RM}^2} \qquad (4\text{-}110)$$

（6）计算合成自由度（DF_c）：

$$DF_c = \frac{\left(se_{\bar{x}}^2 + se_{RM}^2\right)}{\dfrac{se_{\bar{x}}^4}{DF_{\bar{x}}} + \dfrac{se_{RM}^4}{DF_{RM}}} \qquad (4-111)$$

式中：$DF_{\bar{x}} = n\mathrm{Run}-1$。

而 DF_{RM} 分为三种情况：

1）当 $se_{RM}=0$ 时，$DF_c = DF_{\bar{x}}$。

2）当 $se_{RM}>0$ 时，DF_{RM} 无限大，$DF_c = DF_{\bar{x}} \times (se_c / se_{\bar{x}})^4$。

3）当 se_{RM} 来自能力验证和质量验证有值参考物的给定值，

那么计算 $tau = se_{RM}/ se_{\bar{x}}$，验证试验所进行的批次数 $n\mathrm{Run}$，查表得 DF_c。

（7）计算验证区间（VI）：

$$VI = TV \pm (m \times se_c) \qquad (4-112)$$

式中：$m = t(0.975, DF_c)$，查 t 值表得到 m 值。

4. 结果判断　分别比较参考物质样本每个水平的均值与其靶值 VI 情况，若均值在 VI 内，则证明该方法检测结果与参考物质靶值没有显著性偏差；若不在 VI 内，则计算均值和 TV 的相对偏差，观察相对偏差是否小于用户定义的可接受范围，一般以小于 1/2 TE$_a$ 为标准。若是则证明候选方法的相对偏差可接受。否则，需查找原因或与厂家联系。

（八）CLSI EP10-A3：2014 方案

CLSI EP10-A3：2014 最初用于评价自动生化分析仪的性能，也可用于试剂盒、测量程序的方法学评价，主要关注新使用的试剂盒是否为临床所接受，是一种初步的评价方法，其评价的精确度不如 EP9 和 EP15，但方法比较简便，并可同时评价线性、偏倚、线性漂移、样本携带污染和精密度等。一般取高、中、底三个浓度的标本，每天进行一个批次，重复测量 3 次，连续测量 5 天，然后进行数据分析。如厂商应用该方案进行确认试验时，可适当增加测量批次和测量天数。

（九）医疗机构内定量检验结果可比性验证

根据美国 CLSI EP31-A 文件《医疗机构内定量检验结果可比性验证-批准指南》（原 C54-A 文件）要求，实验室内部可制定定量检验结果可比性验证文件。我国参考 C54 文件制定了 WS/T 407-2012《医疗机构内定量检验结果的可比性验证指南》。

1. 使用条件　本指南规定的比对方案仅适用于最多 10 个检测系统的结果比对，比对物质的重复检测次数不超过 5 次。比较不同检测系统不精密度的大小，确定最大 CV 与最小 CV 间的差异是否小于 2 倍。如小于 2 倍，可使用本指南规定的比对方案；如大于 2 倍，则应参照 CLSI EP9 和 EP15 确认检测系统间的结果可比性。

2. 适用性　周期性比对不合格时；室间质量评价结果不合格时；检验结果有漂移时；室内质控结果失控时；更换试剂批号/校准品批号时；更换重要部件或重大维修后，或软件更新，或临床医生对结果的可比性有疑问时。

3. 标本来源　尽可能选用新鲜患者标本。有互通性的参考物质或正确度样本，室间质量评价或能力验证盲样在没有新鲜患者标本的情况下，也可考虑。但线性验证物、校准品不适合做比对标本。

4. 精密度估计　可从长期的室内质控统计量 CV 进行估计。比较不同检测系统不精密度的大小，确定最大 CV 与最小 CV 间的差异是否小于 2 倍。如小于 2 倍，可使用本指南规定的比对方案；如大于 2 倍，则应参照 CLSI EP9 和 EP15 确认检测系统间的结果可比性。$CV_{合并}$是同一质控物在 n 台仪器各自 CV 的合并值。通常一个项目有 2 个或 3 个质控物，每个质控物有各自的$CV_{合并}$值。

$$CV_{合并} = \left[\left(CV_1^2 + CV_2^2 + \cdots + CV_i^2 + \cdots + CV_n^2 \right) / n \right]^{1/2} \tag{4-113}$$

5. 确定比对样本浓度　比对样本浓度估计可从长期的室内质控统计量均值 m 进行估计。$m_{总}$是同一质控物在 n 台仪器各自均值 m 的合并值。通常计算样本范围为 $m_{总} \pm 20\%$。通常一个项目有 2 个或 3 个质控物，每个质控物有各自的 $m_{总}$ 值。

$$m_{总} = \left(m_1 + m_2 + \cdots + m_i + \cdots + m_n \right) / n \tag{4-114}$$

6. 样本选择　根据计算的 $m_{总}$，挑选浓度范围在 $m_{总} \pm 20\%$ 的新鲜临床标本。通常一个项目有 2 个或 3 个质控物，挑选 2 个或 3 个新鲜临床标本。

7. 可接受标准　根据患者结果可比性试验可接受准则执行层次确定可接受标准。

（1）基于临床结果研究的建议确定是否在被比较测量系统性能规范之内（即比较的检测的长期 CV 小于推荐的可接受标准）；如果不是，进入下一个证明阶段。

（2）确定机构内临床医生基于其临床经验的特定建议是否在比较方法性能规范之内；如果没有，进入下一个证明阶段。

（3）基于生物学变异性的建议确定是否在比较方法性能规范之内；如果没有，进入下一个证明阶段。

（4）确定是否有认可机构设定的最低要求；如果没有，进入下一个证明阶段。

（5）基于室间质量评价（EQA）数据确定测量系统的分析能力；如果无法提供数据，进入下一个证明阶段。

（6）如果没有可应用的外部可比性的标准，基于内部不精密度数据确定测量系统的分析能力。

确定推荐的总误差或偏倚限，设定可比性检验的临界差值。

8. 重复次数　根据《极差检验临界差值（%）表》的临界值确定执行重复检测次数。列表有两列，一列代表参加比对系统个数，一列代表执行重复次数；列表的行代表合并 CV 值。根据表格的行列确定重复测定次数，这存在两种情况：①计算合成 CV 是整数。这种情况下，首先找到 CV 值的列，然后找出与接受标准最接近的临界值，并在相应的比对系统个数上查出重复测定次数，查出的测定次数就是试验中需要执行的重复检测次数。②计算合成 CV 不是整数（如合成 CV 为 2.5%）。对于这种情况，查表方法则首先在比对测量系统个数的行之间找出接近计算 CV 值的列（如合成 CV 为 2.5%，则在 CV 值 3%～4% 的列确定）；然后根据接受标准的最接近值确定重复测定次数。通常检测次数在 2～5 次。参见《医学实验室质量体系文件范例》的《第二十四章定量检验方法性能确认与验证报告范例》。

9. 实施检测和比对数据结果　分析同一新鲜患者标本在尽可能短的时间内分别在不同的仪器按照查表的次数检测同一项目，计算各自仪器的均值 X_n，再计算合并均值 $X_{总}=(X_1+X_2+\cdots+X_n)/n$，计算绝对极差为最大均值与最小均值的差值，计算相对极差为绝对极差与合并均值的比值，相对极差的绝对值与设定的分析质量目标比较。

10. 结论　如果比对相对偏差小于设定的分析质量目标，实验室认为该项目在 n 台仪器上检测的结果具有可比性。如果比对相对偏差大于设定的分析质量目标，实验室认为该项目在 n 台仪器上检测的结果不具有可比性，可尝试剔除偏差最大的仪器数据，分析剩下的仪器检测数据。不可比的项目或仪器要进行原因分析，直至解决问题。

11. 医疗机构内定量检验结果可比性验证范例　以下介绍实验室评价两台同一厂家生化分析仪检测 ALT 结果可比性的案例。

（1）精密度估计：可从长期的室内质控统计量进行估计，如表 4-41 所示。

表 4-41　两台生化分析仪检测 ALT 的精密度估计

分析仪器	伯乐 695		伯乐 696	
	均值（U/L）	CV（%）	均值（U/L）	CV（%）
住院 PPI	82.5	2.40	183.0	1.70
门诊 PPI	81.1	2.30	179.4	1.90
结果	混合均值=81.8	合成 CV=2.35	混合均值=181.2	合成 CV=1.80

质控物 1（伯乐 695）合成 CV= {[（2.40%×2 + 2.30%×2）]/2}/2 =4.70%/2 =2.35%。
质控物 2（伯乐 696）合成 CV = {[（1.70%×2 + 1.90%×2）]/2}/2 =3.60%/2 =1.80%。

既然两台分析仪器各自 CV 的差别小于因子 2（即各 CV 值比较少于 2 倍）（伯乐 695：2.40% vs. 2.30%；伯乐 696：1.70% vs. 1.90%），就可使用极差检验方案。

（2）样本选择：计算样本范围为控制物各自混合均值±20%。挑选样本 1 的浓度范围为 81.8×（1±0.2）U/L=65.4～98.2U/L。挑选样本 2 的浓度范围为 181.2×（1±0.2）U/L=145.0～217.4U/L。

（3）可接受标准：根据患者结果可比性试验可接受准则执行层次确定可接受标准。本试验选择个体内生物学变异的 1/3（即 6%）作为判断标准。

（4）重复次数：根据《极差检验临界差值（%）表》的临界值确定执行重复检测次数。参照表 4-42，列表有两列，一列代表参加比对系统个数，一列代表执行重复次数；列表的行代表合并 CV 值。根据表格的行列确定重复测定次数，这存在两种情况：①计算合成 CV 是整数。这种情况下，首先找到 CV 值的列，然后找出与接受标准最接近的临界值，并在相应的比对系统个数上查出重复测定次数，查出的测定数就是试验中需要执行的重复检测次数。②计算合成 CV 不是整数（如合成 CV 为 2.5%）。对于这种情况，查表方法则首先在比对测量系统个数的行之间找出接近计算 CV 值的列（如合成 CV 为 2.5%，则在 CV 值 3%～4% 的列确定）；然后根据接受标准的最接近值确定重复测定次数。

根据表 4-41，结合合成 CV 和分析质量目标 6% 查出：样本 1 测定次数为 3 次，样本 2 测定次数为 2 次。

（5）比对数据：样本检测结果见表 4-42。

表 4-42　两样本在两台同一厂家生化仪检测 ALT 结果

检测次数	样本 1（U/L）		样本 2（U/L）	
	住院部 PPI	门诊 PPI	住院部 PPI	门诊 PPI
1	89	91	160	159
2	90	89	159	157

续表

检测次数	样本 1（U/L）		样本 2（U/L）	
	住院部 PPI	门诊 PPI	住院部 PPI	门诊 PPI
3	88	89	—	—
均值	89.0	89.7	159.5	158.0
总均值	89.3		158.8	
极差	0.7		1.5	
比对偏差（%）	0.9		0.9	
分析质量目标（%）	6		6	
结论	通过		通过	

结论：因为比对相对偏差小于设定的分析质量目标，实验室认为 ALT 在两台生化分析仪上检测的结果具有可比性。

（十）CNAS-CL38：2012 检验结果可比性方案

用两套及以上检测系统检测同一项目时，应有比对数据表明其检测结果的一致性，试验方案可参考 WS/T 407-2012《医疗机构内定量检验结果的可比性验证指南》，或比对频次每年至少 1 次，样本数量不少于 20，浓度水平应覆盖测量范围；比对结果的偏倚应符合 A.1 或 A.4 的要求。

A.1 适用时，性能指标应不低于国家标准、行业标准或地方法规的要求，如中华人民共和国卫生行业标准 WS/T 403-2012 。

A.4 实验室内分析系统间定期比对要求：样本数 $n \geq 20$，浓度应覆盖测量范围，包括医学决定水平，计算回归方程，计算在医学决定性水平下的系统误差（偏倚%），应 $< 1/2TE_a$。

（十一）CNAS-CL38：2012 检验结果不定期比对方案

（1）实验室内分析系统间不定期比对（如设备故障修复后）要求：样本数 $n \geq 5$，浓度应覆盖测量范围，包括医学决定水平，至少 4 份样本测量结果的偏差 $< 1/2TE_a$；或小于规定的偏倚。

（2）简易比对不合格后如何实现可比？以 Vitros FS 5.1 与 Roche Modular PPI TBIL 比对为例，结果如下。

1）干化学更换批号后，利用简易比对方案进行比对分析，表 4-43 结果显示，不可比。

表 4-43　Vitros FS 5.1 与 Roche Modular PPI TBIL 比对结果

比对项目	比对标本	Vitros FS 5.1	Roche Modular PPI	偏倚（%）	质量目标
TBIL（Vitros FS 5.1 与 Roche Modular PPI）	1	38.7	41.5	-6.75	靶值±3.42mmol/L 或±10%（取大者）
	2	60.3	70.9	-14.95	
	3	160.6	181.6	-21.00	
	4	234.5	256.8	-8.68	
	5	323.3	371.2	-12.90	
合格率			40%		

2）利用 EP9-A2：2002（40 个标本）或 EP15-A2（20 个标本）方案，利用 EXCEL 软件计算回归方程，具体步骤如下。

利用 EXCEL 计算回归方程（以干、湿化学检测胆红素为例，40 个标本比对），得回归方程 $y = 0.9024x + 1.0285$，见图 4-32。

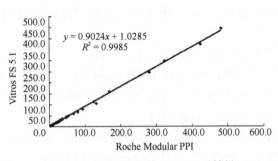

图 4-32 干、湿化学 TBIL 比对结果

TBIL 的医学决定水平浓度：17.1（偏倚 3.75%），342（9.46%），中间浓度 150（−13.61%）。

结果表明，干、湿化学检测结果相关性较好（R^2=0.9985），但干、湿化学在中高浓度水平时偏倚较大（各自的正确度需通过参考方法验证）。为了可比，调整干化学的斜率和截距。

3）调整前需重新计算湿化学对干化学的偏倚（Vitros FS 5.1 为横坐标，Roche Modular PPI 为纵坐标），获得回归方程：y=1.1065x−1.0335。

4）调整干化学参数：把斜率（1.11）和截距（−1.03）输入干化学仪器的参数栏，利用简易比对方案进行验证，结果（表 4-44）显示可比。

表 4-44　Vitros FS 5.1 与 Roche Modular PPI TBIL 更改后比对结果

比对项目	比对标本	Vitros FS 5.1	Roche Modular PPI	偏倚（%）	质量目标
TBIL（Vitros FS 5.1 与 Roche Modular PPI）	1	40.7	41.5	−1.93	靶值±3.42mmol/L 或±10%（取大者）
	2	66	70.9	−6.91	
	3	177	181.6	−4.60	
	4	251.6	256.8	−2.02	
	5	360.3	371.2	−2.94	
合格率			100%		

5）注意事项：比对前应确保仪器正常运转，比对的项目需进行校准和质控检测，简易比对结果显示不可比时，应分析原因（考虑是否为浓度水平选择不合适或方法学不同等）后才可进行后续试验。

（十二）CNAS-CL38：2012 留样再测方案

依据检测项目样本稳定性要求选取长期限样本，$n\geqslant5$，覆盖测量范围，考虑医学决定水平，至少 4 份样本测量结果的偏差＜1/3TE$_a$。

三、结果判断标准

正确度性能是通过偏倚来进行判断的，对正确度性能进行评价也是通过试验确定偏倚的大小，再根据相关原则进行判断。测量程序的正确度是否可接受主要依据以下几种方法进行判断。

（1）与实验室自定标准比较：实验室可根据自身水平发展，制定适合本实验室的标准；但自定标准原则上只能高于国家标准和省标准，而不能低于它们。有些参考实验室规定，只要有证参考物质的测量结果在规定的参考值±扩展不确定度范围内即可。

（2）利用效能函数判断。

（3）与国家标准比较：国家卫生健康委员会于 2012 年中华人民共和国卫生行业标准 WS/T 403-2012《临床生物化学检验常规项目分析质量指标》中规定了允许偏倚的标准。

（4）与 CLIA'88 推荐的允许总误差比较：与 CLIA'88 的允许总误差（TE_a）要求比较，一般偏倚＜$1/2 \, TE_a$ 时，被认为属于可接受水平。

（5）与厂家声明的偏倚比较：如实验室得到的偏倚小于厂家声明的，表明该方法可在临床应用；如大于厂家声明的，则需进行统计学处理后再进行比较，如 EP15-A2 评价方案。

（6）通过方法性能决定图判断：精密度和正确度是方法性能中最重要的指标。应用 Westgard 方法决定图，根据试验方法的偏倚和不精密度找出其在方法决定图上的位置，用以判别方法性能。

以往有作者在进行方法学比较时，用统计学处理方法如配对 t 检验、相关系数（r）分析，但统计学差异显著的，并不表示该试验方法在临床上不被接受，反之亦然。t 检验和相关系数不能用来进行正确度的判断。有作者利用 Bland-Altman 图形进行分析，对定量测量资料进行一致性评价的 Bland-Altman 方法，最初是由英国学者 Bland 和 Altman 于 1983 年首先提出，1986 年在 *Lancet* 上发表文章进行详细阐述。该方法的基本思想是，计算偏倚的均值与标准差，绘制偏倚的散点图，图形中 95% 的点位于偏倚均值±1.96 标准差范围内，同时还要偏倚不超规定的范围，满足这两点一般即可认为两种方法的一致性较好，该方法意义不明确，所以检验医学领域应用并不多。

（石　文　黄爱军）

第三节　准确度评价试验

ISO 5725 文件用两个术语"正确度"与"精密度"来描述一种测量方法的准确度。"准确度"这一术语在过去一段时间只用来表示现在称为正确度的部分，但其实它不仅包括测试结果对参照（标准）值的系统影响，也包括随机的影响。定性方法，即检测结果为阴/阳性或存在/不存在或反应/不反应或是/否的方法，准确度的评价以灵敏度和特异性表征，可参考 CLSI EP17 文件；定量方法和半定量方法，准确度的评价以不精密度和正确度表征，可参考文件有 ISO 5725、CLSI EP05、CLSI EP15 及 CLSI EP9 文件等。

本节定量检测方法准确度评价试验方案主要依据 ISO 5725 文件编写，既包含正确度也包含精密度。考虑精密度的原因主要是因为假定在相同的条件下对同一或认为是同一的物料进行测试，一般不会得到相同的结果。这主要是因为在每个测量程序中不可避免地会出现随机误差，而那些影响测量结果的因素并不能完全被控制在对测量数据进行实际解释的过程中，必须考虑这种变异。例如，测试结果与规定值之间的差可能在不可避免的随机误差范围内，在此情形下，测试值与规定值之间的真实偏差是不能确定的。类似地，当比较两批物料的测试结果时，如果它们之间的差异来自测量程序中的内在变化，则不能表示这两批物料的本质差别。精密度的两个条件，即重复性和复现性条件对很多实际情形是必需的，对描述测量方法的变异是有用的。在重复性条件下，能够引起测量方法结果变异的因素，如①操作员；②使用的设备；③设备的校准；④环境（温度、湿度、空气污染等）；⑤不同测量的时间间隔，皆保持不变，不产生变异，而在复现性条件下，它们是变化的，能引起测试结果的变异。因此重复性和复现性是精密度的两个极端情况：重复性描述变异最小情况，而复现性则描述变异最大情形。当因素①～⑤的一个或多个允许变化时，位于精密度的上述两个条件的其他中间条件也是可以估计的，它们可用于某些特定的环境。精密度通常用标准差表示。

当已知或可以推测所测量特性的真值时，测量方法的正确度即为人们所关注。尽管对某些测量方法，真值可能不会确切知道，但有可能知道所测量特性的一个接受参考值。例如，可以使用适宜的标准物料或者通过参考另一种测量方法或准备一个已知的样本来确定该接受参考值。通过把接受参考值与测量方法给出的结果水平进行比较就可以对测量方法的正确度进行评定。正确度通常用偏倚来表示。

本部分所涉及的测量方法，特指对连续量进行测量，并且每次只取一个测量值作为测试结果的测量方法，尽管这个值可能是一组观测值的计算结果。

一、相关概念和术语

（1）测试结果（test result）：是指用规定的测试方法所确定的特性值。

（2）可接受的参考值（accepted reference value）：用作比较的经协商同意的标准值，它来自于：①基于科学原理的理论值或确定值；②基于一些国家或国际组织的试验工作的指定值或认证值；③基于科学或工程组织赞助下合作试验工作中的同意值或认证值；④当①～③不能获得时，则用（可测）量的期望，即规定测量总体的均值。

（3）准确度（accuracy）：指测试结果与可接受的参考值之间的一致程度。

（4）正确度（trueness）：指对测量结果的期望与真实值之间的一致程度。

（5）偏倚（bias）：指测试结果的期望与可接受参考值之差。

（6）离群值（outlier）：指样本中的一个或几个观测值，它们离其他观测值较远，暗示它们可能来自不同的总体。

二、准确度评价方案

1. 标准测量方法　为使测量按同样的方法进行，测量方法应标准化。所有测量都应该根据规定的标准方法进行。标准测量方法的文件应该是明确的和完整的，所有涉及该程序的环境、试剂和设备的初始检查及测试样本的准备的重要操作都应该包括在测量方法中，这些方法尽可能地参考其他的对操作员有用的书面说明，同时宜精确说明测试结果、计算方法及应该报告的有效数字位数。

2. 准确度试验（正确度和精密度）的度量　宜由参加试验的实验室报告的系列测试结果确定。为此目的需专门设立专家组组织所有测试。这样一个不同实验室间的试验称为"准确度试验"，通过这样的试验得到的准确度的估计值，宜指明所用的标准测量方法，且结果仅在所用的方法下才有效。准确度试验通常可以认为是一次判别标准测量方法是否适合的一个实际测试。标准化的主要目标之一就是要尽可能地估计用户（实验室）之间的差异，由准确度试验提供的数据将会揭示出这个目标是如何有效取得的。

3. 同一测试对象　在一个准确度试验中，规定物料或规定产品的样本从一个中心点发往位于不同地点、不同国家的许多实验室。重复性条件指出在这些实验室中进行的测量应该对同一测试对象，并在实际同一时段内进行。为此应满足以下两个不同的条件：①分送各实验室的样本应该相同；②样本在运输过程中和在实际测试前所耗费的时间须保持相同。在组织精确度试验中，要仔细考察这两个条件是否得到满足。同时样本本身也要保证其均匀性。

4. 短暂的时间间隔　在重复性条件下进行的试验宜在尽可能短的时间间隔内进行，以便使那些易变的因素保持最小变化，如环境因素的变化。

5. 参与的实验室　本部分的一个基本假定是对一个标准测量方法而言，重复性对使用这个标准程序的每个实验室应该或至少是近似相同的，这样可以允许建立一个共同的平均重复性标准差，它适用于任何实验室。然而，每个实验室在重复性条件下进行一系列观测时，都能就该测量方法得到一个自己的重复性标准差的估计值，并可据此与共同的标准差的值来校核该估计值。

6. 统计基本模型　为估计测量方法的准确度（正确度和精密度），假定对给定的受试物料，每个测试结果 y 是三个分量的和：

$$y=m+B+e \tag{4-115}$$

式中：m 为总平均值（期望），为测试水平；B 为重复性条件下偏倚的实验室分量；在重复条件下进行的任何系列测试中，分量 B 可以认为是常数，但在其他条件下进行的测试，分量 B 则会不同。B 的方差称为实验室间方差，即 $\mathrm{var}(B)=\sigma_L^2$，其中 σ_L^2 包含操作员间和设备间的变异。e 为重复性条件下每次测量产生的随机误差。在重复性条件下单个实验室内的方差称为实验室内方差，即 $\mathrm{var}(e)=\sigma_w^2$。

ISO 5725 文件中，假定对一般的标准化测量方法，实验室之间的这种差异是很小的，可以对所有使用该测量方法的实验室设定一个对每个实验室都相等的实验室内方差。该方差称为重复性方差，它可以通过实验室内方差的算术平均值（剔除离群值后）来进行估计，表达式如下：

$$\sigma_r^2 = \overline{\mathrm{var}(e)} = \overline{\sigma_w^2} \tag{4-116}$$

7. 基本模型和精密度的关系　当采用基本模型时，重复性方差可以直接作为误差项 e 的方差，但复现性方差为重复性方差和实验室间方差之和。作为精密度的两个量：

重复性标准差：$\sigma_r = \sqrt{\mathrm{var}(e)}$ \hfill (4-117)

复现性标准差：$\sigma_R = \sqrt{\sigma_L^2 + \sigma_r^2}$ \hfill (4-118)

8. 准确度试验的计划　估计一个标准测量方法的精密度和（或）正确度试验的具体安排应是熟悉该测量方法及其应用的专家组的任务。专家组中至少应该有一个成员具有统计设计和试验分析方面的经验。当计划一个试验时要考虑以下问题。

（1）该测量方法是否有一个令人满意的标准？

（2）宜征集多少实验室来协作进行试验？

（3）如何征集实验室？这些实验室应满足什么要求？

（4）在实际中什么是水平的变化范围?

（5）在试验中宜使用多少个水平?

（6）什么样的物料才能表达这些水平?如何准备受试物料?

（7）宜规定多少次重复?

（8）完成所有这些测量宜规定多长的时间范围?

（9）基本模型是否适宜?是否需要考虑修改?

（10）需要什么特别预防措施来确保同一物料在所有实验室相同的状态下进行测量?

9. 准确度试验的实验室的选择　从统计的观点来看，那些参加估计准确度的实验室宜从所有使用该测量方法的实验室中随机选取。需要征集参加协同实验室间测试的实验室个数，以及每个实验室在每个测试水平需要进行的测试结果个数是有关的，在下文中给出了如何决定这些数目的导则。

10. 估计精密度所需实验室数　上述符号 σ 表示的诸量是未知的标准差真值，精密度试验的一个目标就是对它们进行估计。当可对标准差真值 σ 求得估计值 s 时，可以得到关于 σ 的范围的结论，即估计值 s 期望所在的范围。可通过 χ^2 分布和 s 的估计值所基于的测试结果数目得到解决。通常使用的公式是：

$$P\left(-A<\frac{s-\sigma}{\sigma}<+A\right) \tag{4-119}$$

式中：A 为标准值、估计值不确定度的系数，常用百分数表示。公式（4-119）表示可以预期标准差的估计值 s 以概率 P 位于标准差真值（ σ ）A 倍的两侧。

对单一测试水平，重复性标准差的不确定度依赖于实验室数 p 和每个实验室内的测试结果数 n。对复现性标准差，其估计程序较为复杂，因为复现性标准差是由两个标准差所确定的[公式（4-118）]。此时需要另一个因子 γ，它表示复现性标准差对重复性标准差的比：

$$\gamma = \sigma_R / \sigma_r \tag{4-120}$$

下面给出计算概率水平为95%下 A 值的一个近似式。此式的目的是计算所需征集实验室数，并确定每个实验室在每个测试水平所需的测试结果数。这些等式没有给出置信限，因此在计算置信限的分析阶段不宜使用。A 的近似公式如下：

对重复性：$A=A_r=1.96\,\sigma_R / \sigma_r$ \qquad (4-121)

对复现性：$A = A_R = 1.96\sqrt{\dfrac{p\left[1+n\left(\gamma^2-1\right)\right]^2+(n-1)(p-1)}{2\gamma^4 n^2 (p-1) p}}$ \qquad (4-122)

γ 值是未知的，通常可利用在该测量方法标准化过程中获得的实验室内标准差和实验室间标准差得到它的初步估计。表 4-45 给出了实验室数为 p，每个实验室的不同测试结果数为 n 时，重复性标准差和复现性标准差不确定度系数的精确值（以百分数表示）。

表 4-45　重复性标准差和复现性标准差估计值的不确定度系数

实验室数 p	A_r			A_R								
				$\gamma=1$			$\gamma=2$			$\gamma=5$		
	$n=2$	$n=3$	$n=4$	$n=2$	$n=3$	$n=4$	$n=2$	$n=3$	$n=4$	$n=2$	$n=3$	$n=4$
5	0.62	0.44	0.36	0.46	0.37	0.32	0.61	0.58	0.57	0.68	0.67	0.67
10	0.44	0.31	0.25	0.32	0.26	0.22	0.41	0.39	0.38	0.45	0.45	0.45

续表

实验室 数 p	A_r			A_R								
				$\gamma=1$			$\gamma=2$			$\gamma=5$		
	n=2	n=3	n=4	n=2	n=3	n=4	n=2	n=3	n=4	n=2	n=3	n=4
15	0.36	0.25	0.21	0.26	0.21	0.18	0.33	0.31	0.30	0.36	0.36	0.36
20	0.31	0.22	0.18	0.22	0.18	0.16	0.28	0.27	0.26	0.31	0.31	0.31
25	0.28	0.20	0.16	0.20	0.16	0.14	0.25	0.24	0.23	0.28	0.28	0.27
30	0.25	0.18	0.15	0.18	0.15	0.13	0.23	0.22	0.21	0.25	0.25	0.25
35	0.23	0.17	0.14	0.17	0.14	0.12	0.21	0.20	0.19	0.23	0.23	0.23
40	0.22	0.16	0.13	0.16	0.13	0.11	0.20	0.19	0.18	0.22	0.22	0.22

11. 估计偏倚所需的实验室数　测量方法的偏倚 δ 可由公式（4-123）估计：

$$\delta = \overline{\overline{y}} - \mu \qquad (4\text{-}123)$$

式中：$\overline{\overline{y}}$ 为所有实验室对一特定的测试水平所得到的所有测试结果的总平均值；μ 为可接受参考值。

该估计值的不确定度可由下式表达：

$$P\left(\delta - A_{\sigma R} < \delta < \delta + A_{\sigma R}\right) = 0.95 \qquad (4\text{-}124)$$

式（4-124）表示这个估计值以 0.95 的概率距测量方法偏倚的真值不超过。利用系数[公式（4-120）]可得：

$$A = 1.96 \sqrt{\frac{n\left(\gamma^2 - 1\right) + 1}{\gamma^2 pn}} \qquad (4\text{-}125)$$

A 的值由表 4-46 给出。

表 4-46　测量方法偏倚的估计值的不确定度系数 A

实验室数 p	A 值			
	$\gamma=0$	$\gamma=1$		
	所有 n	n=2	n=3	n=4
5	0.88	0.76	0.72	0.69
10	0.62	0.54	0.51	0.49
15	0.51	0.44	0.41	0.40
20	0.44	0.38	0.36	0.35
25	0.39	0.34	0.32	0.31
30	0.36	0.31	0.29	0.28
35	0.33	0.29	0.27	0.26
40	0.31	0.27	0.25	0.25

在试验期间，实验室偏倚可由下式估算：

$$\hat{\Delta} = \overline{y} - \mu \qquad (4\text{-}126)$$

式中：$\overline{y}$ 为所有实验室对特定测试水平所得到的所有测试结果的算术平均值；μ 为可接受参

考值。

该估计值的不确定度可由下式表达：

$$P（\Delta -A_w\sigma_r<\hat{\Delta}<\Delta +A_w\sigma_r）=0.95 \qquad （4\text{-}127）$$

上式表示估计值以 0.95 的概率距实验室偏倚的真值不超过 $A_w\sigma_r$。实验室内不确定度系数为：

$$A_w=\frac{1.96}{\sqrt{n}} \qquad （4\text{-}128）$$

A_w 的值由表 4-47 给出。

表 4-47　实验室内偏倚的估计值的不确定度系数 A_w

测试结果数 n	A_w 值
5	0.88
10	0.62
15	0.51
20	0.44
25	0.39
30	0.36
35	0.33
40	0.31

实验室数的选择是在可利用资源与将估计值的不确定度减少至一个满意的水平之间的一种折衷。重复性标准差和复现性标准差当参加精密度试验的实验室数很小（$p\approx 5$）时，其值变化较为显著。而当 $p>20$ 时，再增加 2～3 个只能使不确定度降低很少。一般取 p 为 8～15。

12. 有标准物质时的评价方法　准确度的评价有多种不同的情况，此处仅对有标准物质的评价方案进行介绍，其他情况可参考 ISO 5725 文件第 6 部分的应用案例。

（1）有标准物质时，可以对单个实验室进行评定。当测量方法的精密度已知时，已知的重复性标准差用来评估实验室内精密度，而偏倚则可将测试结果与参考值比较来确定。

（2）为评估实验室内精密度，必须在实验室内进行重复测量。室内重复测量标准差 s_r 与已知的重复性标准差进行比较，接受标准为：

$$s_r^2/\sigma^2{}_r<x^2_{(1-\alpha)}（v）/v \qquad （4\text{-}129）$$

式中：$\chi^2_{(1-\alpha)}（v）$ 是 χ^2 分布的 $1-\alpha$ 分位点，自由度 $v=n-1$。除非特别说明，显著性水平 α 假定为 0.05。

（3）评估偏倚：对偏倚进行评估时，要将每一水平的测试结果的平均值 $\bar{y}$ 与相应的标准值 μ 进行比较。因为：

$$s^2（\bar{y}）=s_L^2+\frac{1}{n}s_r^2 \ =s_R^2-s_r^2\frac{（n-1）}{n} \qquad （4\text{-}130）$$

因此接受标准为：

$$|\bar{y}-\mu|<2\sqrt{\sigma_R^2-\frac{（n-1）}{n}\sigma_r^2} \qquad （4\text{-}131）$$

当 $n=2$ 时，接受标准[公式 4-131]可简化为：

$$|\bar{y}-\mu| < 2\sqrt{\sigma_R^2 - \frac{1}{2}\sigma_r^2} \qquad (4\text{-}132)$$

有可检出的实验室偏倚 Δ_m 时，相应的接受标准为：

$$|\bar{y}-\mu| < \Delta_m/2 \qquad (4\text{-}133)$$

13. 准确度数据的发布　一旦确定了测量方法的偏倚，其值宜与确定该偏倚时所参照的有关说明一起发布。当偏倚随测试水平改变时，宜以表格的形式对给定的水平及所确定的偏倚和所用的参考说明进行发布。当以实验室间试验进行准确度和精密度的估计时，宜向每个参加测试的实验室报告各自相对总平均值的偏倚的实验室分量。这个信息对将来进行类似试验是有用的，但不宜用作校准的目的。

14. 准确度（正确度和精密度）数值的实际应用

（1）对测试结果接收性的检查：产品规范可有在重复性条件下进行重复测量的要求。在这种情形下，重复性标准差可以用于对测试结果的接收性的检验，以及决定当测试结果不可接收时应该采取什么行动。当供需双方对相同的物料进行测量，而试验结果不同时，可以用重复性标准差和复现性标准差来决定差异是否是测量方法所能允许的。

（2）在一个实验室内测试结果的稳定性：通过根据标准物质进行定期测试，实验室能够检查其结果的稳定性，从而得出该实验室有能力控制实验的偏倚和重复性的证据。

（3）对实验室水准进行评估：目前实验室认可认证日益普遍，无论采用标准物质还是进行实验室间比对，获得的测量方法的正确度与精密度数值能用于对一个候选实验室偏倚与重复性的评定。

（4）比较可供选择的测量方法：为测量某一特性，若有两种测量方法可用，其中一种要比另一种简单而价廉，但是一般使用较少，则可以根据正确度和精密度值对某些限定范围的物料判断这种廉价方法的使用。

准确度的评价方案适用于评价一种方法或某种测试系统的准确度（正确度和精密度）是否符合临床要求，需要系统的组织，以及若干个实验室的协同配合；对于实验室内的正确度和精密度的评价方案可参考本部分第一节和第二节的评价方案及范例。

三、准确度评价实验范例

1. 实验目的　对 6 个实验室某系统的某个项目进行准确度（精密度和正确度）评定。

2. 实验样本　该项目的标准物质，浓度为 425mol/L，重复性标准差和复现性标准差为 σ_r=16；σ_R=25。6 个实验室同一时间段检测，每个实验室检测 2 次。

3. 检测结果　见表 4-48。

表 4-48　各实验室检测结果（mol/L）

实验室 i	y_{i1}	y_{i2}	检测均值	极差
1	406	431	418.5	25
2	443	455	449	12
3	387	431	409	44
4	502	486	494	16
5	434	456	445	22
6	352	399	375.5	47

4. 实验室内精密度评定 将表4-48中的极差与重复性标准差进行比较，使用下面的公式：

$$\frac{(y_{i1} - y_{i2})^2}{2\sigma_r^2} \leqslant x_{(1-\alpha)}^2 \tag{4-134}$$

当 σ =0.05 且 v=1 时，查 χ^2 表，$x_{0.95}^2$（1）=3.841，6 个实验室计算得到的检验值为：

第 1 个实验室：$\dfrac{(y_{11} - y_{12})^2}{2\sigma_r^2} = \dfrac{25^2}{2 \times 16^2} = 1.22$

第 2 个实验室：$\dfrac{(y_{21} - y_{22})^2}{2\sigma_r^2} = \dfrac{12^2}{2 \times 16^2} = 0.28$

第 3 个实验室：$\dfrac{(y_{31} - y_{32})^2}{2\sigma_r^2} = \dfrac{44^2}{2 \times 16^2} = 3.78$

第 4 个实验室：$\dfrac{(y_{41} - y_{42})^2}{2\sigma_r^2} = \dfrac{16^2}{2 \times 16^2} = 0.50$

第 5 个实验室：$\dfrac{(y_{51} - y_{52})^2}{2\sigma_r^2} = \dfrac{22^2}{2 \times 16^2} = 0.95$

第 6 个实验室：$\dfrac{(y_{61} - y_{62})^2}{2\sigma_r^2} = \dfrac{47^2}{2 \times 16^2} = 4.31$

第 6 个实验室的结果大于可接受标准值，因此该实验室为离群实验室。

5. 偏倚的评定 偏倚的接受标准为：$|\bar{y} - \mu| < 2\sqrt{\sigma_R^2 - \dfrac{1}{2}\sigma_r^2}$，即 $|\bar{y} - 425| < 2\sqrt{25^2 - \dfrac{1}{2} \times 16^2} = 44.59$。

第 1 个实验室：$|\bar{y} - 425| = 6.5$

第 2 个实验室：$|\bar{y} - 425| = 24$

第 3 个实验室：$|\bar{y} - 425| = 16$

第 4 个实验室：$|\bar{y} - 425| = 69$

第 5 个实验室：$|\bar{y} - 425| = 20$

第 6 个实验室：$|\bar{y} - 425| = 49.5$

因此第 4 个和第 6 个实验室的偏倚不能满足要求。

6. 实验结论 使用标准物质（靶值 425mol/L）对某 6 个实验室某系统的某个项目进行准确度评定，结果表明第 4 个和第 6 个实验室的准确度不能满足要求。

（韩丽乔）

第四节 线性与可报告范围评价试验

分析测量范围即定量检测项目的线性检测范围，是整个检测系统对应于系列分析物浓度（或活力）的仪器最终输出信号间是否呈恒定比例的性能，是一个很重要的仪器性能指标。分析测量范围的评价有助于发现方法学原理、仪器、校准品、试剂、操作程序、质控计划等很多方面的误差来源。当厂商未提供商品化的线性验证品时，实验室可通过选择高浓度的患者样本，经过不同程度的稀释或配制后，将预期值与实测值进行比较，确定该方法的分析测量范围。

一、相关概念和术语

（1）分析物（analyte）：指以可测量量的名义表示的成分。

（2）分析测量范围（analytical measuring range，AMR）：指在规定的条件下，可以由给定的具有特定测量不确定度的测量仪器或测量系统测量的同类量值的集合。

（3）临床可报告范围（clinical reportable range，CRR）：指定量检测项目向临床能报告的检测范围，患者样本可经稀释、浓缩或其他预处理。对于 CRR 大于 AMR 的检验项目，需进行最大稀释度验证试验，并结合临床决定水平和功能灵敏度来共同确定该项目的 CRR。如定量检测项目的 CRR 比 AMR 窄，可通过最大浓缩度来确定 CRR。

（4）线性（linearity）：检测样本时，在一定范围内可以直接按比例关系得出分析物含量的能力。

（5）线性范围（linearity range）：指覆盖检测系统的可接受线性关系的范围。分析测量范围、线性范围是不同组织和专业团体对检测系统或方法在一定范围内给出可靠检验结果的能力的描述，表述方式不同，但内在意义相同，在临床检验中常常互换使用。

（6）允许误差（permissible error）：是在一个检测系统中，来自各种因素的，用户能够承受并能满足医学要求的分析偏差的大小。通常单次检测允许误差的范围用样本测量靶值±允许误差来表示。

（7）测量误差（measurement error）：是测量结果与真值（或公认的参考值）的差值大小。

（8）随机测量误差（random measurement error）：是在重复测量中以不可预测的方式表示变化的测量误差。

（9）系统测量误差（systematic measurement error）：是在重复测量中保持恒定或以可预测的方式表示变化的测量误差。

（10）线性方程式（linear equation）：代表线性关系的方程式，典型的线性关系方程表达式为 $Y=aX+b$，X 和 Y 分别为自变量和因变量，a 为斜率，b 为 Y 轴截距。

（11）测量程序（measurement procedure）：是根据一种或多种测量原理和给定的测量方法基于测量模型并包含计算过程从而获得测量结果的详细描述。

（12）测量系统（measuring system）：一套或多套测量设备，通常包括其他设备及试剂和供应品，组装和调整以在指定时间内为特定量提供测量量值信息。广义的测量系统包括仪器、校准品、试剂、质控品、操作程序及检验人员等。

（13）确认（validation）：是对规定的要求满足使用目的的验证。

（14）验证（verification）：是提供给定项目满足规定要求的证据。

（15）回归标准误（standard deviation regression，$S_{y\cdot x}$）：是测量均值 Y 与拟合模型中自变量 X 对应的 Y 值之间差值的标准误大小。

二、线性范围评价方案

分析测量范围是反映分析方法性能的重要指标，也是保证临床检测结果准确性的重要砝码。在医学检验领域，经过多年的发展和改进，已经建立了多种评价分析测量范围的方法。由最初的目测分析判断，发展到平均斜率法，到 CLSI EP6-A 方案，再到目前的 CLSI EP06-Ed2 方案。CLSI 于 1986 年发布了 EP6-P 指南文件"定量分析方法线性评价"，该指南为提议（proposed）文件，历经 18 年的多次修改，于 2004 年形成 EP6-A 批准（approved）文件"定量测量方法的线性评价统计方法"。EP6-A 指南采用多项式回归作为分析线性的评价方法，即采用了二元一次直线回归、二次与三次的曲线回归统计处理，以统计估计值与实际检测值的差异（统计误差）来判断，统计误差最小，为最适直线或曲线。该文件采用而且在分析过程中和临床应用紧密结合，设定临床允许偏差。当线性评价的结果从统计学上认为非线性，但是若采用线性方式处理患者结果，引入的误差不超过临床允许误差，可以接受作为线性处理，称为临床可接受线性，这些做法与以前的线性评价方案相比，有了很多的改善。但该统计设计有可能使具有良好重复性的测量程序被评估为非线性的风险及在重复性非常差的测量程序中识别非线性。CLSI EP06-Ed2 方案在 EP6-A 的基础上采用不同的计算更为复杂的线性统计检验；扩展了稀释方案的设计，不再需要将样本等距间隔稀释；合理地添加其他混合物，以改善校准物之间的浓度差距及对决策或监测很重要的浓度。此外，我国卫生行业标准 WS/T408-2012 文件《临床化学设备线性评价指南》根据 EP6-A 文件编写，并给出范例，可供参考。

下面分别对 CLSI EP6-A（WS/T408-2012）和 EP06-Ed2 的线性范围评价方案进行设计。

（一）CLSI EP6-A/WS/T408-2012 实验方案

1. 实验要求

（1）熟悉仪器设备：评价分析程序的实验室人员必须十分熟悉仪器的操作、质控和校准方法，以及正确地收集样本等。

（2）实验时间：全部实验数据尽可能在较短的时间内收集，如可能，单个分析试验最好在一天内完成。

（3）实验样本

1）样本数量：5 个测量点是多项式回归方法评价分析测量范围时的最低要求，更多的测量点能更精确地评价线性，得到的分析测量范围更宽。在实验室内证实分析测量范围有效性时，需 5～7 个样本，每个样本重复测定 2 次；验证声明范围或改良方法时，需 7～9 个样本，每个样本重复测定 2～3 次；建立分析测量范围时，需 9～11 个样本，每个样本重复测定 2～4 次。厂商希望有更多的测量点（比预期的分析测量范围宽 20%～30%），这样能检测到"拐点"，就能确定更宽的分析测量范围。根据不精密度的大小，每个浓度水平测量 2～4 次。EP6-A 指南推荐用高值和低值浓度的样本按比例精确配成等间距的不同浓度样本，但等间距不是必需的，只要各样本间的相互关系已知，配成特殊浓度的样本也可以接受。准备样本时要求有足够的样本量，能满足所需样本的稀释和测量。

2）基质效应：用于验证分析测量范围的样本类型应与临床测试所用的样本类型相类似，所有样本应不含厂家所标定的干扰因素（如溶血、黄疸、脂血等）。理想的样本类型是患者样本，用接近于预期的分析测量范围上限和下限（或测量低限）的两个分析浓度的样本配成所有样本浓度。由于测定的患者样本的最终浓度代表验证的分析测量范围，因而高和（或）低值浓度需要调整才能达到期望的范围。一般情况下，用厂家推荐或实验室已证实可用的稀释液对患者样本进行稀释。非推荐的稀释液，如盐水或其他稀释剂，由于基质效应可能会影响到检测结果，此时稀释液尽量用最小量。

当高浓度水平的患者样本不容易获得时，可以通过在低浓度水平的患者样本中添加分析物的方法制备。当分析物中不含干扰物时，添加的分析物不需要很高的纯度。当分析物中存在干扰物时，在报告中需提及分析物的来源、纯度、预期影响等。如果含分析物的溶液加入患者样本中时，加入量尽可能少（原则上少于总体积的10%），并记录所用的溶剂。

低浓度的样本可直接从患者样本中收集，或经透析、热处理、层析等预处理而降低分析物浓度水平达到所需浓度。注意选用的预处理方法不能改变分析物或基质的物理或化学特性。低浓度水平的样本可以用来制备高浓度水平分析物样本，也可以用来稀释高值样本，或和高值样本一起配制中间浓度水平的样本。

当用分析物的水溶液作样本时，基质效应可能影响到响应曲线和对结果的解释。尽管高纯度的分析物能最大程度地减少干扰效应，但纯度稍低的材料也可以接受。

3）分析范围：选择的分析测量范围应包含或等于厂家所声明的最低和最高浓度范围，如果声明的分析测量范围与选择的浓度范围不一致时，可以选择合适的样本浓度加做新的实验，或舍去末端点适当地缩小线性范围（五个或以上的样本数）。评价分析测量范围时，要注意几个重要的浓度：最低分析浓度或分析测量范围的下限、不同的医学决定水平值、最高分析浓度或分析测量范围的上限。

4）样本准备和浓度计算：如果高值和低值浓度是未知的，每一管必须编号来确定它的相对浓度。对于等间距浓度来说，每管可以用整数（如1、2、3、4、5等）来分配号码，也就是说，每一管的浓度分析前可以未知。验证分析测量范围时，高值和低值的测量均值要用到。如果中间分析管的浓度不是等间距的，相邻管之间的相互关系则一定是已知的。也可以先用高值和低值浓度配制成一个中间浓度管，然后用低值和中间浓度、高值和中间浓度分配其他管的浓度。以6个浓度等间距的配制为例说明如下：

低浓度（L）（理想状态为接近或位于线性范围下限）管编号为1，高浓度（H）管编号为6，中间浓度管由高浓度和低浓度管按等间距配成不同的浓度：第2管为4L和1H混合而成，第3管为3L和2H混合而成，第4管为2L和3H混合而成，第5管为1L和4H混合而成，这样形成6个不同浓度水平的系列评价样本。每管的浓度由以下公式来计算，第1管的浓度为C_1，体积为V_1，以此类推，第6管的浓度和体积分别为C_6和V_6，则每管浓度的计算公式如下：

$$C = \frac{C_1 \times V_1 + C_6 \times V_6}{V_1 + V_6}$$

每管的浓度和体积单位必须一致，注意每管要充分混匀，并防止蒸发或其他改变。

2. 测量顺序　测量前，必须保证仪器校准和质控状态良好。测量顺序应是随机的，但如果存在明显携带污染或漂移，则应查找原因，予以排除。

3. 数据收集与统计处理

（1）初步数据检查：数据可以很方便地记录在工作表或计算机表格程序中，测量结果首先要综合评价可接受性和有效性，可参照以下模式。

1）检查数据是否有极端明显的差异或错误，如果有分析或技术性问题被发现并得到纠正，则重复整个实验过程。

2）如果没有发现极端明显的分析或技术性结果差异或错误，目视检查每一个分析的所有结果有无潜在的离群值。以测量结果作为Y值，计算浓度或相对浓度作为X值作X-Y坐标图。在图上，每一个 Y 值有一个对应的 X 值，将每个浓度水平重复测定的均值点在图上，手工方法或用计算机将这些点连接起来，观察每个点与直线的大致偏差，这样容易发现异常点、明显的抄写错误或仪器故障等。

3）如果需要，将每一组的检测数据按检测时间次序排列，检查是否有漂移或趋势性变化。如果发现任何明显的偏差，纠正错误后，整批数据必须被代替。要避免没有纠正错误，选择多次重复测定结果中的"好"数据进行替代。实验数据可以发现操作中真实存在的问题。

4）观察每个浓度水平测量值之间的差值。在线性模型中，各段的斜率大致相等，升高或降低趋势提示非线性。

5）当某一个给定浓度的一个测量值（ Y_i ）明显偏离另一个 Y 值时，目视检查就可以判断它是一个离群值。离群值应从数据中删除。

6）如果发现两个或以上不可解释的离群值，就应怀疑检测系统的性能。查找问题原因，必要时请求生产厂家协助。

7）目视检查 X - Y 散点图对于后续的线性评估是非常重要的，它可以很容易地发现非线性，或测量范围是否太窄或太宽，也可以为后续的统计分析选择更合适的统计分析方法。

（2）离群值检查：在 EP6-A 指南中，离群值指单个检测结果目视或在统计学上明显偏离其他检查结果，仅适用于评价单个重复测定结果，而不适用于某浓度水平的多次重复测定或均值测量。出现离群值提示非线性或存在系统误差。离群值检查可以发现错误来源（抄写错误、系统不稳定等），或推测错误原因。离群值指某结果不适用其他数据所拟合的模型，可以通过统计学方法计算，但大多数情况下，目视检查检测值与预期值就可以发现离群值。单个离群值在数据组中可以删除而不用更换，如果有一个以上的离群值出现，检测系统可能精密度太低，应按标准方法删除，这种情况下必须找到原因并纠正。

（3）确定分析测量范围：多项式线性评价首先是假设数据点是非线性的，在随机误差很小的前提下，假设数据点完整地落在直线或曲线范围内。不论最适曲线是否为直线，都不影响（线性范围内）在实验数据点之间通过插入得到其他点的可靠结果。多项式回归方法是用来评价非线性的，这也是选择多项式的原因。这种方法有两部分：第一步判断用非线性多项式拟合数据是否比线性好；第二步是当非线性多项式拟合数据点比线性好时，判断最适非线性模型与线性拟合之间的差值是否小于预先设定的该方法的允许偏差。

评估线性时至少要求 5 个不同浓度的样本，每个水平重复测定 2 次。先要知道其浓度或各溶液之间的比例关系，不同浓度间可以是等间距或不等间距的(但要知道相互之间的关系)。如 5 个浓度水平的覆盖范围为 20～100mmol/L，等间距时其他浓度分别为 40mmol/L、60mmol/L、80mmol/L。可以用 20、40、60、80 和 100（也可以用 1、2、3、4 和 5）代表 X 值。

做二元一次、二次和三次多项式回归分析（表 4-49），可以借助 EXCEL、SPSS、SAS 等多种商业统计软件完成。

表 4-49　多项式回归方程表达式及自由度

阶别	回归方程	回归自由度（RDF）
一次	$Y = b_0 + b_1 X$	2
二次	$Y = b_0 + b_1 X + b_2 X^2$	3
三次	$Y = b_0 + b_1 X + b_2 X^2 + b_3 X^3$	4

一次多项式模型为直线，这是判断某种方法是否为线性的最适方程。二次多项式模型代表一种抛物线反应曲线，有增加趋势（曲线上升）或减少趋势（曲线下降）两种。三次多项式模型代表一种"S"形反应曲线，在测量范围的两端呈非线性。

回归系数用 b_i 表示；在二次多项式模型中，b_2 为非线性系数；在三次多项式模型中，b_2 和 b_3 为非线性系数。计算每个非线性系数斜率的标准差 SE_i（可由回归程序算出），然后进行 t 检验，判断非线性系数是否有统计学意义，即与 0 之间有无差异。一次多项式模型中的 b_0 和 b_1 两个系数不用分析，因为它们不反映非线性。统计量 b_2 和 b_3 按以下公式计算：

$$t = \frac{b_i}{SE_i}$$（4-135）

自由度的计算公式为 $DF = L \times R - RDF$，L 为准备的不同浓度样本数，R 为重复检测次数，RDF 为回归分析时占用的自由度。上例中，三次多项式回归时，$L = 5$，$R = 2$，$RDF = 4$，$DF = 5 \times 2 - 4 = 6$。查 t 值表（见有关统计学专著，双侧 $a=0.05$）。如果非线性系数 b_2 和 b_3 与 a 比较无显著性差异（$P > 0.05$），则认为存在线性关系，当精密度较好时，则分析完成。如果二次多项式模型的非线性系数 b_2，或三次多项式模型的 b_2 和 b_3 中任一个与 a 比较，有显著性差异（$P < 0.05$），则该组数据存在非线性。要注意这只是统计学上的显著性，只是非线性被检测到，而不代表对患者的检测结果有多大影响。

（4）非线性程度：当检测到非线性时，通过计算回归标准误（$S_{y \cdot x}$），确定最适的二次多项式或三次多项式模型。$S_{y \cdot x}$ 是测量均值与模型对应值的差值量度，因而 $S_{y \cdot x}$ 越小，说明该模型越适合数据组。

每一个浓度处的线性偏离（deviation from linearity，DL）可通过以下公式计算：

$$DL_i = p(x_i) - (b_0 + b_i x_i)$$

x 的取值范围从 x_1 到 x_s，$p(x_i)$ 为最适多项式回归模型在 x_i 处的值，因而 DL_i 为在每个不同浓度处二次多项式模型与一次多项式（线性）模型的差值，或三次多项式模型与一次多项式（线性）模型的差值，即非线性模型与线性模型在每个浓度点的差值。DL_i 应与预先设定目标的单位一致，以便进行比较。如果要换算成百分比，则将每个 DL_i 除以该浓度值（已知值）或测量均值（相对浓度）再乘以 100%。

将每个浓度水平处的 DL_i 与设定的误差范围比较，如果 DL_i 小于预先设定误差，即使检测到统计学上的非线性，由于非线性误差小于设定目标，采用线性方式处理患者结果，引入的误差不超过临床允许误差，在临床上可以接受。如果任一个点 DL_i 超过设定目标，则代表该点可能是非线性，此时按以下两种方法处理。

1）试图找到非线性的原因（样本准备、干扰物质、仪器校准等）。

2）观察测量值与预期值散点图，判断非线性是在分析浓度范围的两端或是中间。如果是在两端，试着舍去 DL_i 最大值的浓度点，重新进行统计分析，这样就会缩小线性范围。

EP6-A 强调任何用户有必要确定自己对线性程度的要求，或非线性的允许误差范围。目标的确定应基于实验室客户的需要及所用方法的特性。设定误差目标要考虑的因素：线性目标来源于偏倚目标，因而应小于或等于偏倚目标，偏倚目标应小于或等于测量误差。

（5）考虑随机误差：线性评估还应考虑随机误差的影响，随机误差来源于随机变异（分析系统的变异），可能会导致非线性的评估能力减低。重复性最好用 L 个样本的所有重复测量结果的集合方差来评价，是一个不依赖于分析物浓度的总测量均值的变异，用 S_r（或 CV_r 相对误差）来表示。

重复测量两次时，可以用以下公式方便地计算两次测量的随机误差：

$$S_r = \sqrt{\frac{\sum_{i=1}^{L}(r_{i1}-r_{i2})^2}{2\times L}} \qquad （4-136）$$

式中：r_{i1} 和 r_{i2} 分别为该方法两次测量的实际结果，或与均值的百分比（但要注意每个稀释浓度处的单位要统一），如果用到百分比值，则要用 CV_r 而不能用 S_r 表达。L 为样本数，重复测量次数为 2。

如果重复测量次数超过 2 次，则随机误差要用方差分析来计算，公式如下：

$$S_r = \sqrt{\frac{\sum_{i=1}^{L}\sum_{j=1}^{R}(r_{ij}-r_i)^2}{L\times(R-1)}} \qquad （4-137）$$

式中：R 为重复测定的次数（$j=1, 2, L, R$），L 为样本数，r_i 为样本 i 处的平均值。

将 S_r 与不精密度的设定目标进行比较（浓度单位或百分比单位）。如果 S_r 超过设定目标，则可能是精密度太低，不足以用来真实、可靠地评价线性关系。这时应检查仪器或操作过程，找到引起不精密度低的原因，纠正后重新进行实验。如果方法性能与以前评估重复性时一致，重复测量次数增多一倍（4 次），这样可以将均值的标准差降低约 40%。

EP6-A 线性评价方法也存在不足之处。计算线性偏离时是采用最适多项式与直线回归估计值（而非测量均值）的差值来表达，呈曲线关系的数据用直线回归时，它降低了斜率，又增加了截距。从而使低值和高值水平的数据点处在回归直线之下，直线回归的估计值明显偏高，导致该数据点的最适多项式与直线回归估计值的差异超过 5%，得出非线性的结论。

EP6-A 方法利用统计理论保证了结果的准确性和代表性，将线性评价与临床目标结合，通过设定方法学允许偏倚，可以在临床接受范围内扩大对分析方法呈线性的认可范围，更适合临床应用，尽管 EP6-A 也存在一定不足之处，但仍被认为是一种很好的线性评价方法。

（二）CLSI EP06-Ed2 实验方案

1. 实验要求

（1）熟悉仪器设备：评价分析程序的实验室人员必须十分熟悉仪器的操作、质控和校准方法，以及正确的样本准备等。

（2）实验时间：全部实验数据尽可能在较短的时间内收集，如可能，单个分析试验最好在一天内完成。

（3）实验样本

1）样本数量和浓度要求：EP06-Ed2 指南推荐建立线性需要至少 9 个样本，重复检测次数依据该项目不精密度计算（参见精密度评价章节），见表 4-50。

线性设计有两种方案：①用高值（HIGH）和空白样本（Blank）配成系列浓度样本，并包含检测下限（LLLI）和上限（ULLI），如图 4-33 所示；②用高值和低值浓度（LOW）的样本配成系列浓度样本，并包含检测下限和上限样本，如图 4-34 所示，样本可以等间距也可以不等间距。

表 4-50　线性评估中检测重复次数计算

允许线性偏差 （ADL）	不精密度（%CV）	重复检测次数 （R）	允许线性偏差 （ADL）	不精密度（%CV）	重复检测次数 （R）
5%	2.7	2	10%	5.5	2
	3.4	3		6.7	3
	3.9	4		7.8	4
	4.3	5		8.7	5
	4.7	6		9.5	6
	5	7		10	7
	10	27		15	15
15%	8.2	2	20%	11	2
	10.1	3		13.4	3
	11.6	4		15.5	4
	13	5		17.3	5
	14.2	6		19	6
	15	7		20	7
	20	12			

注：如果按照上表计算重复次数为 2~3 次，则可行建议至少重复检测 4 次；如果只重复检测了 2~3 次，则计算的 SD 不能直接用于权重的计算。

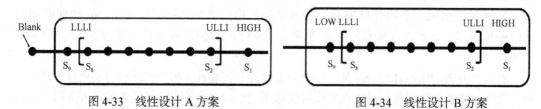

图 4-33　线性设计 A 方案　　　　　　　图 4-34　线性设计 B 方案

验证线性需要至少 5 个浓度样本，至少一式两份，每浓度样本至少重复检测 2 次或根据本项目不精度计算，见表 4-50；准备样本时要求有足够的样本量，能满足所需样本的稀释和测量。

2）基质效应：用于验证分析测量范围的样本类型应与临床测试所用的样本类型相类似，所有样本应不含厂家所标定的干扰因素（如溶血、黄疸、脂血等）。理想的样本类型是患者样本，用接近于预期的分析测量范围上限和下限（或测量低限）的两个分析浓度的样本配成所有样本浓度。由于测定的患者样本的最终浓度代表验证的分析测量范围，因而高和（或）低值浓度需要调整才能达到期望的范围。一般情况下，用厂家推荐或实验室已证实可用的稀释液对患者样本进行稀释。非推荐的稀释液，如盐水或其他稀释剂，由于基质效应可能影响到检测结果，此时稀释液尽量用最小量。

当高浓度水平的患者样本不容易获得时，可以通过在低浓度水平的患者样本中添加分析物的方法制备。表 4-51 列举了部分分析物推荐的加标物质。当分析物中不含干扰物时，添加的分析物不需要很高的纯度。当分析物中存在干扰物时，在报告中需提及分析物的来源、纯度、预期影响等。如果含分析物的溶液加入患者样本中时，加入量尽可能少（原则上少于总体积的 10%），并记录所用的溶剂。

表 4-51 线性评估中高浓度样本加标物质的示例

评估项目	加标物质	评估项目	加标物质
白蛋白	人白蛋白粉末	白细胞	血沉白膜层
酒精	乙醇	GGT	纯酶
ALP	纯酶	血细胞比容	微量血细胞压积
ALT	纯酶	血红蛋白	人洗涤裂解红细胞
AMY	唾液或胰腺提取物	LDH	纯酶
AST	纯酶	脂肪酶	胰腺提取物
胆红素	纯物质，高值质控品或标准品	镁	氯化镁
总蛋白	白蛋白粉末，人（推荐）或小牛组分 V	磷	磷酸二氢钾或磷酸钠
肌酐	标准品或高值患者样本	CK	纯酶
二氧化碳	碳酸钠或碳酸氢钠	胆固醇	纯品或高值质控品

低浓度的样本可直接从患者样本中收集，或经透析、热处理、层析等预处理而降低分析物浓度水平达到所需浓度。注意选用的预处理方法不能改变分析物或基质的物理或化学特性。低浓度水平的样本可以用来制备高浓度水平分析物样本，也可用来稀释高值样本，或和高值样本一起配制中间浓度水平的样本。

当用分析物的水溶液作样本时，基质效应可能影响到响应曲线和对结果的解释。尽管高纯度的分析物能最大程度地减少干扰效应，但纯度稍低的材料也可以接受。

3）分析范围：选择的分析测量范围应包含或等于厂家所声明的最低和最高浓度范围，如果声明的分析测量范围与选择的浓度范围不一致时，可以选择合适的样本浓度加做新的实验，或舍去末端点适当地缩小线性范围（5 个或以上的样本数）。评价分析测量范围时，要注意几个重要的浓度：最低分析浓度或分析测量范围的下限，不同的医学决定水平值，最高分析浓度或分析测量范围的上限。

2. 测量顺序 测量前，必须保证仪器校准状态良好和室内重量控制测量结果在控。测量顺序应是随机的，但如果存在明显携带污染或漂移，则应加以排除。

3. 数据收集与统计处理

（1）初步数据检查：数据可以很方便地记录在工作表或计算机表格程序中，测量结果首先要综合评价可接受性和有效性，可参照以下模式。

1）检查数据是否有极端明显的差异或错误，如果有分析或技术性问题被发现并得到纠正，则重复整个实验过程。

2）如果没有发现极端明显的分析或技术性结果差异或错误，目视检查每一个分析的所有结果有无潜在的离群值。以测量结果作为 Y 值，计算浓度或相对浓度作为 X 值作 X-Y 坐标图。在图上，每一个 Y 值有一个对应的 X 值，将每个浓度水平重复测定的均值点在图上，手工方法或用计算机将这些点连接起来，观察每个点与直线的大致偏差，这样容易发现异常点、明显的抄写错误或仪器故障等。

3）如果需要，将每一组的检测数据按检测时间次序排列，检查是否有漂移或趋势性变化。如果发现任何明显的偏差，纠正错误后，整批数据必须被代替。要避免没有纠正错误，选择多次重复测定结果中的"好"数据进行替代。实验数据可以发现操作中真实存在的问题。

4）观察每个浓度水平测量值之间的差值。在线性模型中，各段的斜率大致相等，升高或降低趋势提示非线性。

5）当某一个给定浓度的一个测量值（Y_i）明显偏离另一个 Y 值时，目视检查就可以判断它是一个离群值。离群值应从数据中删除。

6）如果发现两个或以上不可解释的离群值，就应怀疑检测系统的性能。查找问题原因，必要时请求生产厂家协助。

7）目视检查 X-Y 散点图对于后续的线性评估是非常重要的，它可以很容易地发现非线性，或测量范围是否太窄或太宽，也可以为后续的统计分析选择更合适的统计分析方法。

（2）离群值检查：离群值指单个检测结果目视或在统计学上明显偏离其他检查结果，仅适用于评价单个重复测定结果，而不适用于某浓度水平的多次重复测定或均值测量。出现离群值提示非线性或存在系统误差。离群值检查可以发现错误来源（抄写错误、系统不稳定等），或推测错误原因。离群值指某结果不适用其他数据所拟合的模型，可以通过统计学方法计算，但大多数情况下，目视检查检测值与预期值就可以发现离群值。单个离群值在数据组中可以删除而不用更换，如果有一个以上的离群值出现，检测系统可能精密度太低，应按标准方法删除，这种情况下必须找到原因并纠正。

（3）期望值的计算：在线性研究设计中，每个浓度点 S_i 均通过高值样本和空白样本（如稀释液）混合制备。每个浓度 S_i 的期望值为高值样本的检测均值乘以其相对浓度比，如表 4-52 所示。

表 4-52　线性评估中期望值的计算示例

样本序号	RC（相对浓度比）	测量浓度均值	期望值（RC×测量均值）
1	1	311.62	311.62
2	0.9	275.80	280.46
3	0.75	226.94	233.72
4	0.6	193.72	186.97
5	0.5	154.62	155.81
6	0.4	117.02	124.65
7	0.25	80.70	77.91
8	0.15	43.54	46.74
9	0.08	23.34	24.93
10	0.05	14.66	15.58
11	0.03	8.90	9.35

若低值样本是已知量的非空白样本，则每个浓度样本的期望值根据高值（High）和低值（Low）样本的比例计算得出，如下：

$$S_i=G\times High+（1-G）\times Low \tag{4-138}$$

式中：G 为高低值样本的比例，且 $0 \leqslant G \leqslant 1$。

（4）加权最小二乘法（WLS）回归分析：反映测量程序线性的直线（即测量程序提供的结果与测试样本中被测物的浓度或活性成正比的能力）。最合适的直线为 $Y=AE$（在模型中没有截距）。加权最小二乘法回归分析适合大多数测量程序，因为 SD 随着浓度的增加而增加，对于 WLS，需要使用与每个级别的方差（Var）成反比的权重 W：即 $W=R/Var$，具体计算过程可参考范例。

（5）从线性计算预测值和偏差：样本 S_i 的预测值是根据最佳拟合直线计算出的样本的值。

计算每个水平 S_i 的线性偏离度，将其与线性度的偏离度表示为相对于每个样本 S_i 的预测值的测量浓度（即 R 重复平均值）的百分比（%偏差）：

$$绝对偏差（Deviation）=测量值-预测值 \qquad (4-139)$$

$$偏差=[（测量值-预测值）/预测值]\times100\% \qquad (4-140)$$

将每个水平 S_i 的线性偏差与线性允许偏差（ADL）进行比较。低值样本可与绝对偏差比较，非低值样本建议使用偏差。线性偏差是系统误差的一部分，因此 ADL 不应大于允许偏差，尽管 ADL 与允许总误差（ATE）没有一致的关系，但 ADL 大于 ATE 的 1/2 是不常见的，除非有特殊说明。ADL 可以是一个恒定（即固定）值，如 0.3ng/L，单位与被测量单位一致；也可以是相对值，如 6%；或是它们的组合，如 0.3ng/L 或 6%。

（6）精密度：在开始线性验证研究之前，实验室应验证其可接受的重复性（即系统的精密度），以及与制造商要求相符的测量程序的能力。精密度验证可参考精密度评价部分。

三、临床可报告范围验证实验

临床可报告范围（clinical reportable range，CRR）为患者标本经稀释、浓缩或其他处理后，向临床所能报告的结果范围。选择高值标本进行稀释回收实验，稀释回收率=（实测值/预期值）×100%。回收率在 90%～110%，结果为可接受。实验得到最大稀释度，结合线性范围上限来确定临床可报告范围。

四、线性实验范例

（一）线性范围评价实验范例（EP6-A/WS/T408-2012）

以强生 Vitros 干化学分析仪 5 项常用生化指标的线性范围评价为例。

1. 实验材料

（1）仪器与试剂：Vitros 干化学分析仪；强生公司提供的配套干片试剂和校准品、正常水平质控品和高值水平质控品。

（2）标本：为广东省中医院住院及门诊患者新鲜血清，且无溶血、黄疸和脂血。

2. 实验方案　参考 EP6-A 文件，并依据本实验室设定的各项目不精密度允许误差进行评定。选择超出强生声明线性范围 20%左右的高（H）、低（L）浓度水平混合血清，按比例配制成系列浓度的 7 个样本到 10 个样本，每个样本重复检测 3 次，如 7 个系列浓度制备方案：L、1L+5H、2L+4H、3L+3H、4L+2H、5L+1H、H。记录数据，利用 SPSS 17.0 软件进行多项式回归统计，将所得数据拟合为一次（$Y=b_0+b_1X$）、二次（$Y=b_0+b_1X+b_2X^2$）和三次（$Y=b_0+b_1X+b_2X^2+b_3X^3$）多项式，判断各项系数与 a 之间的差异是否具有显著性（t 检验）。如果非线性系数 b_2 和 b_3 与 a 比较无显著性差异（$P>0.05$），则认为存在线性关系，否则该组数据存在非线性关系，则要进行非线性度的评价。

3. 实验结果　统计结果显示，随机误差（CV_r）均未超过本实验室设定的不精密度允许误差，数据可用于线性评价。经多项式回归统计，结果显示，Na^+、K^+、Cl^-、Cr 的 b_2、b_3 与 0 比较差异均无显著统计学意义（$P>0.05$），为一次线性。Urea 二次多项式模型 b_2 与 0 比较差异有显著统计学意义（$P<0.05$），经计算非线性度，结果发现非线性点，去掉最高浓度点再进行分析，结果 b_2、b_3 与 0 比较差异无显著统计学意义（$P>0.05$），达到一次线性。各项目数据拟合结果见表 4-53 和表 4-54。

表 4-53　多项式回归统计结果

阶别	系数	Na^+		K^+		Cl^-		Urea		Crea	
		结果	P	结果	P	结果	P	结果	P	结果	P
一次	b_0	60.10		−2.34		43.61		−8.71		−227.18	
一次	b_1	35.83	0.00	3.46	0.00	20.44	0.00	9.93	0.00	230.26	0.00
二次	b_0	62.27		−2.53		44.90		−11.53		−241.07	
二次	b_1	33.98		3.62		19.47		12.05		240.68	
二次	b_2	0.31	0.23	−0.03	0.18	0.14	0.59	−0.30	0.03	−1.49	0.41
三次	b_0	62.28		−2.82		47.08		−9.16		−192.22	
三次	b_1	33.96		4.03		16.73		9.07		179.22	
三次	b_2	0.32	0.91	−0.18	0.15	1.05	0.67	0.69	0.19	18.87	0.06
三次	b_3	0.00	1.00	0.02	0.17	−0.09	0.71	−0.09	0.10	−1.94	0.05

注：P 为 t 检验结果，$P<0.05$ 为差异有显著统计学意义。

表 4-54　线性范围结果

项目	随机误差（%）	允许误差（%）	线性范围	厂商声明线性范围	线性方程
Na^+	0.71	1.50	96～240mmol/L	75～250mmol/L	$Y=60.103+35.833X$
K^+	0.39	2.00	1.05～14.93mmol/L	1.0～14mmol/L	$Y=-2.344+3.46X$
Cl^-	0.62	1.70	65～167mmol/L	50～175mmol/L	$Y=43.611+20.442X$
Urea	0.61	4.00	0.55～41.50mmol/L	0.71～42.83mmol/L	$Y=-9.599+10.309X$
Crea	0.77	4.00	4～1143μmol/L	4～1238μmol/L	$Y=-227.182+230.258X$

4. 评价结论　实验采用定值的患者血清，高值和低值标本均在强生公司提供的线性上下限的 20% 左右。以 Na^+ 为例，以 62mmol/L 为第 1 个稀释浓度，281mmol/L 为第 7 个稀释浓度，结果第 1 个和第 7 个稀释浓度均报警超出线性范围，故只剩下 5 个点进行线性评价。结果显示呈一次线性关系，虽然线性范围未能与厂商声明的线性范围一致，但其线性范围基本能满足临床要求。

高值 Na^+、K^+、Cl^- 由于临床上难以获得，故使用 NaCl、KCl 作为添加物制备而成。实验设计中，各项目的高、低值是由患者的混合血清或加入添加物制备而成，浓度分布宽度与设定的强生公司提供的线性上下限的 20% 有一定的误差，个别项目在设计的浓度梯度中显示最高和（或）最低稀释浓度超出线性范围，无法得出准确结果，从而将得到的第二个稀释浓度到倒数第二个稀释浓度作为最小和最大浓度范围，故浓度范围有所缩小，从而使进行线性分析得到的线性范围缩小。表 4-54 结果显示，5 个常用生化指标的线性范围基本与厂商声明一致，能满足临床要求。

（二）线性范围评价实验范例（EP06-Ed2）

1. 实验材料

（1）仪器与试剂：某品牌配套仪器、试剂、校准品和质控品。

（2）标本：患者新鲜血清，且无溶血、黄疸和脂血，传染性指标阴性。

2. 实验方案　某血清标志物，一测量程序报告的线性检测区间为 10～300ng/mL，临床可接受线性偏差（ADL）为±10%，医学决定水平为 40ng/mL 和 200ng/mL，本实验室该项目的不精密度≤5%。

按照实验方案中的比例（1、0.9、0.75、0.6、0.5、0.4、0.25、0.15、0.08、0.05、0.03），用空白稀释液按比例配制成系列浓度的 11 个样本，每个样本重复检测 5 次，记录数据，与期望值（理论计算值）利用 SPSS 17.0 软件进行最小二乘法回归统计分析，将所得数据拟合为一次（$Y=AX$）方程，计算每个点的线性预测值，将预测值与实测均值比较计算偏差或百分偏差，判断各浓度点的线性偏离是否在允许范围内。

3. 实验结果　检测结果见表 4-55。统计结果显示，随机误差（CV_r）均未超过本实验室设定的不精密度允许误差，经散点图检查无离群值，数据可用于线性评价。测量均值与期望值进行最小二乘法回归统计分析拟合方程为 $Y=0.9912X$（$R=0.9993$），各点预测值及线性偏差结果见表 4-56。拟合方程见图 4-35。

表 4-55　线性评估检测结果

样本	浓度比	测量均值（$N=5$）	SD	CV（%）
1	1	311.62	9.52	3.05
2	0.9	275.80	4.02	1.46
3	0.75	226.94	6.40	2.82
4	0.6	193.72	4.21	2.17
5	0.5	154.62	3.25	2.11
6	0.4	117.02	2.36	2.02
7	0.25	80.70	1.66	2.05
8	0.15	43.54	1.47	3.52
9	0.08	23.34	0.32	1.38
10	0.05	14.66	0.27	1.99
11	0.03	8.90	0.23	2.64

表 4-56　线性评估分析结果

样本	浓度比	测量均值（$N=5$）	期望值（E）	预测值（$Y=0.9912E$）	偏差	%偏差	是否在 ADL 范围内（±10%）
1	1	311.62	311.62	308.88	2.74	0.89	是
2	0.9	275.80	280.46	277.99	−2.19	−0.79	是
3	0.75	226.94	233.72	231.66	−4.72	−2.04	是
4	0.6	193.72	186.97	185.33	8.39	4.53	是
5	0.5	154.62	155.81	154.44	0.18	0.12	是
6	0.4	117.02	124.65	123.55	−6.53	−5.29	是

续表

样本	浓度比	测量均值（$N=5$）	期望值（E）	预测值（$Y=0.9912E$）	偏差	%偏差	是否在 ADL 范围内（±10%）
7	0.25	80.70	77.91	77.22	3.48	4.51	是
8	0.15	43.54	46.74	46.33	-2.79	-6.03	是
9	0.08	23.34	24.93	24.71	-1.37	-5.55	是
10	0.05	14.66	15.58	15.44	-0.78	-5.08	是
11	0.03	8.90	9.35	9.27	-0.37	-3.95	是

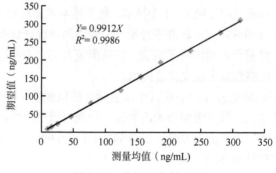

图 4-35　线性拟合散点图

4. 评价结论　评估结果与报告的线性范围一致。

五、可报告范围实验范例

以 Roche Cobas e411 电化学发光法测定 NT-proBNP 的可报告范围评价实验为例。

1. 实验材料

（1）仪器与试剂：Roche Cobas e411 电化学发光免疫分析仪；罗氏配套试剂、校准品、低值质控品和高值质控品。

（2）样本：患者的新鲜血浆，无溶血、黄疸、脂血，传染性指标阴性。

2. 实验方案

（1）线性验证评价（需要知道线性范围上限）：参考 EP06-Ed2 文件进行，设定实验室线性的允许误差范围均为 5%，选择低（L）、高（H）浓度水平混合血浆，按比例配制成系列浓度的 5 个样本，每个样本重复检测，5 个系列浓度制备方案：L、1L+3H、2L+2H、3L+1H、H。记录数据，利用 SPSS 17.0 软件进行最小二乘法回归分析，将所得数据拟合为一次（$Y=b_0+b_1X$）方程式，判断各浓度点线性偏差是否在允许范围内。

（2）临床可报告范围验证实验：临床可报告范围（CRR）为患者样本经稀释、浓缩或其他处理后，向临床所能报告的结果范围。首先进行稀释回收实验，稀释回收率=（实测值/预期值）×100%。选择一份初检为 313 69pg/mL 的高浓度样本，用 0.9%NaCl 分别作 5、10、20、50、100、200 倍稀释。参考仪器说明书，回收率在 90%～110%结果为可接受。实验得到最大稀释度，结合线性范围上限来确定临床可报告范围。

3. 实验结果

（1）线性验证实验结果：NT-proBNP 的低值和高值分别为 5.86pg/mL 和 31 557.5pg/mL，经计算得出 NT-proBNP 的重复检测集合方差（SDr）未超过实验室设定允许误差范围 5%，检测结果可用于线性评价。SPSS17.0 统计软件拟合线性方程为 $Y= 7908.1X–8837.5$（$P<0.05$），线性范围为 5.86～31 557.5pg/mL。

（2）可报告范围验证结果：选择接近线性范围上限的高浓度样本（测定均值为 31 369pg/mL 的高浓度样本），用 0.9% NaCl 分别作 5、10、20、50、100、200 倍稀释，测定结果见表 4-57。当稀释倍数达到 1∶200 时，回收率为 113.23%，未在 90%～110% 的可接受范围内。根据实验结果判断，其最大稀释度为 1∶100。

表 4-57　稀释回收实验结果

稀释倍数	实测平均值（pg/mL）	理论值（pg/mL）	回收率（%）	是否通过
0	31 369	31 369	100	通过
1∶5	5957	6273.8	94.95	通过
1∶10	2901	3236.9	92.48	通过
1∶20	1565	1568.45	99.78	通过
1∶50	654.6	627.38	104.34	通过
1∶100	306.67	313.69	97.761	通过
1∶200	177.6	156.85	113.23	不通过

4. 评价结论　结果显示，线性偏离在允许误差范围内，线性评价有意义。SPSS17.0 统计软件最小二乘法回归分析拟合一次线性方程有统计学意义（$P<0.05$），线性范围为 5.86～31 557.5pg/mL。实验线性范围与厂家声明的线性范围基本一致。

NT-proBNP 的 CRR 实验结果表明，最大稀释度可达到 1∶100，与仪器自动稀释的最大稀释倍数一致。结合线性范围上限、最大稀释度和医学决定水平，本检测系统测定 NT-proBNP 的 CRR 为 5.86～3 155 750pg/mL，CRR 范围可满足临床检测要求。

（韩丽乔）

第五节　检测限评价试验

检测系统或方法可检测的最低分析物浓度为分析灵敏度或称检测限。对低浓度特别有意义的项目，确定其检测限对疾病的诊断或治疗监测有重要意义，如心肌肌钙蛋白（cTn）升高是诊断急性心肌梗死的重要依据，在国内外发表的心脏标志物应用指南中都明确要求实验室必须确定其检测低限和在低浓度时的变异情况；又如前列腺特异性抗原（PSA），这是监视患者治疗后复发的重要信息，长期以来，临床要求明确报告 PSA 有意义的最小量。核酸检测报告阴性、阳性也要求说明能检出的最小拷贝的核酸量可相当于多少病毒。因此，确定检测系统或方法的检测限是实验室的重要任务之一。

一、相关概念和术语

（一）分析灵敏度和检测限

IUPAC 将方法的（分析）灵敏度定义为校准曲线的斜率及对于规定量的变化分析程序所产生信号的变化。IUPAC 将检测限定义为给定分析程序具有适当的确定检出分析物的最小浓度或量。实际上，理想的方法应具有高的分析灵敏度水平和低的检测限。

但"灵敏度"也常使用在其他几个方面，如诊断试验性能评价等，为避免混淆，此时以"敏感度"表述更确切。在 CLSI 发布的《确定检出限与定量检测限方案》即 EP-17A：2004 文件中不使用"灵敏度"一词，因为该术语存在多种表述方法，而检测限值能精确定义，从未被常规使用。

（二）检测低限和空白限

检测低限（LLD）是指样本单次检测可以达到的非空白检测响应量对应的分析物量。以样本响应量与样本内分析物量呈正比例关系为例，通常的做法是对空白样本进行至少 10 次重复测量，以空白样本检测信号 $\bar{x}+2s$（95%的可信限）或 $\bar{x}+3s$（99.7%的可信限）所对应的分析物含量为检测低限。

在 EP-17A：2004 文件中以"空白限"（LoB）替代了 LLD，是指在规定的可能性条件下，空白样本被观察到的最大检测结果。在 ISO 11843《实验室分析仪器测试方法检出限和定量限的有效性确认评估》中也称为"临界值"（critical value）。LoB 以空白样本 $\bar{x}+1.65s$（单侧 95%的可信限）表示其大小，而不是 LLD 中空白样本均数加 2 倍或 3 倍的标准差。LLD 和 LoB 的含义、实验过程基本相同，但实验所需要的样本数和统计方法明显不同。

在 ISO 11843 中，"临界值"是指空白样本（分析物浓度为 0 或接近于 0）预期的最高值。它是仪器（方法）的响应，高于该值的样本被认为具有被测量的阳性值。在 EP-17A：2004 文件里，这个响应的阈值被称为"空白限"。

（三）生物检测限和检出限

生物检测限（BLD）是指某样本单次检测可能具有的最小响应量刚大于空白检测低限响应量时，该样本内含有的分析物浓度。以样本响应量随样本内分析物量呈正比例关系为例，通常的做法是制备几个浓度略高于 LLD 的低浓度样本批间至少重复测定 10 次，低浓度样本检测信号 $\bar{x}-2s$（95%的可信限）或 $\bar{x}-3s$（99.7%的可信限）刚大于 LLD 时，样本中所具有的分析物含量即为生物检测限。

在 EP-17A：2004 文件中以"检出限"（LoD）代替了 BLD，是指样本中分析物的最小量，可以在规定的可能性条件下予以检出，但也许还不能量化为一个确切的值。也被称为"检测下限""最小的可检测浓度"，有时也用于指示"灵敏度"。低浓度样本的制备和实验过程与 BLD 大致相同，但统计方法不同，用 $1.65s$（单侧 95%的可信限）代替了 BLD 中的 2 倍或 3 倍标准差。

（四）功能灵敏度和定量检出限

功能灵敏度（FS）是指以日间重复 CV 为 20%时对应检测限样本具有的平均浓度，这是检测系统或方法可定量报告分析物的最低浓度。FS 的样本制备和实验过程同 BLD,计算每个低浓度样本检测信号的均值、标准差和 CV,从中选择 CV 最接近 20%的低浓度样本均值对应的分析物浓度为功能灵敏度。

定量检出限(LoQ)是指在规定的可接受精密度和正确度条件下,能定量测出样本中分析物的最小量。即方法的偏差加 2 倍标准差在满足允许总误差质量目标的条件下样本中分析物的含量。LoQ 的估计更为复杂,因为方法的偏倚很难估计,另外,FDA 也没有要求厂商给出符合质量规定的 LoQ。

(五)测量范围的低限和线性范围的低限

测量范围的低限(LMR)是符合限定条件的最低水平。这些限定条件包括所有规定的性能,如偏倚、不精密度、不确定度和其他常见的性能。

线性范围的低限(LLR)是指该方法响应与真实浓度间具有线性关系的最低浓度(参见 CLSI EP-6 文件)。这也要求实验室设定的非线性错误目标,必须与关于线性的所有规定相一致。

(六)"空白限""检出限""定量检测限"之间的关系

最低的限值是"空白限"(LoB),是我们预期看到的不含有分析物样本系列结果的最大值。需要注意的是,LoB 是一个观察到的检测结果,而其他所有的限值是指分析物的实际浓度。第二个最低的限值是"检出限"(LoD),是指分析物的实际浓度,在该浓度处观察到的检测结果略大于 LoB,因此称为"被检出"。"定量检测限"是分析物的最低实际浓度,在这个浓度下,分析物被可靠地检出,同时,观察到的检测结果的不确定度小于或等于实验室或厂商设置的质量目标。不确定度目标(或偏倚与不精密度)必须与 LoQ 一致,或对实验室是可行的。以上限值具有 LoB<LoD≤LoQ 的关系。

(七)EP-17A:2004 文件中的有关定义

2004 年,CLSI 发布了 EP-17A:2004 文件,该方案推荐使用空白限(limit of blank,LoB)、检出限(limit of detection,LoD)和定量检出限(limit of quantitation,LoQ)来表示检测系统或方法的灵敏度性能,现将相关概念和术语简介如下。

1. 可接受的参考值(accepted reference value) 是一个被广泛认可的参考值,其来源于:①基于科学原理的理论值或建立的值;②根据国家或国际组织的实验所赋予或验证的值;③根据科学或工程组织合作实验所取得的调查值或验证值;④当以上均不可利用时,可定量测定的期望值,如特殊群体测量的均值。

2. 空白(blank) 不含被检测的分析物样本,或其浓度至少较被分析物感兴趣的最低水平少一个数量级的样本。

3. 空白限(LoB) 在规定的可能性条件下,空白样本被观察到的最大检测结果。注:①LoB 不是检测得到的实际浓度,是确保在实际浓度处的阳性信号成为检出限;同样,LoB 是在规定的可能性条件下,含有分析物等于 LoD 水平的样本预期得到的最低值;②这和"检测下限"相同,是由规定的测量程序得到的,可以给出一定测量不确定度的最低检测结果。在 ISO 11843 中也称为"临界值"。

4. 检出限(LoD) 指样本中分析物的最小量,可以在规定的可能性条件下予以检出,但也许还不能量化为一个确切的值。也被称为"检测下限""最小的可检测浓度",有时也用于指示"灵敏度"。

5. 定量检出限（LoQ）　指在规定的可接受精密度和正确度条件下，能定量测出样本中分析物的最小量，也称为"确定低限"和"检测范围的低限"。

二、EP-17A：2004 检测低限、生物检测限和功能灵敏度评价实验

（一）实验材料和要求

实验一般需要制备两种不同类型的样本。一种是空白样本，即不含有分析物，分析物浓度为零，用于确定检测低限（LLD）；另一种是检测限样本，即含有低浓度的分析物。通常需要制备几份浓度介于 LLD 1～4 倍的检测限样本，用于确定生物检测限（BLD）和功能灵敏度（FS）。空白样本和检测限样本由检测系统作重复检测，计算各自的均值、标准差和变异系数。不同的检测限由空白样本和检测限样本数据作估计。

1. 空白样本　理想的空白样本应具有和检验的患者样本相同的基质。常使用检测系统的系列校准品中的"零浓度"校准品或不含分析物的样本专用稀释液作为空白样本。对某些项目，可使用术后已无某疾病的患者样本，如前列腺肿瘤术后样本的无 PSA 血清为空白样本。通常制备若干份空白样本，一份空白样本用作"空白"，其他几份用于制备检测限样本。

2. 检测限样本　证实方法的检测限时，在空白样本中加入分析物配制成检测限样本。加入的分析物量应是厂商说明的检测限浓度。在建立检测限时，需制备几份检测限样本，它们的浓度应介于检测低限浓度 1～4 倍。

3. 重复检测次数　没有硬性规定，但常推荐做 20 次重复测量，符合临床检验对重复检测实验的要求。CLSI 指南也建议实验室在验证厂商声明时做 20 次重复测量，但厂商在建立声明时最少做 60 次重复测量。厂商常推荐 10 次，为降低实验成本，实验室也可采纳做 10 次。

4. 实验需要的时间　如果主要从空白样本的重复性了解检测低限，常常做批内或短期实验。如果主要从"检测限"样本的重复性了解检测低限，推荐做较长时间的实验，代表日间检测性能，通常重复测量 10 次，每天 1 次，连续检测 10 天。

检测限评价样本制备及实验流程如图 4-36 所示。

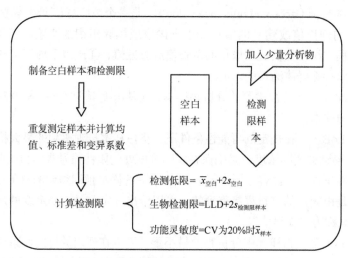

图 4-36　检测限评价实验流程

（二）检测低限评价实验

统计说明如果空白响应量的波动服从正态分布规律：各个单次检测的空白响应量 $x_{空白}$ 有 95% 的可能性为：

$$\overline{x}_{空白}-2s_{空白} \leqslant x_{空白} \leqslant \overline{x}_{空白}+2s_{空白}，即 \left|x_{空白}-\overline{x}_{空白}\right| \leqslant 2s_{空白} \tag{4-141}$$

若某个样本的检测响应量较空白响应量均值大 $2s_{空白}$，被认为是空白响应量的可能性只有 5%，有 95% 的可能性属于样本内有分析物形成的检测响应量，它与空白均值相差 $2s_{空白}$ 以上。同理，响应量较空白均值相差 $3s_{空白}$ 以上时，还认为是空白响应量的可能性仅 0.3%；而有 99.7% 的可能性是样本内有分析物形成的响应量。所以，若检测样本的响应量大于空白均值，但和空白均值相差 $2s_{空白}$ 或 $3s_{空白}$ 以下，只能说这些响应量是空白样本单次检测的响应量，样本内没有分析物存在，或者表示分析物为零。超过 $2s_{空白}$ 或 $3s_{空白}$ 的响应量才认为样本中真的含有分析物。检测低限示意图见图 4-37。

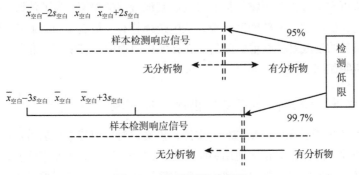

图 4-37　检测低限示意图

图 4-37 中 $\overline{x}_{空白}$ 为空白重复检测响应量的均值，检测低限（LLD）定义为样本单次检测可以达到的非空白检测响应量对应的分析物量。检测系统或方法小于或等于检测低限的分析物量只能报告"无分析物检出"。通常估计 95% 或 99.7% 的两种可能性：

置信概率为 95% 时：$LLD = \overline{x}_{空白}+2s_{空白}$

置信概率为 99.7% 时：$LLD = \overline{x}_{空白}+3s_{空白}$

（三）生物检测限评价实验

大于检测低限的响应信号说明样本内有分析物，但是方法还不能正确报告定量结果。因为在这样低的浓度或其他量值的范围内，单次检测样本的反应响应量重复性较差。生物检测低限的定义为某样本单次检测可能具有的最小响应量略大于空白检测低限响应量，该样本内含有的分析物浓度或其他量值为生物检测低限。度量时，以检测低限加 2 倍或 3 倍检测限样本标准差的方式，确定检测系统或方法可定量报告分析物的最低浓度或其他量值的限值。

生物检测低限（BLD）的具体度量方式为：

$$置信概率为 95\% 时：BLD=LLD+2 \times s_{检测限样本} \tag{4-142}$$

$$置信概率为 99.7\% 时：BLD=LLD+3 \times s_{检测限样本} \tag{4-143}$$

在证实厂商声明的 BLD 时，检测限样本浓度的选择应和厂商的说明相同。生物检测低限的示意图见图 4-38。

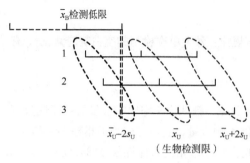

图 4-38　生物检测限示意图

图 4-38 中有 3 个检测限的样本。$\bar{x}_U$ 为检测限样本重复检测的均值，$\bar{x}_U - 2s_U$ 和 $\bar{x}_U + 2s_U$ 分别为 95% 检测响应量的低限和高限。第 1 个和第 2 个样本的检测响应量比检测低限的响应量还低，因此无法与单作 1 次的响应量区分出是空白波动还是有分析物。只有第 3 个样本有 95% 的可能性，它的检测响应量都比空白检测响应量大。所以，第 3 个样本重复检测响应量的均值可以用来计算生物检测限，即可定量报告结果的限值。

（四）功能灵敏度评价实验

功能灵敏度（FS）是指以日间重复 CV 为 20% 时对应检测限样本具有的平均浓度，这是检测系统或方法可定量报告分析物的最低浓度或其他量值的限值。为了估计 FS，须用多个检测限浓度来确定在低浓度处的精密度表现，从中选择具有或最近于 20%CV 的对应浓度，为可定量报告的最低浓度或其他量值的限值。在证实厂商声明的 FS 时，使用的检测限样本浓度应和厂商的说明相同。

（五）空白限、检出限和定量检出限评价实验

2004 年 CLSI 发表了 EP-17A：2004 文件，该文件对如何建立检验方法的检出限，如何验证厂商声明的检出限，如何正确使用和解释各种限值，以及如何基于实验室在低水平浓度处的性能目标确定定量检出限提出了建议。此方案适用于所有的定量检验项目，尤其是医学决定水平非常低（如接近于 0）的检验项目。此方案不仅适用于临床实验室，同时也适用于体外诊断试剂生产厂商。

1. 以往确定检测限值存在的问题

（1）忽略了现代分析仪的特点。目前，临床实验室大多数分析仪器仅报告有分析物的数量结果，对于低于"0"的检验结果全部报告为"0"，也没有基础的仪器分析信号。因此，用参数模式估计检测限值不适用。

（2）强调空白样本和低浓度样本的检测数据总是呈正态分布。事实上，无论是原始检测信号还是直接给出的检测结果往往不呈正态分布。

（3）对一些参数的模式做出另外的假设，即低水平样本和空白样本的重复检测具有相同的标准差。这个方法的主要缺点是不能区别表观的和真实的（或实际的）分析物浓度，即它忽略了一个位于 LLD 处的真实浓度的样本，将只有 50% 的可能性得到该值，这样的做法使报告的 LLD 不可靠。

（4）没有考虑检测限值在临床应用时的可靠性。前述的生物检测限只考虑了样本单次检测信号有 95% 或 99.7% 的可能性一定不是空白信号，并未考虑这样的低值结果究竟有多大的误差，以及在实际应用时是否有价值。即便是功能灵敏度，它只考虑了随机误差的质量要求，却未考虑系统误差和总误差的质量要求，结果总误差会很大，严重影响了临床应用。

2. EP-17A：2004 方案的特点

（1）直接使用分析仪输出的浓度或质量单位结果用于估计检测限值，适应于现代分析仪

的现状和检验医学的发展。

（2）以数据的分布规律为前提，可采用参数检验或百分位数原理确定限值，评估方法更科学。

（3）与 CLSI 发布的系列 EP 文件有密切联系，结合这些文件的技术特点，完善了检测限值的确定方法。

（4）以检验的允许误差质量目标来估计定量限值，充分保证了在低值条件下检测结果也能符合临床需要的质量要求。

（5）强调了厂商、实验室和临床在确定检测限值中的责任。

3. 建立空白限和检出限的方法

（1）建立空白限的方法：空白样本和低浓度样本检测结果的离散分布是因随机测量误差所致。许多仪器自动地将阴性信号转换为 0 或小于阳性的值，仅输出非阴性结果。假定某值超过了真实空白样本值 95% 分布的百分位数，则显示和空白测量结果明显不同。当某样本的观察值超过了此限值，则表明样本中的分析物浓度超过了 0。

使用这个限值，真实空白样本给出的值有 5% 的可能性被认为有分析物存在，这就是 I 类错误（或 α 错误）导致的假阳性。同时观察到，含有低浓度分析物样本的检测值会低于这个限值，此时若认为样本中不存在可检出的分析物，我们就犯了 II 类错误（或 β 错误），即假阴性。因此，如何确定低浓度样本和空白检测区别的位置至关重要，方法的开发者应根据控制 I、II 类错误的相对费用，合理设置 α 值和 β 值。

最近国际标准化组织（ISO）推荐在规定水平的 I 类错误和 II 类错误下，确定最小检出限值。一般设定 $\alpha=\beta=5\%$，5% 的 α 值相当于将空白值分布的第 95 百分位数作为显著高于空白的限值。若空白值呈正态分布，这个限值相当于：

$$LoB = \mu_B + 1.645\sigma_B \tag{4-144}$$

式中：μ_B 和 σ_B 分别为空白样本检测的均值和标准差。

某些分析仪器对低于 0 的检测值不报告，或空白值呈非正态分布，此时必须用非参数法进行评估，即将数据由小到大排列，依据大小排列的 N_B 值，估计第 95 百分位数所在位置为 $[N_B(95/100)+0.5]$ 的值。空白分布限值的百分位数（Pct_B），即空白分布尾部去掉百分 α 后的临界值被称为空白限（LoB）：

$$LoB = Pct_{B\ 100-\alpha} \tag{4-145}$$

（2）建立检出限的方法：为了强调 II 类错误，必须考虑使最小样本浓度等于 LoD，其给出的结果才极有可能超过 LoB。若 II 类错误水平设置为 5%，则实际浓度为 LoD 的样本，有 95% 的测量结果超出 LoB。图 4-39 说明了两种情况：一种为实际样本浓度等于 LoB，一种为实际样本浓度检测结果的第 5 百分位数的值等于 LoB。图 4-39A 所示，50% 的样本检测结果低于 LoB，其余 50% 的样本检测结果高于 LoB，仅后面 50% 的结果可以肯定超过了空白值，即含有分析物可以检测的量，所以 $\beta=50\%$。图 4-39B 所示，分析物浓度等于 LoD 的样本，检测结果的 95% 超出了 LoB，可以肯定含有分析物的量与空白值明显不同，但有 5% 的结果低于 LoB，即与空白值没有差异，所以 $\beta=5\%$，这是 II 类错误造成的假阴性。LoD 是这个样本的实际浓度，它是可靠检测到的最低实际浓度。若低水平样本检测结果呈正态分布，其分布的 5% 百分位数相当于 LoB，此时的均值即为 LoD：

$$LoB = \mu_S - 1.645\sigma_S \tag{4-146}$$

式中：μ_S 和 σ_S 分别为低浓度样本检测的均值和标准差。

$$\mu_S = LoD = LoB + 1.645\sigma_S \tag{4-147}$$

若空白值呈正态分布，则 $LoB = \mu_B + 1.645\sigma_B$。

最后 $LoD = \mu_B + 1.645\sigma_B + 1.645\sigma_S$。

如果样本的检测结果不呈正态分布，或不能转化为正态分布，可以按非参数法估计 LoD。另外，必须使样本的浓度接近暂定 LoD，检查最低水平，确定它的 5%或更低的观察结果是否小于 LoB。

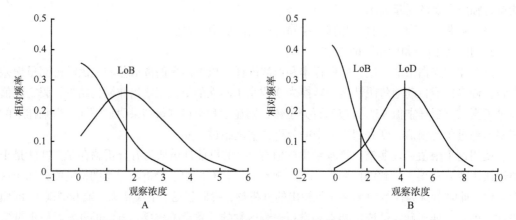

图 4-39 空白样本重复测定的分布（A 和 B 的左侧）和假设的低浓度阳性样本的分布（A 和 B 的右侧）
A 图的实际分析物浓度等于 LoB，有 50%的检测值超出了 LoB；B 图的实际样本浓度等于 LoD，有 95%（100%-β）的检测值超出了 LoB

（3）实验设计与要求：实验所涉及的检测系统或实验室设备组合应处于稳定的工作状态（无试剂批号的改变，或校准的主要改变），同时也要考虑实验时间或分析批的变异，以及不同操作人员之间的差异。

对实验样本数的要求：综合考虑精密度和费用，建议确定 LoD 的最小检测数为 60（包括空白样本和低浓度样本），这对方法的开发者或生产厂商非常适用。在验证厂商的 LoD 时，应对声明水平处的样本至少进行 20 次检测，如果必要，在 LoB 处也至少进行 20 次检测。验证实验由实验室或用户完成。

若需要认真确定样本量大小与 LoD 不确定度的关系，设 $\alpha = \beta = 5\%$，可按以下公式计算 LoD 标准误的估计值：

$$SE(LoD) = \sqrt{\left[\left(2.1142^2 \times \frac{\sigma_B^2}{N_B}\right) + \left(1.645^2 \times \frac{\sigma_S^2}{2(N_S - K)}\right)\right]} \tag{4-148}$$

式中：σ_B 为空白样本检测结果的混合标准差；σ_S 为低浓度阳性样本检测结果的混合标准差；N_B 为空白样本检测数；N_S 为低浓度阳性样本检测数；K 为低浓度阳性样本数。

例如，若 $\sigma_B = 1.0$，$\sigma_S = 1.5$，$N_B = N_S = 100$，$K = 10$，则：

$$SE(LoD) = \sqrt{2.1142^2 \times \left(\frac{1}{100}\right) + 1.645^2 \times \frac{1.5^2}{2 \times (100 - 10)}} = 0.2802$$

假定 $N_B = N_S - K = N$，$\sigma_S / \sigma_B = m$，那么上式可简化为：

$$SE(LoD) = \sqrt{\frac{4.469\sigma_B^2 + 1.3530\sigma_B^2 m^2}{N}} \tag{4-149}$$

$$SE(LoD) = \sigma_B \sqrt{\frac{4.469 + 1.3530 m^2}{N}} \qquad (4\text{-}150)$$

如果规定了 LoD 的 SE 目标（称其为 G），设 $\alpha = \beta = 5\%$，那么需要的样本大小可用下列公式计算：

$$N = \frac{\sigma_B^2 (4.469 + 1.350 m^2)}{G^2} \qquad (4\text{-}151)$$

例如，若 $\sigma_B = 1.0$，$\sigma_S = 1.5$，$m = 1.5$；设定 LoD 的 SE $\leqslant 0.30$；

$$N = 1 \times (4.469 + 1.3530 \times 1.5^2) / (0.3)^2 = 83.48$$

因此，空白样本至少需要 84 个检测数，低浓度阳性样本检测数为（84+K），即 94 个检测数。

空白样本和低浓度样本的性能要求：应尽可能做到，空白样本与低浓度样本为天然样本。如药物测定，应是无药物的血清或血浆，不是缓冲液。为确保检测具有代表性，建议对一组样本进行检测，而不是对单一样本进行检测。考虑到不同样本间的基质差异，最好对 5 个以上的样本做重复检测，并最好分布于数天，使评估可反映分析方法在实验室整个条件下的检测性能，包括不同的分析人员与设备。在验证已有的性能时，实验周期内不能包括试剂批号的改变或主要的设备保养。在确定性能时，实验周期内应包括试剂批号的变化。

（4）建立与验证 LoB 和 LoD 的程序：确定方法性能的程序和验证厂商声明性能的程序在复杂性与所需检测数方面不同。这些程序应基于相同的模式和相同的 I 类误差和 II 类误差的允许限。

1）建立 LoB 的程序：建议至少进行 60 个空白测定，对一个或数个空白样本进行重复检测（N_B 次）估计 LoB。使用多个样本有助于确保含有分析量多的单一样本不被作为空白。如上所述，如果数据呈正态分布，使用参数程序估计 LoB：

$$LoB = \mu_B + 1.645 \sigma_B \qquad (4\text{-}152)$$

若数据呈非正态分布（在 0 处截平），使用非参数程序估计 LoB：

$$LoB = Pct_{B\ 100-\alpha} \qquad (4\text{-}153)$$

将检测值由小到大排列，用以下公式估计合适百分位数（ρ）的秩作为观察值，在这种情况下，$\rho = (100 - \alpha) = 95$。

LoB = 在 $[N_B (\rho/100) + 0.5]$ 位置的结果 = 在 $[0.95 \times N_B + 0.5]$ 位置的结果 = $P_{(1-\alpha)}$ （4-154）

如果这个值为非整数，进行线性插入，例如，若 $\rho = 95$，$N_B = 60$，则 $N_B(\rho/100) + 0.5 = 57.5$，第 95 百分位数是第 57 个和第 58 个观察值的均数。若 $N_B = 65$，那么 $N_B(\rho/100) + 0.5 = 62.25$，则第 95 百分位数在第 62 个和第 63 个观察值之间，计算公式为：$X_{62} + 0.25 (X_{63} - X_{62})$。

2）建立 LoD 的程序：在确定 LoD 时，样本检测的标准差来自多个低浓度样本的重复检测，这些样本的浓度范围在 LoB 的 1～4 倍，建议至少不低于 60 个重复测定结果，最好取 4～6 个低浓度样本，计算这些水平下精密度的综合估计值。多个低浓度样本的综合标准差（SDs）由下式得出：

$$SDs^2 = \left(n_1 SD_1^2 + n_2 SD_2^2 + n_3 SD_3^2 + \cdots + n_m SD_m^2 \right) / \left(n_1 + n_2 + n_3 + \cdots + n_m \right) \qquad (4\text{-}155)$$

式中：n_1，n_2，…代表不同低浓度样本的自由度（$n_1 = N_1 - 1$，以此类推），m 为低浓度样本数。

在合并不同低浓度样本精密度的估计值前，应使用常用的 F 检验（两个样本）或 Cochran 检验（两个以上样本），检验它们的一致性。如果不一致，应由厂商或方法的开发者调查原因。这可能系方法的不稳定性或样本的不稳定性导致了变异。暂定的 LoD 估计值由下式得出：

$$LoD_{暂定}=LoB+c_\beta SD_S \qquad (4\text{-}156)$$

式中：SD_S 为低浓度样本综合标准差的估计值，c_β 是标准正态分布第 95 百分位数值的校正因子，应用校正因子是因为 SD_S 是总体标准偏差 σ_S 的有偏估计。如果样本数 N_S 不太少，则：

$$c_\beta=1.645/[1-1/(4\times f)] \qquad (4\text{-}157)$$

式中：f 是估计综合标准差 SD_S 的自由度。

例如，5 个低浓度样本（$K=5$）60 个检测结果（$N_S=60$），则估计的 SD_S 的自由度，$f=N_S-K=55$，$c_\beta=1.645/[1-1/(4\times 55)]=1.653$。

注意，因为只需要估计 SD_S，不必要求所有的检测具有完全相同的低浓度样本，使用多个不同浓度的样本有助于考虑样本的变异。

A. 考虑标准差的稳定性：重要的是要考虑被测量水平的 SD_S 是否与暂定 LoD 水平（LoD暂定）的标准差相同。

B. 考虑数据的分布形状：若低浓度样本不呈正态分布，但可以转换为正态分布，如通过对数转换，然后再重新转化（如反对数）为原有单位；若不能转换，但 SD_S 相对稳定，可使用非参数离散估计，即计算从检测分布的第 β 百分位数到低浓度样本的指定值（或可接受的参考值）之间的距离 $D_{S,\beta}$，$D_{S,\beta}$ 类似于 $c_\beta SD_S$，所以：

$$LoD=LoB+D_{S,\beta} \qquad (4\text{-}158)$$

若 SD_S 不稳定，也不能转换为正态分布，则必须使用非参数"错误-尝试"程序。在这个程序中，实验样本浓度应在假设的 LoD 处，获得系列检测结果（注意时间与人员的安排）。计算第 β 百分位数，作为低于 LoB 观察的百分数。LoD 是第 β 百分位数为 5% 或更低的检测样本的浓度。

3）验证 LoD 的程序：实验室希望确保检测方法能满足厂商给定的 LoD，而不是自己建立 LoD。如果可能，实验室应使用厂商提供的 LoB，但是，应对空白材料进行至少 20 次重复检测，若没有 3 个重复检测值超出声明的 LoB，则验证通过，可直接使用厂商声明的 LoB。若厂商不提供 LoB，应按照前面述及的方法估计 LoB，然后，对具有相当于厂商给定的 LoD 浓度的样本进行重复检测，估计结果数超过 LoB 的比例。建议样本检测次数至少为 20 次，数据尽可能来自各样本，并在数天内进行检测。若计算的比例与预期值（默认为 95%）在计算比例的 95% 可信限内，则说明实验数据支持厂商声明的 LoD。若计算比例不符合预期 95% 的要求，则不能确认厂商声明的 LoD，实验室应和厂商联系，或建立自己的 LoD。这需要使用现有数据，以及对浓度略高的一个低浓度样本进行检测。表 4-58 显示样本量为 20～1000 个结果符合预期 95% 比例的低限。

表 4-58　20～1000 个检测值符合超出 LoB 预期 95% 比例的下限

检测数	观察比例的下限（%）	检测数	观察比例的下限（%）
20	85	100	90
30	87	150	91
40	88	200	92
50	88	250	92
60	88	300	92
70	89	400	93
80	89	500	93
90	90	1000	94

（5）建立与验证定量检测限的方法：定量限（LoQ）是指能可靠检出分析物的最低实际浓度，并在该浓度下的总误差符合准确度要求（临床应用可接受），依据实验室规定的误差目标，LoQ 可以等于或高于 LoD，但不能低于 LoD。确定 LoQ 是方法学性能的重要部分，可由厂商确定。实验室可能希望建立自己的 LoQ，或验证厂商给定的性能。实验室若能确定分析物在低浓度时的测量不确定度（或总误差），就没有必要对每个方法去确定 LoQ。只要报告每个低水平结果的不确定度是否可接受，用户即可判断 LoQ 是否适用。

在缺乏足够低水平参考物质的情况下，可以用已知浓度或活性的样本适当稀释制备成低浓度实验样本，但样本中的分析物浓度应高于分析测量范围的下限。

1）建立定量检出限：LoD 研究中的检测结果可应用于估计分析物在该水平的偏差与不精密度。在这个方案中，推荐最少 40 个重复测量，对 3～5 个不同样本至少各做 5 批检测。如果使用一个样本，重复测量的均值和可接受的参考值之间的差异是偏差的估计；如果在同一水平使用多个样本，那么差异的均数是正确度的估计，一个样本 40 个重复测量的总标准差或多个样本的 SD_S 是精密度的估计。综合这些估计值即可获得该水平下总误差（TE）的估计值：TE=偏差+2×SD_S[如果偏差为负值，TE=−（偏差−2×SD_S）]，如果这个估计值小于设定的总误差目标，则 LoD=LoQ。

对真值等于 LoQ 的样本来说，该程序确保实验结果充分正确的可能性约为 95%。如果需要更高的可能性，则需要较大的因子与 SD_S 相乘。例如，偏差+4SD_S 和偏差−4SD_S 均在总误差目标之内，则超过 99.5% 的结果适合使用。

若在这个水平不符合总误差目标，则必须检测较高水平的样本。必须获得合适的参考物质，应使用与确定 LoD 相似的物质。如前述，必须使用其他独立的检测系统或方法了解样本内分析物的实际浓度，可以使用参考方法检测、加入参考物质或参考物质稀释等。若制备实验样本，稀释因子和（或）配制过程的不确定度应包括在对物质检测的不确定度估计或总误差中。

如果实验室确定的 LoQ 高于假定的测量范围（或可报告范围）的最低水平，那么测量范围可能不适用于该实验室。如果实验获得的不精密度和偏倚的估计值 95% 可信区间的下限大于方法声明的 LoQ，应与生产商联系。

2）验证厂商声明的 LoQ：如果实验室希望验证某 LoQ，或实验误差不呈正态分布，需使用其他程序核对给定的 LoQ。实验要求前已述及，但不必计算综合标准 SDs 和估计总误差，直接使用至少 25 个重复测量即可。在这种情况下，每个样本的重复检测结果与该样本的参考值和误差目标进行比较，超过误差目标的结果数是该水平方法是否合适的度量。

（6）报告结果：依据本方案已经建立了各种限值，厂商与方法开发者在产品说明书或方法叙述中希望报告 LoB、LoD、LoQ 的，他们必须同时介绍所有 α 与 β 可能性、精密度与真实度规定水平的目标，以及设计的特性。

若实验室希望报告最完善的信息，包括不确定度量值的"灰区"，可按如下形式进行：

结果≤LoB　　　　　　报告"不能检出，浓度<LoD"。

LoB<结果<LoD　　　报告"检出分析物，浓度<LoQ"。

LoD≤结果<LoQ　　　①报告"检出分析物，浓度<LoQ"；或②报告结果，并告知有高不确定度的可能。

结果≥LoQ　　　　　　报告结果。

若实验室只报告定量结果，或"低于"测定或以最简单方式报告，形式如下：

结果≤LoB	报告"浓底<LoD";或"不能检出"。
结果	报告
LoB<结果<LoD	报告"浓度<LoQ"或检出。
结果≥LoQ	报告结果。

（六）EP-17A：2004 检测限评价实验范例

1. 空白限、检出限和定量检测限评价实验范例　　利用 EP-17A：2004 方案，对 SIEMEMS Centaur 240 全自动化学发光仪促甲状腺激素（TSH）的空白限值（LoB）、检出限值（LoD）和定量限值（LoQ）进行评价为例，供参考。

（1）实验材料

1）仪器与试剂：德国 SIEMEMS Centaur 240 全自动化学发光分析仪。TSH 定量检测试剂由主要试剂（含磁性微粒的固相抗原或抗体，标记的抗原或抗体）、稀释液、发光试剂组成，均是由德国西门子公司提供的原装配套试剂，批号：001213。

2）样本：收集约 20 例我院门诊和住院患者 TSH 检测浓度为 0μIU/mL 的新鲜混合血清作为空白样本，混匀后分装成 30 管，–20℃冰箱保存备用。收集约 20 例我院门诊和住院患者 TSH 检测为低浓度（0.1μIU/mL）的新鲜混合血清，重复测定 5 次，去除最高值和最低值，计算其均值，为该血清的 TSH 浓度值，用稀释液作系列稀释，组成预测值为 0.01μIU/mL、0.02μIU/mL、0.025μIU/mL、0.03μIU/mL、0.035μIU/mL、0.04μIU/mL 的系列低水平检测样本，分装成 30 管，依次编号为 C1、C2、C3、C4、C5、C6，4℃冰箱保存备用。

（2）实验方法

1）空白限值：每天测 6 管空白样本，上下午各测定 1 次，连续 5 天，共得 60 个空白结果。按 $\alpha=\beta=5\%$，空白限值（LoB）$=\mu_B+1.645\sigma_B$。α 代表 I 型错误/假阳性；β 代表 II 型错误/假阴性，式中 μ_B、σ_B 分别代表空白测定的均数和标准差。

2）检出限值：各浓度样本每天上下午各测 1 次，连续 5 天，共得 60 个低水平样本结果。若数据呈正态分布，则 $LoD_{ST}=LoB+C_\beta SD_S$，$C_\beta=1.645/[1-1/(4\times f)$，$SD_S$ 为低水平样本精密度的综合估计值，即 $SD_S^2=(n_1SD_{S_1}^2+n_2SD_{S_1}^2+\cdots+n_nSD_{S_n}^2)/(n_1+n_2+\cdots+n_n)$，其中 $n_1=N_1-1$，$n_2=N_2-1$，N_1、N_2、$\cdots$、N_n 为各个样品的重复检测数；C_β 是标准正态分布的第 95 百分位数（纠正因子）；f 是估计标准差 SD_S 自由度。若数据呈非正态分布，则用非参数统计，计算检出限值（LoD）。

3）定量限值：计算 6 个低水平样本的日间不精密度（SD）、实测值（均值）和预期值的偏差及总误差（TE），TE=偏差+2SD，若 TE<CLIA'88TE$_a$，则定量限值（LoQ）=LoD，否则需选择更高浓度的低水平样本重新进行检测。

（3）实验结果

1）计算 LoB：对 60 个空白样本的检测值（表 4-59、图 4-40）按光强度值（RLU）进行正态性检验，结果显示该组数据呈正态分布，可按公式 $LoB=\mu_b+1.645\sigma_b$ 计算，均值为 1336.5，标准差为 140.887，LoB=1568.26。按浓度进行正态性检验，结果为非正态分布，用非参数估计第 95 百分位数所在位置：$[N_B(95/100)+0.5]$ 的值，$N_B=60$，则第 95 百分位数应该是第 57 个与第 58 个观察值的均值，即 LoB= 0.01μIU/mL。

表 4-59　60 个空白样本的 RLU

1050	1172	1229	1313	1405	1494
1055	1174	1234	1323	1416	1497
1056	1175	1265	1324	1432	1504
1070	1176	1266	1327	1438	1505
1113	1179	1270	1332	1450	1544
1124	1186	1274	1336	1455	1551
1130	1193	1290	1350	1475	1588
1149	1196	1308	1359	1475	1605
1170	1198	1309	1380	1479	1635
1171	1226	1313	1399	1483	1663

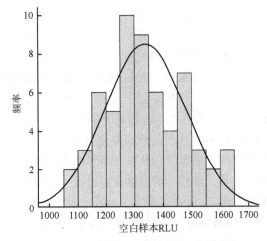

图 4-40　空白样本的 RLU 直方图
均值=1336.5，标准差=140.887，测定次数=60

2）计算 LoD：低浓度患者混合血清重复测定 5 次的 TSH 浓度为 0.1μIU/mL、0.09μIU/mL、0.1μIU/mL、0.09μIU/mL、0.1μIU/mL，根据其 RLU 去除最高值和最低值后计算平均值为 0.0967μIU/mL。系列低水平检测样本结果见表 4-60。

表 4-60　系列低水平检测样本的浓度和 RLU 统计结果（μIU/mL）

参数	浓度 1 (0.01)		浓度 2 (0.02)		浓度 3 (0.025)		浓度 4 (0.03)		浓度 5 (0.035)		浓度 6 (0.04)	
	RLU	实测浓度	RLU	实测浓度	RLU	实测浓度	RLU	实测浓度	RLU	实测浓度	RLU	实测浓度
$\bar{x}$	1424.9	0.02	1924	0.026	1981.4	0.03	2095.7	0.036	2205.1	0.042	2346.9	0.05
SD	194.66	0.0067	187.93	0.0070	107.52	0.0067	138.07	0.0084	123.85	0.0079	64.52	0.0082
CV	11.29	33.33	9.77	26.89	5.43	22.22	6.59	23.42	5.62	18.78	2.75	16.4

对各组数据进行正态性检验，结果不全是正态分布。

采用 K 个相关样本 Friedman 检验，检验各低水平样本的标准差是否恒定。结果显示，Chi-Square 统计量为 31.275，自由度为 5，各低水平样本间的差异均有统计学意义（$P < 0.01$）。对数据进行非参数统计，即将数据从大到小排列，计算 β-百分位数，LoD 是 β=5%处的结果。第 5 百分位数所在的位置是[N_D（5/100）+0.5]的值，式中 N_D 为检测次数，N_D=60，则第 5 百分位数应该是第 3 个与第 4 个观察值的均值，LoD=1641.5（RLU），LoD=0.02μIU/mL。

3）计算 LoQ：计算 6 个低水平样本的日间不精密度（SD）、实测值（均值）和预期值的偏差及总误差（TE），TE=偏差+2SD，经计算得出 TE=0.0201，目标设定 CLIA′88 TE_a 规定 TSH 的允许范围是"靶值±25%"，$TE <$ CLIA′88TE_a，则 LoQ=LoD 0.02μIU/mL。

（4）评价结论：高灵敏度的 TSH 测定可用于甲亢和亚临床甲亢的诊断。明显甲亢时 TSH 在 0.01μIU/mL 以下，而在轻度、亚临床甲亢时，TSH 受抑制较轻，一般在 0.01～0.1μIU/mL，此时可结合 FT_4 来判断甲状腺功能。

在 LoB 的计算中引入了国际标准化组织（ISO）推荐的"在规定水平的Ⅰ类错误与Ⅱ类错误下确定最小检出限值"，常默认为 $\alpha = \beta$=5%，相比计算分析灵敏度中的检测低限的"2SD"要小。在本实验中，选择的患者血清是在该批号低浓度（0μIU/mL）标准液的 RLU（1391）附近的 0μIU/mL 血清，与常规标本的基质相差较小。对于小部分测出为 0.01μIU/mL 的数据，除了反复冻融引起纤维蛋白析出的可能外，更主要的原因是测试过程中仪器本身、环境及操作者的因素对低浓度样本影响较大。在本实验中，结果在 0.01～0.02μIU/mL 的样本就被认为 95%的可能性大于空白值，相当于阳性样本，但还不能定量报告。对系列低水平样本的数据进行 Friedman 检验的结果显示，各低水平的标准差是有差异的，说明反应或者样本的不稳定影响了变异，这可能是由于选用的稀释液和低浓度新鲜血清存在的不稳定因素造成的。定量限值是指样本中分析物的最小量，在规定的可接受精密度和正确度下被定量地确定。也称为"确定低限"和"检测范围的低限"，LoQ 可略大于或等于 LoD。在本实验，LoQ=0.02μIU/mL，厂家声明"最低检测浓度 0.01μIU/mL"，所用样本仅为空白样本，相当于 LoB，与本实验结果相符。另外，在低值标本的选择中存在偏差，相比标准液患者血清没有溯源性，不正确度较大，最终影响 LoQ 的确定。但生物检测限和功能灵敏度的计算中，没有涉及不正确度，只包含精密度，这同样让人怀疑其可靠性。

本实验结果，凡低于 0.02μIU/mL 的结果都不能定量报告；TSH≤0.01μIU/mL，则报告"TSH<0.02μIU/mL"或"不能检出"；若 TSH≥0.02μIU/mL，则直接报告检测值。而在日常工作中，检测结果为"0"或是浓度<0.02μIU/mL 等的结果也不少，此时可以根据我们的实验结果进行更加科学的报告。

2. 检测低限、生物检测限和功能灵敏度评价实验　以 SIEMENS Centaur 240 化学发光法测定血清甲胎蛋白（AFP）分析灵敏度评价为例。

用检测系统配套的甲胎蛋白稀释液作为空白样本，并用此稀释液将低浓度校准品（浓度 5.29ng/mL）稀释成近于厂家说明书检测低限（1.3ng/mL）的低浓度系列样本，作为分析灵敏度的实验样本。空白样本批内重复测定 10 次，其他系列样本日间重复测定 10 次，记录每次检测的光强度值（RLU）和浓度值（ng/mL）。空白样本和实验样本的 RLU 原始结果见表 4-61。系列实验样本扣除空白均值后的 RLU 计算结果见表 4-62。

表 4-61　AFP 分析灵敏度实验结果

AFP（ng/mL）	0	1.06	1.32	1.76	2.65	3.53	5.29
	2223	2408	2436	2526	3073	3298	3689
	2314	2454	2560	2629	2865	2985	3433
	2239	2375	2413	2426	2579	2919	3520
	2236	2517	2683	2719	2975	2881	3305
发光强度（RLU）	2418	2357	2434	2679	2689	2786	3119
	2122	2351	2423	2642	2794	3209	3678
	2267	2623	2714	2757	2862	3016	3582
	2211	2309	2397	2430	2649	3194	3458
	2270	2377	2459	2492	2683	3129	3385
	2310	2408	2545	2598	2785	3021	3386

表 4-62　分析灵敏度计算结果

AFP（ng/mL）	1.06	1.32	1.76	2.65	3.53	5.29
X（RLU）	157	245	329	534	783	1195
s（RLU）	92	115	117	153	162	173
CV（%）	58.6	46.9	35.6	28.7	20.7	14.5
$X–3s$	−119<234	−100<234	−22<234	75<234	297>234	676>234

由表 4-61 计算得出，空白样本 RLU 均值为 2261，标准差为 78，按 99.7% 的可信限，空白样本 RLU 的 3 倍标准差为：$3×78 =234$，5.29ng/mL 校准品的 RLU 为 1195，因此 RLU 为 234 时相当于：LLD=（234/1195）×5.29=1.04ng/mL。

由表 4-62 可知，2.65ng/mL 实验样本的 RLU 减 3 倍标准差后 RLU 为 75，小于 234；而 3.53ng/mL 实验样本的 RLU 减 3 倍标准差后 RLU 为 297，大于 234，故 BLD 接近 3.53ng/mL。LLD = $\bar{x}_{空白}+3s_{空白}$，BLD = LLD + $3s_{样本}$ = $\bar{x}_{空白}+3s_{空白}+3s_{样本}$。在 3.53ng/mL 浓度时日间 CV 为 20.7%，略大于 20%，故 FS 为 3.53ng/mL。

3. 结果报告范例　某方法 LoB 为 6mmol/L，LoD 为 8mmol/L，LoQ 为 10mmol/L。在报告结果时，建议方式：

（1）最完整信息的检验报告

结果	报告
5mmol/L	"分析物未检出；浓度<8mmol/L"
7mmol/L	"有分析物，但不能定量；浓度<10mmol/L"
9mmol/L	①"有分析物，但不能定量；浓度<10mmol/L"；或②"结果=9mmol/L，因不确定度较大，需谨慎应用"（若需要，可报告不确定度）
11mmol/L	"结果=11mmol/L"（若需要，可报告不确定度或质量目标）

（2）只报告定量检验结果

结果	报告（1）	报告（2）
5mmol/L	"浓度<10mmol/L"	"未检出"

7mmol/L	"浓度<10mmol/L"	"检出；浓度<10mmol/L"
9mmol/L	"浓度<10mmol/L"	"检出；浓度<10mmol/L"
11mmol/L	"浓度=11mmol/L"	"11mmol/L"

三、WS/T514-2017 临床检验方法检出能力的确立和验证方案

（一）LoB 和 LoD 确立的经典方案

1. 试验设计

（1）使用同一设备，在多个工作日中用多个批号的试剂重复检测一系列空白标本。针对每个批号试剂计算 LoB 的估计值，选择最大的 LoB（2～3 个批号试剂）或结合所有批号试剂的数据（4 个或 4 个以上批号试剂）的估计 LoB 作为最终报告值。

（2）使用同一设备，在多个工作日中用多个批号的试剂重复检测一系列低值标本。针对每个批号试剂计算 LoD 的估计值，选择最大的 LoD（2～3 个批号试剂）或结合所有批号试剂的数据（4 个或 4 个以上批号试剂）的估计 LoD 作为最终报告值。

（3）试验方案最低要求：2 个试剂批号；1 台仪器；3 天试验；4 个空白标本；4 个低值标本；每个标本重复检测 2 次（分别在不同的天和不同的试剂批号）；每个试剂批号至少60 个空白测量结果（综合所有空白标本、试验日期及检测系统）；每个试剂批号至少 60 个低值测量结果（综合所有低值标本、试验日期及检测系统）。

注：以上最简单的设计方案不能得到要求的每个批号 60 个总重复检测。建立者应根据特定的测量程序和可获得资源增加一个或多个设计因子（如仪器系统、试剂批号、校准频率、操作者等），以提供充足的测量结果数。

（4）每个试剂批号共 60 个空白结果和 60 个低值结果是最低要求，如果此条件满足，空白标本和低值标本的检测结果数不一定相同。

（5）如果达不到以上要求，操作者应增加重复检测数以保证数据严谨和可靠。

2. 数据分析　数据分析过程包括以下几个步骤：

（1）选择合适的 α 和 β 值以用于确定 LoB 和 LoD 估计值（通常 α=β= 0.05）。

（2）审核所有试剂批号的空白标本结果总的分布，明确是否可以使用参数统计方法。

（3）选择数据统计方法（参数或非参数）。

（4）根据研究数据中试剂批号数量的不同，计算 LoB。

3. LoB 的计算　根据空白标本测量结果分布选择数据分析方法计算 LoB。非参数统计方法没有分布要求，适用于所有的数据集。

（1）非参数统计方法：此部分同 EP-17A：2004 文件中 LoB 的非参数计算方法。

值得注意的是，如果包含 2～3 个试剂批号，则选择每个试剂批号计算所得的 LoB 最大值。如果有 4 个或 4 个以上的试剂批号，则利用所有数据按非参数计算方法计算 LoB。

（2）参数统计方法：如果数据呈正态分布，使用参数程序估计 LoB：

$$LoB=\mu_B+1.645\sigma_B \tag{4-159}$$

4. LoD 的计算　如低值标本的测量结果呈方差齐性，LoD 的计算应采用参数统计方法。反之则需采用非参数分析或精密度曲线方法，或者选择更合适的标本，重复该研究。

（1）参数统计方法：如果可能，在计算前将数据转化成正态分布的形式。

如果只有 2 ~ 3 个试剂批号，则对每个批号分别执行步骤（1）~（3）。如果有 4 个或 4 个以上的试剂批号，结合所有批号的数据执行步骤（1）~（3）。具体如下。

1）计算数据集中每个低值标本的 SD。

2）计算所有的 J 个低值标本的数据集 SD_L：

$$SD_L = \sqrt{\frac{\sum_{i=1}^{J}(n_i-1)SD_i^2}{\sum_{i=1}^{J}(n_i-1)SD_i^2}} \tag{4-160}$$

式中：SD_L 为 J 个低值标本的数据集 SD；J 为低值标本数；n_i 为第 i 个低值标本所有结果数；SD_i 为第 i 个低值标本所有结果的 SD。

3）按以下公式计算 LoD：

$$LoD = LoB + C_p SD_L \tag{4-161}$$

式中：C_p 为正态分布第 95 百分位数的乘数因子（用观察 SD 代替真实未知人群 SD 的校准因子），其计算方法见式：

$$C_p = \frac{1.645}{1 - \left[\dfrac{1}{4(L-J)}\right]} \tag{4-162}$$

式中：L 为所有试剂批号所有低值标本结果汇总；J 为低值标本数。

注 1：1.645 表示 $\beta = 0.05$ 时，正态分布的第 95 百分位数的界值，如果 β 改变，应改变对应的乘数。

注 2：$L\text{-}J$ 表示 SD_L 估计值的自由度。

如果包含 2 ~ 3 个试剂批号，则选择每个试剂批计算所得的 LoD 最大值。如果有 4 个或 4 个以上的试剂批号，则利用所有数据按步骤（1）~（3）计算 LoD。

5. LoD 衍生方法 非参数统计方法

如果测量结果的变异性不能接近正态分布，也不能通过转换得到近似正态分布，则应采用非参数法。

采集数据以后，先确定 LoB，每个试剂批号的所有低值标本的结果形成一个单独的分布，计算 LoB 以下的结果百分数。如果该百分数低于预期的 Ⅱ 类错误，则该批号的 LoD 为所有低值标本结果分布的中位数。

如果包含 2 ~ 3 个试剂批号，则选择每个试剂批号计算所得的 LoD 最大值。如果有 4 个或 4 个以上的试剂批号，则利用所有数据计算 LoD。

典型的 Ⅱ 类错误 $\beta = 0.05$ 要求低于 LoB 值的低值标本分布结果应少于 5%。如果 1 个或 1 个以上试剂批号不能满足 Ⅱ 类错误的要求，则新用一批浓度较高的低值标本重新进行该研究。重新进行的研究不需要再重复计算 LoB。直到每个批号或所有批号的结果分布满足 Ⅱ 类错误要求时终止检测。分析物的浓度即为测量程序的 LoD。

（二）精密度曲线方案

1. 方案简介 如果测量结果的分布服从相对正态分布，但在预期 LoD 范围内有所改变时，或者建立者对 LoD 没有很明确的初始估计，希望得到较使用经典方法更宽的测量浓度范围时，可采用精密度曲线方法。

连续 20 天检测一组分析物浓度平均分布的患者标本，获得不同浓度下实验室内变异估计值。

选择包含假定 LoD 的预期测量浓度范围的患者标本，通常较经典方法采用的范围更宽。然后以 y 轴为实验室内变异，x 轴为各个平均分析物浓度来绘制精密度曲线图，如图 4-41 所示。数据采用二阶多项式进行修整，然后利用递归的方式从预期的 SD 计算试验的 LoD 值。如果试验 LoD 值与形成预期 SD 的分析物浓度拟合，则该值可作为测量程序的 LoD 的估计值。

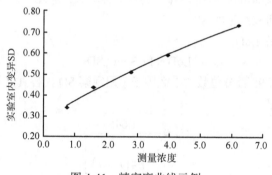

图 4-41　精密度曲线示例

2. 试验设计　按照技术和统计上可靠的精密度方案处理一组患者标本或类似物重复检测结果，获得实验室内变异的估计值。如果研究中包含 2～3 个试剂批号，则计算每个批号的 LoD，选择 LoD 最大值。如果有 4 个或 4 个以上的试剂批号，则利用所有数据计算 LoD。最基本的试验设计包括：

1）2 个试剂批号。

2）1 个仪器系统。

3）5 天试验。

4）5 个标本。

5）每个标本重复检测 5 次。

6）每个试剂批号每个标本重复检测 40 次。

注：以上最简单的设计方案不能得到要求的每个批号的 40 个总数据。建立者应根据特定的测量程序和可获得的资源增加一个或多个设计因子（如仪器系统、试剂批号、校准频率、操作者等），以提供充足的测量结果数。

3. 精密度模型　应根据检测样本分析物的浓度范围来选择合适的模型。应用最广的 3 种模型为线性模型、二次方模型及 Sadler 精密度曲线模型，后者描述见式：

$$SD_{WL} = (B_1 + B_2 X)^{B_3} \qquad (4\text{-}163)$$

式中：SD_{WL} 为实验室内变异；B_1、B_2、B_3 为低值标本数；X 为相关的分析物浓度。

4. 数据分析　按照以下步骤估计 LoD 值：

1）选择精密度曲线的模型。

2）评价模型确保进一步分析的适用性。

3）从 LoB 浓度开始逐渐增加，迭代计算实验室内变异 SD 及相关的 LoD。

4）如果预期的 SD 对应的 LoD 值等于分析物浓度时，将该值作为 LoD 的估计值。

（三）概率单位方案

1. 方案简介

（1）概率单位方案适用于当测量程序的检出能力以比例（阳性结果数/重复检测的总数）的形式表示时，如果用 LoB 定义阳性结果，则该方法可用于直接分析物定量。

（2）典型的概率单位方案遵循有限稀释的剂量反应曲线，对已知测量浓度的标本进行系列稀释，然后测量程序对这些稀释物进行重复检测，得到两种结果：检出或未检出。对每个稀释浓度，计算"检出"测量结果数与总的重复测量数的比例（命中率）。将这些命中率转化为累积正态概率单位，并用回归模型对各自的测量浓度进行修匀。最后用回归模型计算预期命中率（如 0.95）的测量浓度，即 LoD，如图 4-42 所示。

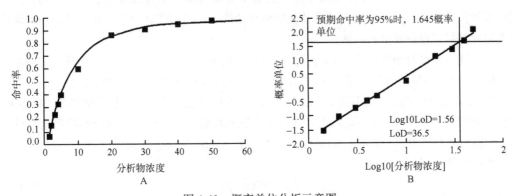

图 4-42　概率单位分析示意图

A 图的曲线解释了假定的试验结果，B 图为通过概率单位方法确定分子测量程序的 LoD 的回归分析

（3）概率单位分析适用于临床实验室检测某些感染物质的分子生物学技术或其他利用 PCR 技术进行扩增和检测的测量程序。这种测量程序没有阴性标本结果的分布，因为此类结果通常报告为 0。这种情况下，空白标本检测结果的第 95 百分位数为 0，LoB 按定义设为 0。

（4）评价分子测量程序的检出能力时应包括所有相关基因型的代表性标本，对各个有意义的基因型分别估计 LoD，然后选择最大的 LoD 作为整体测量程序的 LoD 估计值。

2. 实验设计　对来源于多个已知分析物浓度的独立标本的重复检测结果进行分析。如测量程序在 3 天内未达到测量标本数的最低要求，可增加检测天数。如果研究包含 2～3 个试剂批号，计算每个批号的 LoD，如果有 4 个或 4 个以上的试剂批号，结合所有数据估计 LoD。LoB 可以默认为 0，并通过多个阴性患者标本进行确认，也可以采用经典方法，利用阴性患者标本进行确定。最基本的试验设计包括：

（1）两个试剂批号。

（2）1 个仪器系统。

（3）3 天试验。

（4）3 个已知浓度的标本（阳性标本）。

（5）30 个阴性患者标本。

（6）每个阳性标本 5 个稀释度。

（7）每个试剂批号每个阳性标本每个稀释度重复检测 20 次（所有的检测日期）。

（8）每个试剂批号每个阴性标本重复检测 2 次（所有的检测日期）。

3. 数据分析　按照下面的步骤进行分析，得到最终的 LoB 和 LoD。

（1）选择估计 LoB 的 α 错误风险和估计 LoD 的 β 错误风险（通常 $\alpha = \beta = 0.05$）。

（2）根据选择的方法定义或计算 LoB。

（3）计算每个试剂批号的 LoD。

（4）选择最大的 LoD 作为测量程序的最终 LoD 估计值。

（四）LoQ 的确立

1. 总述

（1）LoQ 是仅适用于定量测量程序的性能属性。报告 LoQ 估计值时应包括相应的准确度目标。LoQ 的确定具有一定的灵活性，可接受要求越严格，LoQ 值越大。

（2）评价 LoQ 可依照评价 LoD 的经典方法，也有很多其他方法可用于估计 LoQ。无论选择哪种设计方法，都应与测量程序及其应用相适应，技术和统计学上可靠，并应与预期准确度目标和最低设计要求相一致。

（3）建立测量程序时应评价 LoQ，实验室可采用不同于方法建立者最初选择的准确度目标，确定自身特定的 LoQ。根据可接受目标，LoQ 可以等于或高于（但绝不会低于）LoD。

2. 准确度目标规范　通常以 TE 表示，TE 的计算可依据两种被广泛接受的模型：Westgard 模型和均方根（RMS），或方差模型。这两种方法都结合了测量程序的偏倚和精密度估计，在特定的分析物浓度进行评价。如果合适，也可采用其他的 LoQ 定义。

Westgard 模型：

$$TE = |Bias| + 2s \tag{4-164}$$

RMS 模型：

$$TE = \sqrt{s^2 + Bias^2} \tag{4-165}$$

式中：TE 为相关的分析物浓度；Bias 为偏倚；s 为标准差。

偏倚宜通过标准品或具有参考值的标本进行评估，也可采用公认议值标准品。如上述情况不可得，也可采用其他如患者标本作为起始材料，其浓度由参考测量程序或其他可接受准确度的程序确定或可溯源至参考测量程序。也可使用这些材料的稀释物，假定稀释液与测量程序兼容，并在低浓度范围具有线性。

不宜采用常规测量程序比对试验来估计偏倚。

精密度估计反映了重复性和日间变异，宜包括其他来源的变异，如操作者之间、校准周期间等。仅包括重复性的精密度估计不适用于 LoQ 研究。

对 LoQ 应提供其相关的准确度目标。没有一种准确度目标适用于所有的测量程序及其应用。准确度目标的来源包括基于临床用途的（如心肌肌钙蛋白的 10%实验室内变异）、基于 TE 的质量目标（如 GB/T20470-2006 或 WS/T403-2012）及基于生物学变异的质量目标。

3. 试验设计

（1）选择一个靶浓度作为试验的 LoQ，并根据该浓度制备多个低值标本，分别在多天用一个或多个仪器系统，多个试剂批号进行重复检测。对每个试剂批号的检测结果计算 TE，如果满足既定目标，则将均值报告为测量程序的 LoQ。最基本的试验设计包括：

1）两个试剂批号。

2）一个仪器系统。

3）3 天实验。

4）每个标本重复测量 3 次。

5）4个独立的已知分析物浓度的低值标本。

6）每个试剂批号共36个低值标本重复检测。

注：以上给出的设计方案为最基本的试验方案，根据特定的测量程序、期望的结果及统计的严格性，可增加试验设计的因子数、各因子的水平数或重复检测的次数。

（2）建立者可增加更多的因子或增加重复检测数，以提高LoQ估计的严谨性。

4. 数据分析

（1）如果研究包含2～3个试剂批号，对每个试剂批号分别分析数据，如果有4个或4个以上的批号，则结合所有数据进行分析。计算方式如下：

1）计算每个批号每个低值水平标本的所有重复检测结果的均值（$\bar{x}$）和标准差（SD）。

2）根据指定值（R）计算每个低值水平标本的偏倚：

$$\text{Bias}=\bar{x}-R$$

3）利用 Westgard TE 模型计算每个标本的 TE。

4）重复步骤1）～3）计算所有试剂批号各个标本的 TE。

5）将每个试剂批号的 TE 与既定准确度目标进行比较，对每个试剂批号，如果最低浓度的标本满足准确度规范，则将其作为该批号的 LoQ。

6）选择所有批号中最大的 LoQ（2～3 个试剂批号时）或结合所有数据分析得到的 LoQ（4 个或 4 个以上试剂批号）作为测量程序最终的 LoQ。

如果有 1 个或 1 个以上的试剂批号不能满足准确度目标，则应用一批新的较高的分析物浓度重复整个研究过程。

5. 衍生方法：LoD 和 LoQ 的综合评价

（1）根据测量程序及其相关的准确度目标，可采用一种衍生方法，利用精密度曲线方法将 LoQ 评价作为 LoD 评价的一部分。该衍生方法唯一的变化是低值标本必须是已知分析物浓度的，以便计算偏倚。

（2）选择合适的标本完成试验设计，按照上述的步骤1）～3）计算每个批号每个标本的 TE 估计值。以 TE 为 y 轴，标本分析物浓度为 x 轴，得到 TE 曲线，采用合适的回归模型或图表差值进行修匀。利用曲线或回归模型，确定相应准确度目标下的分析物浓度，并将其报告为该测量程序的 LoQ。

（五）检出能力声明的验证

1. 总则

（1）验证试验用于保证测量程序在标准实践中的性能与建立者提供的声明一致。

（2）采用一个仪器系统一个试剂批号在多天内对小数量的标本进行重复检测。计算与声明一致的测量结果比例，与适当的临界值进行比较，以判断验证的结果。如果观察的比例小于规定临界值，则表明性能不符合声明。

（3）以下描述的验证方案均基于最低的可接受试验设计要求。根据特定的测量程序及期望的统计严格性，可适当地增加试验设计因子数、因子的水平数或重复测量次数。

（4）除了正式的验证试验，还可以从其他视角验证测量程序的检测能力，如包括低值分析物水平的能力验证结果等。

2. LoB 声明的验证

（1）方案要求：最基本的试验方案应包括如下内容。

1）一个试剂批号。

2）一个仪器系统。

3）3 天实验。

4）2 个空白标本。

5）每天每个标本重复测量 2 次。

6）总计 20 个空白重复检测结果。

（2）数据分析

1）保证检测结束时有足够的测量结果进行数据分析，至少应包括 20 个空白标本结果。

2）计算空白测量结果小于或等于 LoB 声明的百分比。

3）将得到的百分比与表 4-63 临界值比较，如果没有匹配的测量结果总数（N），则选择最接近的值。

4）如果观察百分比大于临界值，则验证成功。

5）如果观察百分比小于临界值，则验证失败。查找原因，如有必要，咨询测量程序建立者，根据验证结果，执行新的验证研究或利用评价方案确立临界值。

表 4-63　测量结果总数与临界值观察比例对照表

研究中测量结果总数（N）	临界值观察比例（%）
20	85
30	87
40	88
50	88
60	90
70	90
80	90
90	91
100	91
150	92
200	92
250	92
300	93
400	93
500	93
1000	94

3. LoD 声明的验证

（1）方案要求：最简单的试验设计应包括如下内容。

1）一个试剂批号。

2）一个仪器系统。

3）3 天实验。

4）2 个 LoD 声明浓度附近的标本。

5）每天每个标本重复测量 2 次。

6）总计 20 个低值重复检测结果。

（2）数据分析

1）保证检测结束时有足够的测量结果进行数据分析，至少应包括 20 个低值标本结果。

2）计算低值测量结果等于或超过 LoD 声明的百分比。

3）将得到的百分比与表 4-63 临界值进行比较，如果没有匹配的测量结果总数（N），则选择最接近的值。

4）如果观察百分比大于或等于临界值，则验证成功。

5）如果观察百分比小于临界值，则验证失败，查找原因。如有必要，咨询测量程序建立者，根据验证结果，执行新的验证研究或利用评价方案确立 LoD 声明。

4. LoQ 声明的验证

（1）以下方案适用于基于 TE 准确度目标的 LoQ 声明验证。仅基于精密度目标的 LoQ 声明可通过 EP15 中的精密度试验进行验证。

（2）方案要求：最简单的试验设计应包括如下内容。

1）一个试剂批号。

2）一个仪器系统。

3）3 天实验。

4）2 个 LoQ 声明浓度附近的标本。

5）每天每个标本重复测量 2 次。

6）总计 20 个低值重复检测结果。

（3）数据分析

1）保证检测结束时有足够的测量结果进行数据分析。至少应包括 20 个标本结果。

2）对每个标本计算靶值 ± 允许 TE。

3）计算每个标本落在允许总误差范围内的检测结果个数，然后计算所有标本检测结果满足 LoQ 声明的可接受标准的比例。

4）将得到的百分比与表 4-63 临界值进行比较，如果没有匹配的测量结果总数（N），则选择最接近的值。

5）如果观察百分比大于或等于临界值，则验证成功。

6）如果观察百分比小于临界值，则验证失败，查找原因。如有必要，咨询测量程序建立者，根据验证结果，执行新的验证研究或利用评价方案确立 LoQ 声明。

（张乔轩）

第六节　分析干扰评价试验

分析干扰是指在测定某分析物的浓度或活性时，受另外非分析物影响而导致测定结果增高或降低。任何分析方法，不论定性或是定量方法，都可能存在干扰。受干扰的样本类型可以是全血、血清、血浆、尿液、脑脊液、胸腹水和其他体液。不断改进方法的特异性是临床检验的一个质量目标。厂商和实验室有必要在医学需要的基础上评价干扰物，告知临床已知有医学意义的误差来源。对厂商来说，分析干扰评价试验可以筛选潜在的干扰物质，量化干扰效应，证实患者样本中的干扰。对临床实验室来说，分析干扰评价试验可以验证和确认干扰声明，研究明确的干扰物质引起的结果差异。

一、相关概念和术语

（一）干扰机制

干扰物对分析过程可能从以下几个方面进行干扰。

（1）物理效应（physical effects）：是干扰物与被分析物相似，如荧光、颜色、光散射、洗脱位置，或者是那些可以被探测或被测量的电极反应。

（2）化学效应（chemical effects）：干扰物通过竞争反应物而抑制反应，或者抑制指示剂反应，也可以通过配位络合或沉淀反应而改变被分析物的形式。

（3）酶的抑制（enzyme inhibition）：是指干扰物通过隔离金属激活剂，结合到催化部位，或者氧化关键巯基，而改变酶（分析物或者试剂）的活性。在以酶为基础的反应中，干扰物可能竞争关键的酶作用物。例如，腺苷酸激酶和肌酸激酶竞争 ADP，因此在一些方法中被当成肌酸激酶而被错误地测量。

（4）基质效应（matrix effects）：指干扰物改变样本基质的物理特性，如黏度、表面张力、浊度或离子强度，引起分析物的测量结果明显改变。

（5）交叉反应（cross reactivity）：在结构上和某抗原相似的干扰物在免疫化学方法中与抗体发生"交叉反应"，这是非特异性的一种形式，例如，在测量茶碱浓度时咖啡因也被测定。交叉反应的程度被看作是免疫化学方法特异性的度量，但它并不是对干扰敏感性的有用估计。

（6）水被取代（water displacement）：非水溶性物质（脂质）通过取代血浆水的容量而影响以活性测定为基础的测量方法，如果想要测量被分析物在血浆中的浓度，这些作用不被考虑为干扰。

（7）非特异性（nonspecificity）：干扰物以和被分析物相同的方式发生反应，虽然与分析物有一些差别，但是在实验室内它们的实际效果是相同的。一些常见的例子如酮酸在碱性苦味酸法中起反应，吲哚酚硫酸盐在重氮胆红素法中起反应。

（二）相关术语

（1）干扰（interference）：在临床生化中，由于另一成分的影响或者样本的特性，待测的一定浓度的被分析物出现有临床意义的偏倚。这种效应可能来自检测系统的非特异性，指示剂反应的抑制，被分析物的抑制（酶），或者任何其他的由样本偏倚决定的因素。

（2）内源性干扰（endogenous interferent）：样本中的一些生理物质（如胆红素、血红蛋白），可以对另一些物质的分析产生干扰。

（3）外源性干扰（exogenous interferent）：一种源自体外的物质（如样本防腐剂，或者样本污染物），这些物质可以对样本中的另一物质的分析产生干扰。

（4）干扰物/干扰物质（interferent/interfering substance）：指样本中不同于分析物且能引起测试结果偏倚的组分。

（5）干扰筛选（interference screen）：指分析系统评价中，利用高浓度样本进行的一系列能鉴别有可能引起干扰的物质的试验。

（6）干扰标准（interference criteria）：在某分析物浓度水平，相对于真值可接受的最大干扰结果（允许最大偏倚），该偏倚可能引起临床医生误诊或误治。

（7）干扰敏感度（interference sensitivity）：指某一分析方法对来自其他成分或者样本特性的干扰引起误差的敏感性。

（8）干扰声明（interference claim）：指描写一种物质影响一种分析方法结果效应的陈述，通常包含在产品标签的"方法局限性"之中。

（9）基质（matrix）：指样本中除分析物之外的其他成分。

（10）基质效应（matrix effect）：指样本中除分析物之外的样本性质对分析物测定结果的影响。

二、分析干扰评价要求

（一）分析干扰评价的目的

分析干扰评价试验主要是通过提供科学有效的实验设计，推荐测试的相关物质和浓度，提供适当的数据分析和解释，帮助制造厂商和其他分析方法的研发者确认分析方法对干扰物质的敏感性，评估潜在的风险，并将有意义的干扰声明提供给用户。同时通过制订系统的调查策略，规定数据收集和分析要求，促进实验室用户和厂商之间的更大合作，帮助临床实验室调查由干扰物质引起的不一致结果，判断某测定方法（或试剂）给出的结果是否受非分析物影响及影响程度，使新的干扰能被发现并最终被排除。

（二）干扰对临床的重要性

结果与真值间的偏离，可由测定方法的系统误差、不精密度、干扰引起，干扰可能是造成误差的一个原因。如果干扰物是恒定的将引起恒定误差，如果干扰物受病理生理因素影响，将引起随机误差，因此，实验室需要了解不同检测方法的干扰情况。由于干扰评价试验一般受样本条件限制，对实验室来说主要是黄疸、脂血、溶血及某些特殊项目的特殊干扰。不管何种情况，一个干扰物引起的未预料作用可导致对实验结果解释的严重误差，实验室应通过以下措施加以克服：①获取资料，确定是否有干扰物存在于样本中；②告诉医生，由于有干扰存在，结果可能不可靠；③使用对干扰物的敏感度不高和分析特异性高的分析方法。

（三）临床可接受的干扰标准

为保证客观性，在评价试验开始之前必须确定可接受标准，首先要确定多大程度的分析误差（包括干扰）才会影响临床意义。干扰实验的合理设计取决于有临床意义的结果差异大小。建立可接受标准时，必须考虑临床意义和统计学意义两者之间的差别，在建立标准时两者都很重要。对于已明确提出准确性要求的分析物，可从总允许误差中减去方法学偏差、不精密度及相应生物学变异，剩余残差即为干扰成分。对于无明确准确性要求的分析物，可采用下述方法确定总允许误差。

（1）根据生物学变异确定总允许误差：不同被测量个体均有其固有的个体内（CV_I）及个体间生物学变异（CV_G），现被广泛接受的观点是检测方法的理想质量指标为结果偏倚 $B_A < 0.25\sqrt{CV_I^2 + CV_G^2}$，总允许误差 $TE_a < 1.65(0.50 CV_I) + 0.25\sqrt{CV_I^2 + CV_G^2}$。对因方法学

或技术能力无法满足上述要求的分析项目，可使用最低质量规范 $TE_a < 1.65(0.75CV_I) + 0.375\sqrt{CV_I^2 + CV_G^2}$。

（2）基于法规和室间质量评价的质量规范：总允许误差也可以从有关实验室质量管理的法规中得到，如 CLIA'88 法规文件中提供的常见检测项目的质量规范及我国卫生行业标准《临床生物化学检验常规项目分析质量指标》（WS/T 403-2012）。

（3）据分析变异确定总允许误差：干扰标准也可从总的长期分析不精密度中得出。如果干扰物所引起的误差小于一个标准差，则可认为被评价干扰物的作用对临床决定的影响可能性不大，因此不认为这种物质是干扰物。但考虑到现有的检测系统常具有极佳的精密度，用这种方法决定干扰标准可能使很多物质的干扰效果放大。

（4）通过临床经验得出总允许误差：临床专家的意见常常被用于建立准确度要求，从他们的临床经验来说，一致赞同可能影响诊断或者治疗的误差大小即为准确度要求。基于大量临床和实验室经验，广泛讨论，由专业学会、组织或个人在专业建议或指南中提出准确性指标。

（四）统计学意义

在确定一个物质是否存在干扰前，评价者首先必须确定所得到的结果有统计学意义。足够的重复次数是必要的，这样才能保证试验中能检出有临床意义的干扰。评价者首先要决定一个患者结果偏倚多大时才有临床意义，这个允许偏倚的值可参考干扰限或者干扰标准，无效假设是没有干扰（偏倚没有超过干扰限）被检验到，有效假设是指有干扰（偏倚超过干扰限）。

（五）分析物浓度

干扰应该在两种医学决定浓度被评估，如果考虑成本或者其他一些因素，预实验可在一种浓度上进行测试，但要注意有可能漏过在其他分析物浓度上有临床意义的干扰。当缺乏一致性的医学决定值时，可以随意选择分析物测试浓度，多数情况下，选择参考区间的上限或下限及一些病理浓度，对临床应用有帮助。

（六）干扰物浓度

决定一种物质在"最坏情况"的条件下是否会产生干扰，全面干扰筛选应该在实验室期望观察到最高浓度水平的患者样本中进行。以下方针可帮助挑选合适的测试浓度。

因为正的或负的效应都可能在不同反应机制中出现干扰（例如，血红蛋白有过氧化物酶活性，同时在可见光谱也有强的吸光率），所以每一种物质应该在两个不同浓度上被测试，以避免在被测试的浓度水平上由于相互竞争效应而被抵消。

（1）药物和代谢物：对于血清、血浆和全血样本，应达到报道的最高治疗剂量（出现急性峰浓度）或最高期望浓度的 3 倍以上。如果期望的血液浓度未知，那么假设药物量是在 5L 内分布，达到该浓度的 3 倍以上。对于尿液样本，测定 24h 最大消减量，达到尿液中每升浓度水平的 3 倍以上。如果尿液消减量未知，那么应达到在最大治疗剂量时每升尿液中其浓度水平的 3 倍以上。

（2）内源性物质：达到选定的患者群体中期望的最高浓度。

（3）抗凝剂和防腐剂：对于血清、血浆和全血来说，应达到样本中抗凝剂浓度的 5 倍。对于尿液来说，应达到 24h 尿量中每升尿液防腐剂浓度的 5 倍。

（4）饮食的物质：对于血清、血浆和全血来说，推荐达到其最大期望浓度的 3 倍。对于尿液来说，推荐达到在 24h 内其每升尿液消减量的 5 倍。

（5）样本采集：防止样本蒸发和不稳定物质的丢失。

进行干扰实验时干扰物的浓度可根据以上原则确定，常见可能内源性干扰物的实验浓度建议参照 CLSI EP7-A3 的附录和有关文献。

三、分析干扰评价方案

（一）计算"干扰值"方案

1. 实验设计　EP7 是目前较完整评价分析干扰的标准化文件，但日常应用较烦琐，不利于常规开展。实验室可先利用计算"干扰值"方案评价分析干扰。干扰值即为各干扰样本与基础结果之差，表示一定浓度下该干扰物质产生的干扰所引起的误差。

$$干扰值 = 干扰样本测定值 - 基础样本测定值 \tag{4-166}$$

$$干扰率 = \frac{干扰值}{基础样本值} \times 100\% \tag{4-167}$$

2. 实验材料　制备正常人新鲜混合血清一份，以制备基础样本和干扰样本。同时准备疑有干扰或非特异性反应的物质，并配制成系列浓度的溶液。

3. 实验程序

（1）将可能引起干扰的物质配成一系列浓度的溶液，加到患者样本中成为若干个干扰样本。

（2）原患者样本加入相同量的无干扰物质的溶剂作为基础样本。

（3）用候选方法对此两种样本同时测定，并记录结果。

4. 数据分析

（1）计算各干扰样本与基础结果差值（干扰值）。

（2）计算干扰率。

5. 结果解释　若干扰值即偏倚≤允许总误差（TE_a），则干扰物所引起的偏倚可接受。也可基于生物学变异、分析变异及统计学标准判断。

6. 计算"干扰值"方案的范例

范例 1：胆红素对胆固醇测定方法干扰实验

（1）实验材料

对照样本：0.9mL 患者样本+0.1mL 生理盐水。

干扰样本：0.9mL 患者样本+0.1mL 100mg/dL 胆红素标准液。

（2）实验方法：制备 5 个不同的患者样本（1～5 号）。每个患者样本制成 2 个测试样本（对照组、添加组）。每个测试样本分析 2 次。

（3）实验结果：见表 4-64。

表 4-64　胆红素对胆固醇测定方法干扰实验结果

序号	对照样本（mg/dL）0.9mL 样本＋0.1mL 生理盐水			干扰样本（mg/dL）0.9mL 样本＋0.1mL 胆红素标准液			干扰值（mg/dL）	干扰率（%）
	结果 1	结果 2	均值	结果 1	结果 2	均值		
1	167	168	167.5	180	183	181.5	14	8.36
2	213	215	214	230	222	226	12	5.61
3	221	224	222.5	237	242	239.5	17	7.64
4	248	252	250	265	271	268	18	7.20
5	287	299	293	302	306	304	11	3.75
均值	227.2	231.6	229.4	242.8	244.8	243.8	14.4	6.28

注：胆固醇单位，mg/dL×0.025 86→mmol/L。

（4）评价结论：干扰值和干扰率结果显示，浓度为 100mg/dL 胆红素对胆固醇测定方法有一定的干扰，但未超过允许总误差 10%水平。干扰引起的偏倚可接受。

范例 2：维生素 C（VitC）对血糖（GOD-POD 法）测定干扰实验

（1）实验材料

1）3g/L 的 VitC 溶液。

2）实验血清。

3）GOD-POD 法血糖试剂。

4）全自动生化分析仪。

（2）实验方法：将实验血清用与干扰实验相同的方法测定 10 次，确定血糖含量，然后加入不同浓度的 VitC 进行干扰实验，观察 VitC 对血糖测定的干扰情况，记录干扰后各血糖含量，并计算干扰率。

（3）实验结果：见表 4-65。

表 4-65　VitC 对血糖（GOD-POD 法）干扰实验结果

项目	1	2	3	4	5	6	7
VitC 浓度（g/L）	0	0.03	0.10	0.15	0.20	0.30	0.50
实测值（mmol/L）	4.82	4.61	4.05	3.49	2.87	1.95	1.12
干扰值	0	−0.21	−0.77	−1.33	−1.95	−2.87	−3.7
干扰率（%）	0	−4.36	−15.98	−27.59	−40.46	−59.54	−76.76

（4）评价结论：血糖检验的 GOD-POD 法通过 Trinder 反应完成比色，但易被一些还原性物质干扰。以 VitC 的干扰最为明显，干扰原理是 VitC 与 4-氨基安替比林竞争 H_2O_2，从而使红色的醌亚胺生成减弱，颜色变浅而发生干扰。因此，检测血糖（GOD-POD）如发现血糖明显降低或与临床症状不符时，应以 HK 法或 OTB 法复查，HK 法不受 VitC 及一些还原性物质的干扰，当 VitC 浓度为 0.20g/L 时（约快速输液 1.20g VitC），GOD-POD 法检测血糖的干扰率为 40.46%，可见干扰较明显。

（二）EP7-A2：2005 方案

2005 年 11 月，CISI 批准通过了 EP7-A2：2005《临床化学干扰试验-批准指南》（第二版），该文件是目前分析干扰评价实验最规范的标准。该文件利用 3 种实验方案进行干扰评价试验。

第 1 种方案为"干扰筛选"（将潜在的干扰物添加到样本中评价干扰效应）。把一个潜在的干扰物质添加到测试组中，然后评价相对于未加干扰物的对照组的偏倚，即"配对差异"（paired-difference）实验。如果引起的偏倚无显著临床意义，则该物质不是干扰物质，无须进一步实验。反之，具有显著临床意义偏倚的物质被认为是干扰物，这些物质需要进一步评价。

第 2 种实验方案为"剂量效应"（dose-response）实验，以确定干扰物浓度和干扰程度两者之间的关系。

第 3 种方案为"利用患者样本作偏倚分析"评价干扰效应。为最大程度地减少患者血清样本中可能遇到的意想不到的干扰情况的发生，该方法将分析来自患者的真实样本以评价内在的不同血清样本间的变异性。如果某个样本中出现一个可重复的"离群值"，则说明该样本中有潜在的干扰物质存在。与样本相关的高"离散度"偏倚将能很好地证明干扰物质的存在。

EP7-A2：2005 提供实验方案都有其优点和内在局限性，目前没有一种有效的干扰试验方法能够鉴别所有的干扰物。"干扰筛选"方案由于是人为加入干扰物，存在一些局限性：①添加到血浆中的化合物的特性可能不同于那些在体内自然循环状态下的化合物；②实验样本基质并不代表典型的有问题的临床样本；③样本中真实的干扰物可能不是原来的药物，而是代谢产物；④试验浓度水平可能选择太低或太高以致不真实。

"利用患者样本作偏倚分析"实验方案是目前唯一能够检测药物代谢产物干扰的方法，亦是可肯定在真实样本中存在干扰的一种方法。该方法对患者标本选择有如下一些原则：①药物（例如，使用过某种想了解的药物的患者标本）；②疾病（例如，来自心脏疾病、肝脏疾病或肾脏疾病患者的标本）；③其他不正常组分（例如，不正常血红蛋白、脂类、胆红素等标本）。

这个方法需要参考方法或具有低干扰性和高特异性的比较方法，以确定在比较研究中的"真值"。"利用患者样本作偏倚分析"方案由于对实验变异缺乏控制对照，亦存在一定的局限性：①只能证明偏倚和估计的干扰物质某水平的相关性，不能证明因果关系；②患者通常服用多种药物，难以证实何种药物的干扰作用；③干扰物可能不存在于患者的测试样本中；④就干扰而言，比较方法可能没有足够的特异性，另外，一些项目很少有公认的参考方法，有时参考方法也难以在临床实验室中使用并也可能同样地被干扰；⑤按照疾病和治疗药物进行预期分组可能难以完成；⑥样本不新鲜时，一些不稳定的组分可能丢失。

虽然以上方案都存在局限性，但其可提供互为补充的信息，结合起来应用可更好地用于分析干扰评价。

1. 应用范围

（1）标本类型：全血、血清、血浆、脑脊液、尿液和其他体液可以用分析干扰评价试验来评估。

（2）分析方法：任何分析方法，如定性或定量，都会受到干扰，但根据不同评价方法的特点应有所不同。

（3）干扰物质：潜在的干扰物可能由内在和外在两方面引起。

1）病理情况下的代谢物，比如糖尿病、多发性骨髓瘤、淤胆型肝炎等。

2）患者治疗期间引入的物质，如药物、肠外营养、血浆代用品、抗凝剂等。

3）患者吸收的物质，比如乙醇、药品滥用、营养补充、各种食物和饮品等。

4）标本准备引入的物质，比如抗凝剂、防腐剂、稳定剂等。

5）标本处理过程中引入的污染物，比如手霜、手套的滑石粉、促凝剂、试管塞等。

6）标本自身的基质效应，其理化性质与理想的新鲜标本不同。

2.质量管理和安全 在进行一个干扰试验之前，必须确认：操作者经过培训；严格执行实验室安全制度和检验操作规程；仪器按照厂商的说明书已经校准和维护，不存在系统误差；批内精密度在可接受范围内；不存在前后结果的交叉污染；实验过程有质控。

3."配对差异"实验方案

（1）实验设计：测试组和对照组都以相同方式进行检测，为避免偶然误差，进行多次重复测定，且在一个分析批内完成。

每个标本的重测次数依赖于三个因素：①有临床意义的最小偏倚；②批内精密度；③统计学要求的检验水平。

（2）实验材料

1）基础标本（base pool）

A. 从几个健康的、没有进行药物治疗的个体获得适当类型（血清、尿等）的新鲜标本，基础标本应能反映标本基质和分析物的特点。

B. 如果不能得到适当的新鲜标本，可用合适的冰冻或冻干标本代替。处理过程中用到的防腐剂、稳定剂及形成的分析物复合体，与新鲜人血清基质不同，可能存在干扰效应，实验前应用 EP-14《基质效应的实验评价》确认测试材料是否与临床标本相似。

C. 计算所需标本量，考虑检测方法所需标本体积及重复测定次数。

D. 测定基础标本中分析物的浓度并用合适的纯物质调整分析物浓度到合适水平，应避免加入分析物时引入其他物质。

2）储存液（stock solution）：按照以下步骤为每一种潜在的干扰物准备储存液。

A. 获得合适而纯的潜在的干扰物，或者该物质最接近体内循环状态。如果用到一些药物，谨记药物中可能含有的保存剂、防腐剂、杀菌剂、抗氧化剂、着色剂、调味剂、金属氧化物、填充剂等都可能会引起干扰。

B. 选择一种能够充分溶解分析物的溶剂，查找化学和物理学手册，或者 Merck 索引，要确保该溶剂不会对评价方法产生干扰。常规优先选择的溶剂有试剂等级用水（CLSI 文件 C3-A4《临床实验室试剂水的准备和测试》中的详细信息）、稀释的 HCl 或者 NaOH、乙醇或甲醇、丙酮、二甲基亚砜（DMSO）等。

C. 尽可能小地稀释标本基质，最好小于 5%。如果溶解度允许，通常配制成浓缩 20 倍的储存液。

D. 有机溶剂需要特殊的对待，挥发性溶剂必须严格保护以防蒸发，储存液应该准备为最高的可用浓度水平。许多有机溶剂在水中溶解度很低，也可以通过影响试剂或反应本身而造成假象。氯仿在血清中由于其低溶解性至少要求 1∶100 的稀释倍数，乙醇浓度大于 1%时能够使抗体变性。

在一些情况下，干扰可能随着内源性物质的浓度减少（如 CO_2、H^+ 或者蛋白质）而增加，为了评价这一效应，在维持一定的分析物浓度水平和最小的基质效应前提下，基础标本中潜在的干扰物的浓度必须很低。对照标本也应在基础标本的基础上准备。

3）测试标本（test pool）：按照实验设计干扰物浓度要求，在基础标本中添加一定量的干扰物储存液作为测试标本。

4）对照标本（control pool）：在基础标本中添加用于制备储存液的溶剂作为对照标本，其添加体积与测试标本相同。如果对照标本中也存在分析干扰物（如胆红素），应使用合适的分析方法确定其浓度。如果对照标本中分析物浓度与基础标本中明显不相符，考虑溶剂为潜在的干扰物。

（3）重测次数要求

1）双侧检验：双侧检验时重复测定次数近似值可以通过以下公式计算。

$$n=2[(Z_{1-\alpha/2}+Z_{1-\beta})s/d_{max}]^2 \tag{4-168}$$

式中：$Z_{1-\alpha/2}$ 为正态分布时双侧检验第 100（1$-\alpha$/2）百分位数；$Z_{1-\beta}$ 为正态分布时第 100（1$-\beta$）百分位数；s 为批内标准差；d_{max} 为分析物在某测试浓度水平时的最大允许干扰值。

2）单侧检验：在单侧检验中，用 $Z_{1-\alpha}$ 代替 $Z_{1-\alpha/2}$，$Z_{1-\alpha}$ 是正态分布单侧检验第 1$-\alpha$ 百分位数。

3）Z 百分位数：为方便应用，Z 百分位数对于常用的置信限和检验水准来说，结果见表 4-66。

表 4-66　Z 百分位数对应常用的置信限

置信限（效能）	0.900	0.950	0.975	0.990	0.995
Z 百分位数	1.282	1.645	1.960	2.326	2.576

例如，评价者需要检测可接受干扰程度为 1.5mg/dL 的干扰效应，95%（α=0.05）的置信限和 95%的检验效能（β= 0.05），批内精密度为 1.0mg/dL，在公式中代入这些值，可计算重测次数：

$$n = 2[(Z_{0.975} + Z_{0.95})s / d_{max}]^2 = 2[(1.960 +1.645)1.0 / 1.5]^2 =11.6 \tag{4-169}$$

由于重测次数必须是一个整数，通过四舍五入，那么每一个测试和对照标本应测次数应为 12 次。

4）d_{max}/s（最大允许干扰值/批内标准差）比值计算重测次数。

95%置信限时检测不同的干扰效应所需的重测次数如表 4-67 所示。

表 4-67　d_{max}/s 与重测次数对应表

d_{max}/s	重测次数	d_{max}/s	重测次数
0.8	41	1.5	12
1.0	26	1.6	10
1.1	22	1.8	8
1.2	18	2.0	7
1.3	16	2.5	5
1.4	14	3.0	3

（4）实验程序

1）确定合适的分析物浓度。

2）建立有临床意义差别的标准（d_{max}）。

3）确定每个样本所需的重测次数。

4）准备基础标本。

5）准备 20 倍的浓缩储存液。如果使用另外一种浓度，按照步骤 6）和 8）稀释。

6）用吸管吸取 1/20 容器体积的浓缩储存液到容量瓶中，制备测试标本，例如，加 0.5mL 的 20 倍的浓缩储存液到 10mL 容量瓶中。

7）用基础标本补足至刻度体积，充分混匀。

8）用吸管吸取 1/20 容器体积的制备储存液的溶剂到第二个容量瓶中，制备对照标本。

9）基础标本补足刻度体积，充分混匀。

10）准备能够被重测次数（n）整除的测试标本数和对照标本数，n 由步骤 3）确定。

11）按交互顺序分析测试（T）标本和对照（C）标本。

例如，$C_1T_1C_2T_2C_3T_3 \cdots C_nT_n$。

如果检测系统受携带污染影响，增加额外的标本使对照标本免受来自测试标本携带污染的影响。

例如，$C_1T_1C_xT_xC_2T_2C_xC_xC_3T_3 \cdots C_xC_xC_nT_n$。

增加的额外对照样本 C_x 结果应舍弃。

12）记录结果。

（5）数据分析：计算观察到干扰效应的"点估计"值（d_{obs}），即测试标本均值和对照标本均值之间的差值。

$$d_{obs} = \text{Interference} = \overline{x}_{test} - \overline{x}_{control} \qquad （4-170）$$

通过以下的公式计算 cut-off 值 d_c，以确定哪一种假设检验可被接受，n 为重测次数，这个 cut-off 值 d_c 在双侧检验时可通过以下公式计算得出：

$$d_c = \frac{d_{null} + sZ_{1-\alpha/2}}{\sqrt{n}} \qquad （4-171）$$

式中：d_{null} 为无效假设规定的值，通常=0；对于单侧检验，用 $Z_{1-\alpha}$ 取代 $Z_{1-\alpha/2}$。d_{obs} 的 95%置信区间可按以下公式计算：

95%置信区间：

$$(\overline{x}_{test} - \overline{x}_{control}) \pm t_{0.975,n-1}s\sqrt{\frac{2}{n}} \qquad （4-172）$$

式中：s 为分析方法的批内标准差；n 为重测次数；$t_{0.975,n-1}$ 来源于 t 检验数值表中 97.5% 和 $n-1$ 自由度时的值（如 $n>30$，$t_{0.975,n-1}$ 的合理近似值为 2.0）。

（6）结果解释：如果点估计 d_{obs} 值小于或等于 cut-off 值 d_c，可以得出某种物质引起的偏倚小于 d_{max}；否则，接受有效假设，说明由该物质引起干扰的假设成立。

当解释干扰试验结果时应考虑以下情况：

1）由于吸样错误，真实的干扰可能不同于观察到的"点估计"，如果标本为非人血清，可能会引起测量误差。

2）真正的干扰物质可能不是药物本身，而是其代谢产物。

3）测试标本基质可能不代表典型的含分析物的病理标本，可能存在基质效应。

4）添加物与病理标本中的干扰物不完全一致，如金属配合物，或者分析物的异质性。

5）测试浓度的随意选择可能不显示干扰，或干扰可能在另外的浓度时出现，而在该次测试的浓度水平不出现。

6）有时只有和其他成分协同才能表现出干扰。

4. "剂量效应"实验方案　如果"配对差异"实验方案中的一种或多种分析物的浓度出现干扰效应，则可通过"剂量效应"实验方案以确定干扰物在不同浓度时的干扰度，干扰物的系列浓度可通过最高值标本和对照标本混合制备。

（1）实验设计：剂量效应实验用以确定干扰物浓度和干扰度之间的关系，干扰度是对测试范围之内的任何干扰物浓度的效应估计。用含干扰物最高浓度水平和最低浓度水平的两个标本，通过精确定量吸样，制成一系列不同浓度的测试标本，所有的标本在一个分析批内按照随机的顺序一起被分析。检测时避免批间变异，仪器校准和试剂批号改变可能导致结果解释时产生混淆。

测试多个不同浓度干扰物的好处是在相同检验水准时每个干扰物浓度所需要的重测次数较少。一般情况下，做剂量效应曲线时在每个测试浓度水平上重复测量 3 次就足够。如想计算每个浓度所需的重测次数，可用 EP7-A2：2005 提供的公式进行计算。

（2）实验材料

1）基础标本和储存液制备方法同"配对差异"实验方案。

2）高浓度标本：用基础标本稀释储存液，制备成所需的浓度。

3）低浓度标本：准备一组低的含平均浓度的干扰物的临床标本，在大多数情况下，治疗药物、血红蛋白或胆红素可以忽略不计，低浓度标本的制备可参照对照标本的制备方法。

4）测试标本：制备一系列包含中间浓度的干扰测试标本，这些是以高浓度标本和低浓度标本按一定比例混合而成，通常 5 个浓度足够确定一个线性的剂量效应关系，其配制要求如下：①将低浓度和高浓度标本按等体积混合，配成在高和低两个极端浓度之间的中间浓度的溶液。②将低浓度标本和中间浓度标本等体积混合，配成高浓度和低浓度两个极端浓度之间的四分之一浓度溶液。③将中间浓度标本和高浓度标本等体积混合，配成高浓度和低浓度两个极端浓度之间的四分之三浓度溶液。

其具体制备方法如图 4-43 所示。

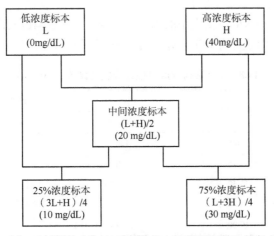

图 4-43　"剂量效应"实验方案中 5 个浓度水平的制备方法

图 4-43 说明一个假设的干扰物的准备方案。如果患者标本中出现的平均浓度为 5mg/dL，

那么在病理血清中就可能达到 20mg/dL，因此高浓度应该被制备为 40mg/dL，低浓度应在 5.0mg/dL 水平。其制备后 5 个剂量效应浓度水平分别为 5mg/dL、13.75mg/dL、22.50mg/dL、31.25mg/dL、40mg/dL。

（3）实验程序："剂量效应"干扰测试程序如下。

1）确定最高浓度和最低浓度。

2）确定"有临床意义"的偏倚，如果曾做过"配对差异"实验，这一步已经完成。

3）确定在每个浓度水平的重测次数 n（可根据 EP7-A2：2005 统计公式计算），通常为 3 次。

4）准备高浓度和低浓度标本。

5）吸等体积的低浓度和高浓度标本到另外一个适当的容器中，充分混匀，制备中间浓度标本。

6）吸等体积的低浓度和中间浓度标本到另外一个适当的容器中，充分混匀，制备 25% 浓度标本。

7）吸等体积的中间浓度和高浓度标本到另外一个适当的容器中，充分混匀，制备 75% 浓度标本。

8）按照步骤 3）重测次数 n 的大小准备标本量。

9）在同一分析批内测定 5 组标本，为了平均系统漂移影响，第一组按照升序测定，第二组按照降序测定，第 3 组按照升序测定等。另一种可以最小化漂移效应的方法是，按照随机的顺序检测所有标本，顺序安排按照随机数字发生器或者随机数字表进行。

10）计算低浓度标本的平均值，其他各组结果中减去该低浓度标本的平均值，然后把最终结果填入表格中进行数据分析。

（4）数据分析：将结果点在图上，y 轴为获得的干扰效应，x 轴为干扰物浓度，观察剂量效应图形。

1）线性效应：如果数据随机分布，大约呈一条直线，可用最小二乘法进行回归分析，确定其斜率、截距、标准误（$S_{y \cdot x}$）（每个点而非平均值），在图上绘制回归线，确定其适合所有数据点并且呈线性。一个与干扰物浓度相关的线性干扰的例子见表 4-68、图 4-44、图 4-45。

从干扰物浓度与置信区间改变大小的函数可以看出，在置信区间内结果最可信的是中间干扰物浓度范围。统计学软件有助于计算回归方程和置信区间。

表 4-68　5 个系列浓度线性效应实验结果（mmol/L）

序号	干扰物浓度	干扰效应		
		第 1 次	第 2 次	第 3 次
1	5.00	4.82	5.85	2.89
2	13.75	5.86	11.05	10.41
3	22.50	14.77	14.11	12.70
4	31.25	16.34	18.43	21.08
5	40.00	28.21	24.35	22.44

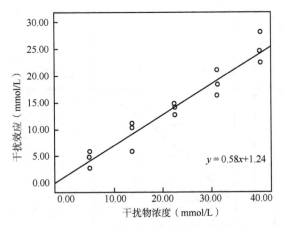

图 4-44　干扰试验的线性效应图（数据来源于表 4-68）

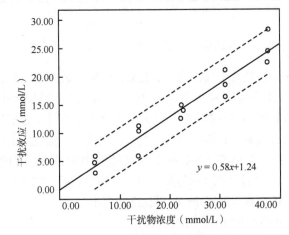

图 4-45　干扰试验剂量效应线性回归线的 95% 置信区间（数据来源于表 4-68）

2）非线性效应：干扰物浓度的干扰可能不是一个线性函数，如果绘图的数据显示是弯曲的，那么对一个给定的干扰物浓度的干扰度也可用非线性二次多项式公式计算。具体应用见表 4-69。

表 4-69　5 个系列浓度非线性效应实验结果（mmol/L）

序号	干扰物浓度	干扰效应		
		第 1 次	第 2 次	第 3 次
1	5.00	−1.42	1.54	0.06
2	13.75	8.76	13.95	10.31
3	22.50	19.87	19.21	17.83
4	31.25	20.24	22.38	24.95
5	40.00	29.51	25.65	23.74

当数据被绘制成图之后，如图 4-46 所示，干扰物在不同浓度的干扰度能够从图中被估计，也可以用非线性回归方程计算。

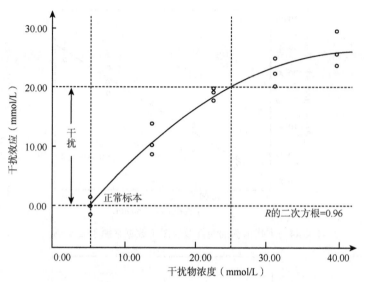

图 4-46　干扰试验的非线性效应图（数据来源于表 4-69）

为了确定在 25mmol/L 处的干扰，通过实验数据绘制最适曲线，在 x 轴上读取干扰物浓度为 25mmol/L 时所对应的干扰效应大小。本例中，估计的干扰效应大小为 20mmol/L。用合适的非线性回归分析方程也可以计算其置信区间，大多数的统计学分析软件都有此功能。

（5）结果解释：回归线斜率代表每单位干扰物的偏倚，y 轴上的截距表示内源性干扰浓度的校正，通过回归方程，不管线性还是非线性，任何干扰物浓度水平的干扰度都可被估计。

重新回到图 4-44 中（线性数据）的数据，由于斜率是正的，实验显示该物质引起一个正的干扰。计算当干扰物浓度在 30mmol/L 时干扰度的大小：

根据回归方程（$y=0.58x+1.24$），可以得到：

$$y=0.58 \times 30+1.24=18.64（mmol/L）$$

利用"剂量效应"评价干扰时，也可对分析物和干扰物进行联合评价，通过干扰物的浓度和分析物的浓度在检测过程中通过有组织的设置，两个或更多潜在的干扰物能被更有效地同时检测，单一成分的干扰效应可通过单因素分析方法评估。联合评价可提高效率和得到更多的信息，干扰物之间及干扰物与分析物之间的相互作用能够被评价，不足之处是标本准备更加复杂，有可能会增加人为误差。

5. "用患者标本作偏倚分析"实验方案　利用"配对差异"或"剂量效应"实验方案进行干扰筛选时存在局限性，不论考虑多么全面，在患者的血清标本中可能遇到意想不到的干扰。为减少这种情况的发生，可分析患者的真实标本以评价不同血清标本间的变异性。本节主要介绍"利用患者标本作偏倚分析"的实验方案，从被选择的患者标本中寻找不准确的结果，以确定有无干扰及干扰程度。

（1）实验设计：选择特定患者标本，如心脏、肾脏或肝脏疾病患者标本，含有高血脂、高胆红素或高血红蛋白的标本，用过某种可能有干扰药物的患者标本。用参考方法（或比较方法）和试验方法同时测定，将试验方法的结果与参考方法（或比较方法）比较，确定是否存在干扰。

（2）比较方法：用对干扰物有低敏感性，具有良好特性的比较方法来确定"真值"。理想情况下，应该用参考方法来达到此目的。如果没有合适的参考方法，可用其他合适的比较方法（如具有较好的精密度和特异性，最好有不同的检测原理）（参见 CLSI EP9《用病人标本进行的方法比较和偏倚评估》）。如果比较方法缺乏足够的特异性，将影响最后结论的判断，需考虑以下的可能情况：①偏倚可能来源于干扰或方法本身；②两种方法之间没有检测到偏倚可能由于：两种方法对同一干扰物具有相似的敏感性，或者两者方法都不受干扰物的影响。

（3）实验材料

1）测试标本：检测的标本应从有关联的患者人群中选择，它们已知包括一种或者更多种的潜在干扰物（如治疗药物），或者从诊断具有特定病情或疾病的患者中选择。例如，可能基于以下的标准选择患者标本：①相关的疾病（例如，来自心脏病、肝病或者肾病患者的标本）；②相关的药物治疗（来自已知使用目标药物治疗的患者标本）；③尿毒症患者的血中可能包括有高浓度的内源性代谢物或者药物；④其他不正常组分（如异常胆红素、血红蛋白、脂质浓度等）。

2）对照标本：对照标本必须与分析物浓度具有相同的范围，对照标本已知不包含干扰物，对照标本可通过以下方式选择：①来自没有使用目标药物的患者；②潜在干扰物质在正常浓度范围内；③分析物分布状态与测试标本相似；④来自对照组的标本必须包括在每一分析批内。

（4）实验程序：CLSI EP9《用病人标本进行的方法比较和偏倚评估》和 EP14-A《基质效应的评价实验》，可以作为方法学比较实验的操作指南。

在检测时，每个测试标本和对照标本应该重复测定，重测次数取决于下列三个因素：①两种方法的精密度；②干扰效应的大小；③统计学要求的检验水平。

如果干扰效应大并且两种方法都有较好的精密度，每组 10～20 个标本就足够。也可用 CLSI EP9《用病人标本进行的方法比较和偏倚评估》和 EP14-A《基质效应的评价实验》中的统计学方法来确定设计中标本的数量。

实验程序：①挑选测试组和对照组标本；②选择合适的参考方法或者效果较好的比较方法；③在尽可能短的时间内（通常在 2h 内），用两种方法重复测定每个标本；④如果观察到偏倚存在，确定偏倚和干扰物浓度两者之间的效应关系。

注意事项：如果分析物和潜在的干扰物易变，或基质不稳定（如全血），或者仅用到微量标本（由于标本蒸发），在规定的时间内检测就显得特别重要，这些情况需要特别注意。间隔几天的批间检测需要减少日间不精密度，每天进行批间检测时要改变检测顺序，每批检测中对照标本和测试标本应随机分布；如果检测方法存在携带污染，应仔细设定待测标本的测定顺序。警惕一些系统偏倚引起假的干扰现象。

（5）数据分析：如果干扰存在，从绘制的数据图中可目视检查出来。分析每组被选择的患者组和对照组数据，评价其是否有系统偏倚。如果有，计算被选择患者的结果和对照组平均值结果之间的差值，并与干扰标准进行比较。然后确定干扰能否被排除或者需要进一步的研究。以下的程序和例子可提供指导，但 EP7-A2：2005 没有讨论干扰产生的原因。

1）根据参考方法（比较方法）测定值绘制偏倚图。

以下为绘制偏倚图的步骤：

A. 将实验结果填入表格中，用于数据分析，计算每个标本重复测定结果的均值。

B. 对于每个标本，用试验方法均值减去参考方法（比较方法）均值结果，并计算平均偏倚。

C. 作图：垂直轴为偏倚值（试验方法均值减去参考方法或比较方法均值），水平轴为参考方法（比较方法）测定分析物的值，测试和对照标本用不同的符号标识。

D. 利用线性回归统计方法计算每一组的 $S_{y \cdot x}$ 统计量（比较方法=x），并计算 95%置信区间。

2）根据偏倚结果评估干扰：本方法典型示例如图 4-47 所示。

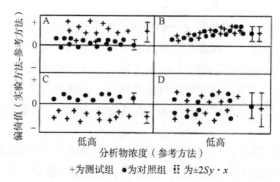

图 4-47　"用患者标本作偏倚分析"实验方案四个可能的干扰结果

A. 相对于对照组的正偏移：在图 4-47A 中，测试组数据（+）相对于对照组显示正偏倚，且对照组（●）离散度较小。提示干扰可能由测试标本的某些组分引起，但不能肯定，因为图 4-47A 中，左侧测试组数据（+）和对照组数据（●）相互重叠，这些结果也可能是偶然出现，但需要进一步研究。

B. 成比例的方法偏倚：在图 4-47B 中，测试组和对照组都显示出正的偏倚，只表明成比例的方法偏倚，不能提示是干扰因素引起。

C. 相对于对照组的负偏倚：在图 4-47C 中，数据显示出明显的负干扰，测试组和对照组的置信区间明显不同。测试组偏倚的上限和对照组的平均偏倚的差值，与干扰标准进行比较，可用于评价是否存在有临床意义的干扰。

D. 相对于对照组没有偏倚：在图 4-47D 中，测试组的平均偏倚相对于对照组只是很小的负偏倚，其差异无统计学意义。由于对照组数据显示较大的变异，因此，干扰效应也应被关注。

3）根据潜在干扰物浓度绘制偏倚图：如果一种潜在的干扰物浓度已知，可以判断它是否与获得的偏倚相关（图 4-48）。

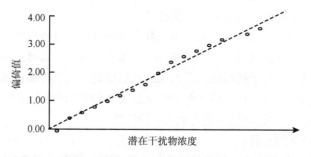

图 4-48　潜在干扰物不同浓度与获得偏倚的相关性分析

图 4-48 的垂直轴为偏倚值（测试方法结果减去参考方法或比较方法结果），水平轴为潜

在干扰物的浓度。结果表明，潜在干扰物不同浓度与获得的偏倚具有很好的相关性。"偏倚图"的作图和解释参见 CLSI EP9-A2：2002。检查偏倚与潜在干扰物浓度的散点图，如果两者之间呈线性关系，且在整个浓度范围内各数据点分布均匀，那么所有的数据能被一起分析。通过线性回归统计，可以得出潜在干扰物浓度与偏倚之间的线性关系。

如果不呈线性关系，可降低各检测标本的浓度范围，直至得到线性关系。

（6）结果解释：利用患者标本作偏倚分析评价干扰的局限性主要是缺乏对测试变量的控制，对结果作明确的解释也需要选择特异性较高的比较方法。结果解释时需考虑以下几个方面。

1）这个实验只证明偏倚和特定物质之间的相关性，而不是证明因果关系。真实的干扰物可能是和可疑干扰物一起出现。例如，伴随某种疾病出现的一种生化代谢产物的干扰可能被错误地当作一种用于治疗这种疾病的药物的干扰。

2）标本不新鲜时，一些不稳定的组分可能丢失（如乙酰乙酸、CO_2 等）。

3）住院患者通常服用多种药物，可能导致内源性代谢物浓度的增高。

4）按照疾病和治疗药物进行预期分组可能难以完成。

5）干扰物可能不存在于该批患者的测试标本中。

6）就干扰而言，比较方法可能没有足够的特异性，也可能受相同干扰物的影响。

不管怎样，本方法在提供干扰物线索查找方面，是很有价值的，它也可能是唯一的能够检测药物代谢产物干扰的方法，提供了一种在患者真实标本中证实干扰存在的方法。在分析干扰评价试验时，"配对差异"试验与"利用患者标本作偏倚分析"试验同时使用，会起到互补作用。

（三）WS/T 416-2013 文件方案

WS/T 416-2013《干扰实验指南》，规定了评价干扰物质对检测系统影响的方法，该指南主要涉及 EP7-A2：2005 中涉及的三种干扰评价方案中的两种，分别是"配对差异"实验方案和"剂量效应"实验方案，方案的原则和实验方案与 EP7-A2：2005 相同。

（四）EP7-A3：2018 文件方案

基于 EP7-A3：2018 的分析干扰评价试验流程见图 4-49。

CLSI 指南 EP7《临床化学干扰试验-批准指南》是目前分析干扰评价实验的规范标准。EP7-A3：2018 于 2018 年发布，替代 2005 年出版的指南 EP7-A2：2005，其涉及的干扰评价的方案没有变化，主要对干扰物筛查和描述过程进行了简化，同时对统计学方法进行了修订。

1. "配对差异"实验方案

（1）实验设计：测试组和对照组都以相同方式进行检测，为避免偶然误差，进行多次重复测定，且在一个分析批内完成。

每个样本的重测次数依赖于三个因素：①有临床意义的最小偏倚；②批内精密度；③统计学要求的检验水平。

（2）实验材料

1）基础样本（base pool）

A. 从几个健康的、没有进行药物治疗的个体获得适当类型（血清、尿液等）的新鲜样本，基础样本应能反映样本基质，能反映分析物的特点。

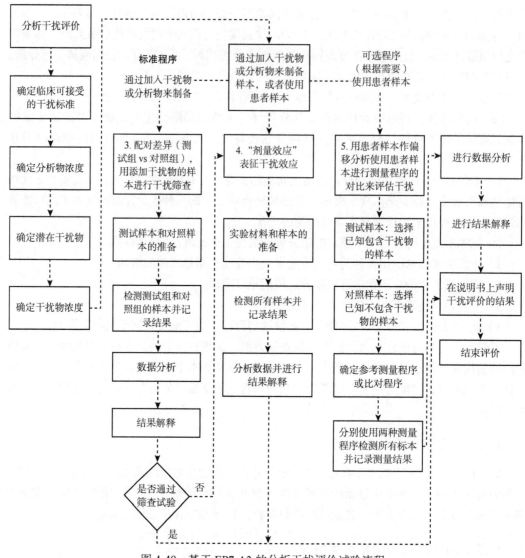

图 4-49　基于 EP7-A3 的分析干扰评价试验流程

B. 如果不能得到适当的新鲜样本，可用合适的冰冻或冻干样本代替。处理过程中用到的防腐剂、稳定剂及形成的分析物复合体，与新鲜人血清基质不同，可能存在干扰效应，实验前应用 EP-14《基质效应的实验评价》确认测试材料是否与临床样本相似。

C. 计算所需样本量，考虑检测方法所需样本体积及重复测定次数。

D. 测定基础样本中分析物的浓度并用合适的纯物质调整分析物浓度到合适水平，应避免加入分析物时引入其他物质。

2）储存液（stock solution）：按照以下步骤为每一种潜在的干扰物准备储存液。

A. 获得合适而纯的潜在的干扰物，或者该物质最接近体内循环状态。如果用到一些药物，谨记药物中可能含有的保存剂、防腐剂、杀菌剂、抗氧化剂、着色剂、调味剂、金属氧化物、填充剂等都可能会产生干扰。

B. 选择一种能够充分溶解分析物的溶剂，查找化学和物理学手册，或者 Merck 索引，要确保该溶剂不会对评价方法产生干扰。常规优先选择的溶剂有试剂等级用水（CLSI 文件

C3《临床实验室试剂水的准备和测试》中的详细信息）、稀释的 HCl 或者 NaOH、乙醇或甲醇、丙酮、二甲基亚砜（DMSO）等。

C. 尽可能小地稀释样本基质，最好小于 5%。如果溶解度允许，通常配制成浓缩 20 倍的储存液。

D. 有机溶剂需要特别对待，挥发性溶剂必须严格保护以防蒸发，储存液应该准备为最高的可用浓度水平。许多有机溶剂在水中溶解度很低，也可以通过影响试剂或反应本身而造成假象。氯仿在血清中由于其低溶解性至少要求 1∶100 的稀释倍数，乙醇浓度大于 1%时能够使抗体变性。

在一些情况下，干扰可能随着内源性物质的浓度减少（如 CO_2、H^+或者蛋白质）而增加，为了评价这一效应，在维持一定的分析物浓度水平和最小的基质效应前提下，基础样本中潜在的干扰物的浓度必须很低。对照样本也应在基础样本的基础上准备。

3）测试样本（test pool，T）：按照实验设计干扰物浓度要求，在基础样本中添加一定量的干扰物储存液作为测试样本。

4）对照样本（control pool，C）：在基础样本中添加用于制备储存液的溶剂作为对照样本，其添加体积与测试样本相同。如果对照样本中也存在分析干扰物（如胆红素），应使用合适的分析方法确定其浓度。如果对照样本中分析物浓度与基础样本中明显不相符，考虑溶剂为潜在的干扰物。

（3）重测次数要求

1）双侧检验：双侧检验时重复测定次数近似值可以通过以下公式计算。

$$N \geqslant 2\left[\frac{\left(Z_{1-\alpha/2}+Z_{1-\beta}\right)\sigma}{\delta}\right]^2 \tag{4-173}$$

式中：$Z_{1-\alpha/2}$ 为正态分布时双侧检验第 100（$1-\alpha/2$）百分位数；$Z_{1-\beta}$ 为正态分布时第 100（$1-\beta$）百分位数；σ 为批内标准差；δ 为分析物在某测试浓度水平时的最大允许干扰值。

例如，评价者需要检测可接受干扰程度为 1.5mg/dL 的干扰效应，95%（$\alpha=0.05$）置信限和 95%检验效能（$\beta=0.05$），批内精密度为 1.0mg/dL，在公式中代入这些值，可计算重测次数：$N \geqslant 2\left[\frac{\left(Z_{1-\alpha/2}+Z_{1-\beta}\right)\sigma}{\delta}\right]^2 = 2\left[\frac{\left(1.960+1.645\right)1.0}{1.5}\right]^2 = 11.6$。

由于重测次数 N 必须是一个整数，那么每一个测试样本和对照样本应测次数为 12 次。

2）单侧检验：在单侧检验中，用 $Z_{1-\alpha}$ 代替 $Z_{1-\alpha/2}$。

按照公式：$N \geqslant 2\left[\frac{\left(Z_{1-\alpha}+Z_{1-\beta}\right)\sigma}{\delta}\right]^2 \tag{4-174}$

式中：$Z_{1-\alpha}$ 是正态分布单侧检验第 100（$1-\alpha$）百分位数。

3）Z 百分位数：为方便应用，Z 百分位数对于常用的置信限和检验水准来说，结果见表4-70。

表 4-70　Z 百分位数对应常用的置信限

置信限（效能）	0.800	0.850	0.900	0.950	0.975	0.990	0.995
Z 百分位数	0.842	1.036	1.282	1.645	1.960	2.326	2.576

4）δ/σ（最大允许干扰值/批内标准差）值：可计算重测次数。

95%置信限时检测不同的干扰效应所需的重测次数如表4-71所示。

表4-71　δ/σ 与重测次数对应表

δ/σ	重测次数	δ/σ	重测次数
0.8	33	1.5	10
1.0	22	1.6	9
1.1	18	1.8	7
1.2	15	2.0	6
1.3	13	2.5	4*
1.4	11	3.0	3*

*这些范例中测试组最小重测次数是5，对照组需要重测5次。

（4）实验程序

1）确定合适的分析物浓度。

2）建立有临床意义的干扰标准——最大允许干扰值（δ）。

3）确定每个样本所需的重测次数（N）。

4）基础样本的准备，将基础样本分成多份，并根据需要调整每等份被测物浓度，同时考虑可能存在的所有内源性被测物。

5）干扰物原液的准备，制备20倍待检测潜在干扰物浓度的浓缩储存液作为干扰物原液。

6）测试样本（T）的准备：按照1份原液19份基础样本（1∶20稀释）的比例将原液和基础样本混合均匀。举例：将9.5mL基础样本加入到10mL容量瓶中，加入0.5mL 20×原液，获得总体积为10mL。

7）对照样本（C）的准备：将原液制备时使用的溶剂与基础样本混合放入另外一个瓶子，其中溶剂为1份，基础样本为19份（1∶20稀释），混合均匀。举例：将0.5mL溶剂加入到10mL的容量瓶中，然后加入基础样本，使总体积达到10mL（加入9.5mL基础样本）。

8）用测量系统重复检测测试样本和对照样本N次。重复检测次数由步骤3）决定。实验样本和对照样本的检测方式与患者样本一样，条件允许的情况下，尽可能在同一分析批中检测。

注1：如果测量程序存在携带污染，应仔细设计样本检测的顺序。

注2：实验样本和对照样本制备时间的间隔，以及它们实际检测时间可能因分析物或干扰物的稳定性和稳定状态等的不同而不同。应该谨慎理解分析物-干扰物相互作用和相应的处理。

9）记录数据分析结果。

注：当使用不同浓度的原液时，可在步骤6）、7）进行相应稀释。

（5）数据分析：计算观察到干扰效应的"点估计"值（d_{obs}），即测试样本均值和对照样本均值之间的差值。

$$d_{obs}= \text{Interference} = \bar{X}_T - \bar{X}_C \tag{4-175}$$

相对干扰（%d_{obs}）：

$$\%d_{obs}= \%\text{Interference} = \frac{\bar{X}_T - \bar{X}_C}{\bar{X}_C} \times 100 \tag{4-176}$$

双侧检验偏差的100（$1-\alpha$）%置信区间，可通过如下公式计算：

$$\bar{X}_{\text{T}} - \bar{X}_{\text{C}} \pm t_{1-\alpha/2, N_{\text{C}}+N_{\text{T}}-2} \sqrt{\frac{s_{\text{C}}^2}{N_{\text{C}}} + \frac{s_{\text{T}}^2}{N_{\text{T}}}} \qquad (4\text{-}177)$$

式中：$t_{1-\alpha/2, N_{\text{C}}+N_{\text{T}}-2}$ 为 student t 检验中 t 分布在自由度为 $N_{\text{C}} + N_{\text{T}} - 2$ 时，第 $100(1-\alpha)$ 百分位数；N_{C} 为对照样本重复检测次数；N_{T} 为实验样本重复检测次数；s_{C} 为 N_{C} 个对照样本结果的 SD；s_{T} 为 N_{T} 个实验样本结果的 SD。

注：该公式假设对照样本和实验样本的变异不必相同。

要计算相应百分比干扰的置信区间，可使用如下公式：

$$\frac{\bar{X}_{\text{T}} - \bar{X}_{\text{C}} \pm t_{1-\alpha/2, N_{\text{C}}+N_{\text{T}}-2} \sqrt{\dfrac{s_{\text{C}}^2}{N_{\text{C}}} + \dfrac{s_{\text{T}}^2}{N_{\text{T}}}}}{\bar{X}_{\text{C}} \times 100} \qquad (4\text{-}178)$$

（6）结果解释：如果点估计 d_{obs} 值在允许干扰值（δ）（或%d_{obs}，当允许干扰值以百分数表示时）范围内时，可得出干扰物造成的偏倚在最大允许干扰值范围内。否则，得出的结论是该偏倚超出了最大允许干扰值，存在干扰。

当解释干扰试验结果时应考虑以下情况：①由于吸样错误，真实的干扰可能不同于观察到的"点估计"，如果样本为非人血清，可能会引起测量误差；②真正的干扰物质可能不是药物本身，而是其代谢产物；③测试样本基质可能不代表典型的含分析物的病理样本，可能存在基质效应；④添加物与病理样本中的干扰物不完全一致，例如，与蛋白结合，形成金属配合物，或者分析物的异质性；⑤测试浓度的随意选择可能不显示干扰，或干扰可能在另外的浓度时出现，而在该次测试的浓度水平不出现；⑥有时只有和其他成分协同才能表现出干扰。

（7）"配对差异"范例：分析物两个浓度水平（0.50mg/dL 和 5.00mg/dL），包含最大浓度的干扰物（500mg/dL），采用配对差异进行评价。通过系统地检测配对的测试样本（含干扰物）和对照样本（无干扰物），进行干扰的评价。测试组和对照组样本间的偏倚以浓度单位和相对偏倚来计算。

注：患者样本中可能存在的两个测量浓度水平和最大干扰浓度（即最坏的情况）。因此，在表 4-72、表 4-73 的范例中，在 0.50mg/dL 和 5.00mg/dL 的测量水平上，推荐最大干扰浓度为 500mg/dL 进行干扰的评价。

表 4-72、表 4-73 分别为分析物浓度为 0.50mg/dL 和 5.00mg/dL 且包含 500mg/dL 的干扰物的配对差异实验。

表 4-72 低浓度样本

低浓度样本 (0.50mg/dL)	检测结果（mg/dL）					均值（mg/dL）	SD	偏倚（mg/dL）	95%置信区间（mg/dL）
	第1次	第2次	第3次	第4次	第5次				
对照组	0.45	0.56	0.48	0.54	0.47	0.50	0.047	−0.20	（−0.28，−0.12）
测试组	0.24	0.28	0.35	0.37	0.26	0.30	0.057		

表 4-73 高浓度样本

高浓度样本 (5.00mg/dL)	检测结果（mg/dL）					均值（mg/dL）	SD	相对偏倚（%）	95%置信区间（%）
	第1次	第2次	第3次	第4次	第5次				
对照组	4.82	5.00	5.21	4.95	5.02	5.00	0.141	−9.0	（−4.6，−13.4）
测试组	4.42	4.47	4.41	4.69	4.76	4.55	0.163		

厂家声明，在低浓度分析物（0.50mg/dL）的允许干扰值（δ）为±0.10mg/dL，在高浓度分析物（5.00mg/dL）的允许干扰值（δ）为±10%。

本范例中，低浓度分析物（0.50mg/dL）的"点估计"值：

$$d_{obs}= \text{Interference} = \bar{X}_T - \bar{X}_C = 0.30 - 0.50 = -0.20\text{mg/mL}$$

则 $d_{obs}>\delta$，说明在低浓度分析物中观察到干扰。

高浓度分析物（5.00mg/dL）采用的是相对干扰进行分析：

$$\%d_{obs}= \%\text{Interference} = \frac{\bar{X}_T - \bar{X}_C}{\bar{X}_C}\times 100 = \frac{4.55-5.00}{5.00}\times 100 = -9.0\%$$

则 $d_{obs}<\delta$，且在95%置信区间内，说明干扰物导致的偏倚在最大允许干扰值范围内。

注：不是所有的分析物浓度都适合用相对偏倚来表示。对于一些分析物，考虑以绝对偏倚表示（如浓度、活性单位）。对于判断是否存在干扰，特别是在分析物浓度水平很低时，一个小的绝对偏倚值可能其相对偏倚对比较大。

2. "剂量效应"实验方案 如果"配对差异"实验方案中的一种或多种分析物的浓度出现干扰效应，则可通过"剂量效应"实验方案以确定干扰物在不同浓度时的干扰度，干扰物的系列浓度可通过最高值样本和对照样本混合制备。

（1）实验设计：剂量效应实验用于确定干扰物浓度和干扰度之间的关系，干扰度是在测试范围之内的任何干扰物浓度的效应估计。用含干扰物最高浓度水平和最低浓度水平的两个样本，通过精确定量吸样，制备一系列仅在干扰物浓度上有系统变化的试验样本。所有的样本在一个分析批内按照随机的顺序一起被分析。检测时避免批间变异，仪器校准和试剂批号改变可能导致结果解释时产生混淆。

（2）实验材料

1）基础样本和储存液制备方法同"配对差异"实验方案。

2）高浓度样本：用基础样本稀释储存液，制备成所需的浓度。

3）低浓度样本：准备一组低的含平均浓度的干扰物的临床样本，在大多数情况下，治疗药物、血红蛋白或胆红素可以忽略不计，低浓度样本的制备可参照对照样本的制备方法。

4）测试样本：制备一系列包含中间浓度的干扰测试样本，这些是以高浓度样本和低浓度样本按一定比例混合而成，通常5个浓度足够确定一个线性的剂量效应关系，其配制要求如下。

A. 将低浓度和高浓度样本按等体积混合，配成在高和低两个极端浓度之间的中间浓度溶液。

B. 将低浓度样本和中间浓度样本等体积混合，配成高浓度和低浓度两个极端浓度之间的25%浓度溶液。

C. 将中间浓度样本和高浓度样本等体积混合，配成高浓度和低浓度两个极端浓度之间的75%浓度溶液。

注：也可以采用其他稀释方案。

其具体制备方法如图4-50所示。

| 低浓度样本（L）
（水平1）
干扰物浓度为0 mg/dL | **+** | 高浓度样本（H）
（水平5）
干扰物浓度为60mg/dL | - - -> | 中间浓度(50%)样本（M）
（水平3）
（L+H）/2
干扰物浓度为30mg/dL |

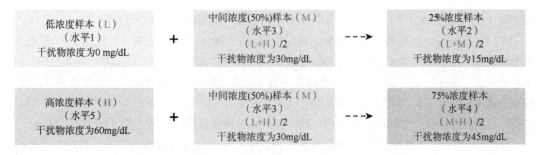

图 4-50　"剂量效应"实验方案中 5 个浓度水平的制备方法

图 4-50 说明一个假设的干扰物的准备方案。如果患者样本中出现的平均浓度为 10mg/dL，那么在病理血清中就可能达到 20mg/dL，因此高浓度应该被制备为 60mg/dL，低浓度应在 10mg/dL 水平。其制备后 5 个剂量效应浓度水平分别为 10mg/dL、15mg/dL、30mg/dL、45mg/dL、60mg/dL。

（3）实验程序："剂量效应"干扰测试程序如下。

1）确定适当的分析物待测浓度。

2）确定待检测的潜在干扰物的最高和最低浓度。

注：对于内源性干扰物，在制备储存液时应该考虑样本中该物质正常的量。

3）确定"有临床意义"的偏倚（δ），如果曾做过"配对差异"实验，这一步已经完成。

4）实验计划，如每个样本重复检测 5 次（N）。一些测量程序可能需要额外重复检测。

5）制备含最高浓度干扰物质的高浓度样本（100%）和低浓度样本（0）。实验样本中分析物的浓度应该相同。

6）吸等体积的低浓度和高浓度样本到另外一个适当的容器中，充分混匀，制备中间浓度样本（50%）。

7）吸等体积的低浓度和中间浓度样本到另外一个适当的容器中，充分混匀，制备 25% 浓度样本。

8）吸等体积的中间浓度和高浓度样本到另外一个适当的容器中，充分混匀，制备 75% 浓度样本。

9）对于每个样本制备 N 份等份样本用于重复检测；当仪器可以进行重复检测时，确保足够体积的样本用于重复检测 N 次。

10）在同一分析批内测定 5 个样本，为了平均系统漂移影响，第一组按照升序测定，第二组按降序测定，第三组按照升序测定等。另一种可以最小化漂移效应的方法是，按照随机的顺序检测所有样本，顺序安排按照随机数字发生器或者随机数字表进行。

（4）数据分析：在检测干扰时，"剂量效应"的目的是对于筛查阳性的干扰物的量（剂量）与其对测量结果的影响（绝对或相对响应）之间的关系进行更加全面的分析。本部分既是对阳性筛查结果的验证，也是对以下半定量问题的回答：通常，"剂量效应"研究的是在分析物浓度处，大约多高浓度的干扰物会产生 10% 干扰效应。

这些问题可以通过内插法得到（如回归曲线）解决，通过测量未添加干扰物的样本，并对预期检测值的偏倚或相对偏倚在图形或代数上对剂量-反应关系进行总结。

1）检查数据的完整性：筛选数据集以确保数据完整性最直接的方法是从原始数据制表开始。表 4-74（第 1~6、9 列）和表 4-75（第 1~3、6 列）展示了两个不同的数据表。计算每个样本的基本统计量（如图 4-51 中"+"所示的均值），并将单个测量结果相对添加的干扰物质的量（表 4-74、表 4-75）绘制在图中（图 4-51、图 4-52 中绿色空心圆所示）。

A. 缺失数据："剂量效应"干扰测试程序中描述的试验过程应该产生一个包含 25 个检测结果的数据集，是待检测的 5 个样本在同一批中每个样本重复检测 5 次得到的结果。在实践中，由于各种原因可能导致结果丢失。当 25 个结果中有 1 个以上缺失时，应考虑重复整个实验。否则，按照数据集似乎是完整的来处理。有时也可以通过获得另外的检测结果来弥补缺失的结果，但是这样做会因为不同批次之间的差异而引入新的变异，这种变异会使得精密度评价变得更复杂。

B. 离群值：对于高度异常的单个测量结果，应检查表中观测值和散点图。当存在已知的原因时，可以排除这些结果。否则，在排除结果时，应以常识和良好的实验室实践为准。不需要正式的检验（如 Grubbs 检验）来证明其是"统计学离群值"（只有在极端到足以大幅改变从数据中得出的近似值或结论时，异常的结果才重要）。虽然对于统计学离群值的数目没有限制，但是剔除 25 个结果中的 1 个，就相当于撇开了 4%的数据。

C. 变异性：每个样本检测结果的变异性是通过计算平均值和 SD 或 CV 来确定的。将计算的统计数据与检测系统在相同检测浓度下期望的批内性能（重复性）进行比较。本指南不推荐使用正式的试验来比较观察到的和预期的变异。

D. 单调性：将样本 1~5 的均值绘制在表格中并按照这种顺序检查其"单调性"。当后一个检测结果均值大于或等于前一个均值时，构成单调递增序列；同样的，当后一个检测结果均值小于或等于前一个均值时，它们构成一个单调递减序列。当一对相邻的均值增大，而另一对均值减小时，失去单调性。这可能是检测过程本身的不精密度和重复检测次数有限造成的。适度的局部失去单调性，特别是在序列的低值端或高值端，可能不会影响从数据分析中得到近似值。然而，除非特定样本均值表现出明显的单调性，否则对"剂量效应"结果的解释应该谨慎。

2）将测量结果转换为效果度量

A. 计算 M_0：M_0 为样本 1 测量结果的均值。M_0 是根据"剂量效应"的数据，对干扰物浓度为 0 的样本（严格地说是没有添加干扰物的样本）所期望的测量浓度的估计值。

B. 计算效果度量：干扰，指的是干扰物对测量结果的影响，可用测量结果与 M_0 的偏倚进行绝对定量，用相对偏倚进行相对定量。为了对干扰效应进行绝对数值（即以测量单位表示）评估，用含干扰物（特定水平）的实验样本测定值减去 M_0 得到其绝对值。为了对干扰效应进行相对数值（即，以百分数表示）评估，用测量单位表示的干扰效应除以 M_0 再乘以 100，得到其相对值。

这两个转换既可以应用于统计总结，如表 4-74 中特定样本的均值，也可以应用于单个测量结果，如表 4-75 中的原始数据。此外，这些相对偏倚转换可以反向进行。

偏倚=测量结果–M_0

测量结果=偏倚+M_0

相对偏倚=（偏倚×100%）/M_0

偏倚=（相对偏倚×M_0）/100%

例如，在表 4-74 中，均值一列（第 7 列）中的每一项代表特定样本 5 个检测结果（位于表中同一行的第 2~6 列）的平均值。第一个平均值，即样本 1 的均值，$M_0 = 200.02$nmol/L。偏倚和相对偏倚列，分别标注为 Y_1 和 Y_2，对应于图 4-51 左边的两个垂直轴。Y_1 是用均值一列（对应于 Y_3，图 4-51 中右边的坐标轴）减去 M_0，Y_2 是用 Y_1 乘以 100%/M_0。

或者，这两列可以先将每个检测结果转换为偏倚，然后转换为相对偏倚，再计算每个样本影响效果（偏倚和相对偏倚）的均值。具体选用内插法还是基于回归的分析的方法，一定程度上取决于曲线拟合。

从图形看,选择检测结果或者两种效果度量仅仅是构建数据模型的三种方式;选择任意的 y 轴对图中数据点和线的位置没有影响。从干扰物浓度(X)与检测结果(Y,以量单位表示)的散点图开始,两种效果度量可以通过增加 y 轴编入图形中。图 4-51 和图 4-52 均显示了所有三个 y 轴,以便简洁、直观地展示它们的内在关系。实际上,这些纵坐标中任何一个足以绘制适当的散点图。

Y_1:相对 M_0(样本 1 的均值)的偏倚,以测量单位表示的绝对效果。

Y_2:相对 M_0 的相对偏倚,以百分比单位表示的相对效果。

Y_3:检测结果,原本的测量单位。

3)点对点曲线拟合和内插法:这部分总结了干扰物浓度(X)与干扰效果(Y)之间的代数关系,作为在干扰实验中样本之外的浓度水平的半定量插值的基础。对于内插法来说,对点对点曲线拟合图进行直观检查通常就足够了。因此,通过实例介绍了该方法,并强调概念和局限性。

注:插值只能产生一个估计值,在某些情况下需要用实际测量值进行验证。

例如,图 4-51 所示的 4 条线段是通过连接表 4-74 中相邻样本的均值(Y_3)绘制的;它们用 "+" 号表示。同样的线段也可以通过连接两种效果度量[偏倚(Y_1)或相对偏倚(Y_2)]而得到,因为图中所显示的线段独立于 y 轴的选择。

若假定数据具有单调性,以这种方式描绘的轨迹,即"点对点"或"多边形"曲线,能够充分展示整个干扰浓度区间内的"剂量效应"关系。这种方法牺牲了连接处(线段相交的地方)的平滑性,但不会对总体形状做出不合理的强加假设。如果数据只有局部单调性,则这种方法比基于线性回归的方法更普遍适用。而且,多边形曲线可使内插往任一方向进行:从干扰物到效果度量(X 到 Y_1 或 Y_2)或从效果度量到干扰物(Y_1 或 Y_2 到 X)。

内插法:插值可以通过目测图形实现,也可以通过代数方法实现,不需要图形,可以通过电子表格或软件操作用于构造多边形曲线相关段的 X、Y 值。表 4-73 标注 X、Y_1 和 Y_2 中的列包含使用点对点方法进行可视化插值或代数插值所需的信息。

注:表 4-74 中列出的三列都是平均值而不是单个值。

与直接从图中得到的估计值相比,用代数方法得到的估计值主观性更少,但不一定更准确或可靠,因为影响"剂量效应"实验及其分析的不精确度和不确定度很多。由于图 4-51 所示的各个测量结果都是在单次运行中获得的,因此只显示了与取样变异相关的不确定度的一小部分。其他来源的变异也有相关性(例如,与干扰物浓度有关的不确定度)。在这种情况下,插值得到的估计值应该始终作为近似来处理。

例如,通过查看表 4-74 和图 4-51 中的数据:添加多少浓度的干扰物能产生平均 10% 的相对偏倚?(这是一种形式的问答:给定 Y,估计相应的 X。)这个问题可以通过目测图形或代数方法来回答,如下所示。

目测图形:从相对偏倚(Y_2)轴的 10% 看到多边形曲线(即沿着图 4-51 中上面那条水平虚线看过去),然后向下看到干扰物质轴(X),答案大约是 8mg/dL。

代数方法:表 4-74 中只有样本 1 和样本 2 的 X、Y 值需要考虑,因为只有第一个(最左)线段与所考虑的问题相关。在 Y-X 方向上,斜率的计算为:$(X_2-X_1)/(Y_2-Y_1)=(10-0)/(11.94-0)=0.8375$。然后,10% 的偏倚对应的干扰浓度估计为 X_1+斜率$\times 10=0+0.8375\times 10=8.375$mg/dL。考虑到所涉及的不确定度,结果应该四舍五入到小数点后一位。

具体步骤：

A. 确定响应变量（影响效果），偏倚或相对偏倚。

B. 绘制 5 行，3 列（表 4-74 中的第 1、9 列和 10 或 11 列）的表格，表中列出样本编号（k）、干扰物浓度（X）、特定样本相关的效果度量（Y）的均值。

C. 确定哪段直线是相关的（$k=1, 2, 3$ 或 4）并明确线段的端点，也就是（X_k, Y_k）和（X_{k+1}, Y_{k+1}）。

D. 使用线性回归软件，提交这两个端点便可获得直线相关关系，$y = a_k x + b_k$；其中 a_k 和 b_k 分别是第 k 条线段的斜率和截距。

当没有相关统计软件可用时，可手工计算某条线段的关系公式如下：

$$\frac{y - Y_k}{x - X_k} = \frac{Y_{k+1} - Y_k}{X_{k+1} - X_k}$$

其中下标来自表格。然后重新排列这个方程，将 y 表示为 x 的函数。

E. 最后，插入给定的值（例如，上述例子中相对偏倚 $y=10$），求相应另一个变量（上述例子中未知的干扰物浓度，x）的值。

注：对于内源性干扰物，这些估计值，严格来说，是加入的干扰浓度的函数。

4）回归曲线拟合：一些"剂量效应"研究数据集适合于拟合单个参数曲线——"完整"曲线，即涵盖研究中包含的所有干扰浓度。在实践中，这种方法通常需要对整个数据集进行直线拟合或抛物线拟合（分别采用线性回归或多元线性回归）。当适用时，主要是针对如图 4-52 所示的直线轨迹数据集，参数曲线拟合是上述更普遍适用的点对点方法最合适的替代方法。基于回归的方法甚至在计算上更方便。

在实际应用中，基于回归的方法仅限于直线和抛物线两种选择，这两种曲线分别对应于一阶多项式和二阶多项式。选择本质上是经验性的，而不是基于理论的。本章所述的基于回归的方法不能被认为比点对点方法更准确或更可靠，因为除了前面提到的许多考虑因素外，关于回归分析所采用的模型是线性的还是二次的，还存在着不确定性。

用于回归分析的软件应用程序通常会生成包围拟合曲线的置信区间（图 4-52）或预测区间。但是不要过度解读这些置信区间，它们可以帮助判断拟合曲线是否符合，然而，这两种置信区间都低估了与剂量反应研究相关的可变性和不确定度。因此，它们不应被视为在给定的干扰浓度下对影响效应的上界和下界的划分。

分析步骤：针对总共有 N 个检测结果（$N=25$，除非有缺失值或挑出作为统计学上的离群值）的数据集分析步骤如下。

1）确定哪个响应变量（效果度量），偏倚或相对偏倚，与所考虑的问题相关。

2）绘制 N 行，2 列（表 4-75 中的第 6、7 或 8 列）的表格，其中 2 列对应每个重复检测的干扰物浓度（X）和相关的效果度量（Y）。

3）执行 N 对 X，Y 的线性回归分析，是 Y 对 X 的回归（不是 X 对 Y），以获得直线相关关系，$y = ax + b$，其中 a 和 b 分别表示斜率和截距。

4）最后，插入想查询的给定值[例如，步骤 1）中特定类型的效果水平，或干扰物浓度]求得另一个变量相应的值。这将产生对给定干扰浓度预期效果的粗略估计，或者相反，对于给定效果相对应的干扰浓度的粗略估计（偏倚或相对偏倚）。

这个步骤中有好几个变量。特别是下面这个例子中，不直接使用相关的效果度量（偏倚或相对偏倚）作为 Y，而是使用原始的测量结果作为 Y，干扰物浓度作为 X，然后应用适当的变换将测量单位转换为效果度量。

例如，图 4-52 显示了表 4-75 中列出的 25 个单独值作为干扰浓度的函数，数据点的整体路径非常类似于一条直线。图中显示了一条线性回归拟合的直线（实心红色），并由置信区间包围（虚线，也用红色表示），它提供的拟合曲线位置的不确定度具有局限性，只能反映批内样本处理的变异。图 4-51 还显示了多边形的点到点轨迹（蓝色），这仅仅是为了显示在这个范例中点对点轨迹与拟合曲线充分一致。拟合曲线是将干扰物浓度（X）和以测量单位（不是特定样本的均值）表示的单个检测结果（Y_3）进行回归，得到的关系是：$Y_3 = 1.2324X + 201.17$。

注：在这个例子中，截距为 201.17nmol/L，代表了对 M_0 另一种基于回归的估计值，M_0 是在不添加任何干扰物的情况下期望的检测浓度。在本例中，该值仅与表 4-75 中样本 1 使用 5 个测量结果的均值 201.44nmol/L 得到的估计值 M_0 略有不同。

对于线性关系 $Y_3 = 1.2324X + 201.17$，减去 M_0，得到干扰物的浓度相对以绝对数值表示的效果的简单关系，即偏倚 $= Y_1 = 1.2324X - 0.27$ 或 $Y_1 = 1.2324X$，取决于对 M_0 的估计（即 201.44 或 201.17）。另外，单个结果通过减去样本 1 的均值，即 201.44，重新表示为偏倚（表 4-75，Y_1），也可以直接对相应干扰浓度（X）进行回归，得到偏倚=$Y_1 = 1.2324X - 0.27$，四舍五入，得到基本相同的直线关系。

注：如果将分析物浓度、偏倚或相对偏倚作为 X，回归干扰物浓度作为 Y，这种互换横纵坐标进行回归分析是不适用的。

曲线轨迹：对"剂量效应"数据集，不推荐但偶尔可以使用直线线性回归以外的曲线。对于表 4-74 中所列的数据，可以拟合一个二次函数（二阶多项式）：通过多元线性回归，将

表 4-74 "剂量效应"范例 1 检测结果

样本	第 1 次 （nmol/L）	第 2 次 （nmol/L）	第 3 次 （nmol/L）	第 4 次 （nmol/L）	第 5 次 （nmol/L）	均值 （nmol/L）	CV （%）	加入的干扰物 浓度（mg/dL）	偏倚 （nmol/L）	相对偏倚（%）
1	201.4	199.1	197.8	199.6	202.2	M_0: 200.02	0.9	0	0.00	0.00
2	217.8	226.0	228.9	226.5	220.3	223.90	2.1	10	23.88	11.94
3	237.3	236.4	239.7	243.2	243.8	240.08	1.4	20	40.06	20.03
4	247.0	251.2	248.5	239.1	242.8	245.72	1.9	30	45.70	22.85
5	255.4	244.4	253.7	254.6	251.3	251.88	1.8	40	51.86	25.93
			图 4-51 坐标轴			Y_3		X	Y_1	Y_2

注 1：以下几点可帮助理解表 4-74。

M_0 为样本 1 检测结果的平均值。

M_0 表示基于剂量-反应研究数据，一个干扰物浓度为 0 的样本期望的分析物浓度。上面例子中，M_0 是 200.02nmol/L，是样本 1（$n=5$）以原来检测单位表示的平均值。

Y_3：当 $n=5$ 时，每个样本以检测单位表示的平均值。

CV：变异系数（SD×100/均值）。

Y_1（偏倚）：以检测单位表示的绝对偏倚，为每个样本均值减去 M_0：偏倚=检测结果均值-M_0。

Y_2：每个样本均值相对 M_0 的相对偏倚（也就是相对而言干扰物的效应）。

相对偏倚：为每个样本以检测单位表示的偏倚除以 M_0 再乘以 100。相对偏倚=偏倚×100/M_0。

表中显示绿色的值对应于图 4-51 中的 X、Y 数据点（绿色空心圆）。如果这 25 个检测结果重新表示为偏倚或相对偏倚，它们将会绘制在相同的位置。

注 2：对于表 4-74 所示数据集，某个特定样本的偏倚（Y_1）和相对偏倚（Y_2）的均值也可以计算出来，方法是先对单个测量结果进行转换，然后对每个特定样本转换后的值的子集进行平均。用这种方法处理范例 1 的原始数据将得到与表 4-74 相同的偏倚和相对偏倚。将原始数据制表或转换为表 4-74 还是表 4-75 部分取决于是使用点对点方法曲线拟合和内插法还是基于回归的方法。

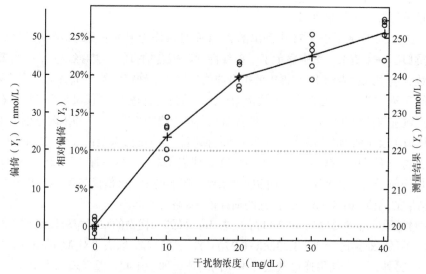

图 4-51　"剂量效应"范例 1：点对点拟合（四条线段）

以原本测量单位表示的单个测量结果回归干扰物质浓度，得到：$Y_3 = -0.032\,843\,X_2 + 2.5691X + 200.64$。这个代数关系充分展示了数据集的曲线轨迹，尽管曲线图错误地暗示了干扰已经达到峰值并在第 4 个和第 5 个样本间 39.1mg/dL 水平处开始向零方向下降。

　　这个方程或类似形式以偏倚或相对偏倚作为变量 Y 得到的方程对应的光滑的抛物曲线（图中未显示）与如图 4-51 所示的多边形曲线主要是在干扰物的浓度接近样本 4（30mg/dL）时不同，在干扰物浓度接近样本 4 时精确插值因为检测结果不精密导致逐渐扁平的关系是不可行的。

　　注：对于第二种形式（给定 Y_1 或 Y_2，估计 X），不得不将横纵坐标进行调换以进行回归分析（也就是解出 X 作为 Y 的函数）。统计学方法比手工法计算起来更加快捷。

　　基于这两个范例，应该更多应用线性回归分析数据集并用直线关系来表示。

　　在图 4-51 中蓝色的直线连接连续的特定样本的均值（"+"符号）。上面的水平虚线是随意设置的一个相对偏倚 10%，这仅仅是代表一个假定的目标水平；较低的水平虚线是 M_0。

　　图中显示了所有三种垂直轴，以证明它们的内在关系；在实际操作中，这三种中的任意一种足够用于绘制散点图。

　　不管使用的是偏倚（Y_1）还是相对偏倚（Y_2），连接相邻的均值可得到完全相同的线段。也可以连接相邻的中位数，因为这将获得相似的轨迹。但是，通常依据均值分析更好，除非原始数据集中存在真正关心的异常检测结果。

　　为了更加充分地描述干扰物的特征，这种剂量-反应试验可重复使用更加低浓度的干扰物（例如，使用低浓度 12mg/dL 而不是 40mg/dL）。另外，可使用不同的试剂批号、仪器和不同形式的干扰物进行重复试验（表 4-75）。

表 4-75　"剂量效应"范例 2 检测结果

样本	重复检测	结果 （nmol/L）	均值 （nmol/L）	CV（%）	加入的干扰物 浓度（mg/dL）	绝对偏倚 （nmol/L）	相对偏倚 （%）
1	1	199.6			0	−1.84	−0.91
1	2	200.3	M_0：201.44	1.5	0	−1.14	−0.57
1	3	203.4			0	1.96	0.97

续表

样本	重复检测	结果 （nmol/L）	均值 （nmol/L）	CV（%）	加入的干扰物 浓度（mg/dL）	绝对偏倚 （nmol/L）	相对偏倚 （%）
1	4	198.1	M_0：201.44	1.5	0	−3.34	−1.66
1	5	205.8			0	4.36	2.16
2	1	211.5			10	10.06	4.99
2	2	213.5			10	12.06	5.99
2	3	209.1	212.28	1.1	10	7.66	3.80
2	4	212.1			10	10.66	5.29
2	5	215.2			10	13.76	6.83
3	1	224.9			20	23.46	11.65
3	2	230.7			20	29.26	14.53
3	3	233.3	226.56	2.3	20	31.86	15.82
3	4	222.6			20	21.16	10.50
3	5	221.3			20	19.86	9.86
4	1	240.7			30	39.26	19.49
4	2	239.8			30	38.36	19.04
4	3	234.9	239.20	1.2	30	33.46	16.61
4	4	242.7			30	41.26	20.48
4	5	237.9			30	36.46	18.10
5	1	245.1			40	43.66	21.67
5	2	248.1			40	46.66	23.16
5	3	251.7	249.60	1.2	40	50.26	24.95
5	4	252.2			40	50.76	25.20
5	5	250.9			40	49.46	24.55
	图 4-52 坐标轴		Y_3		X	Y_1	Y_2

注：M_0=样本 1 检测结果的均值。偏倚=检测结果−M_0，相对偏倚=偏倚×100/M_0。表中显示绿色的值对应于图 4-52 中的 X、Y 数据点（绿色空心圆）。

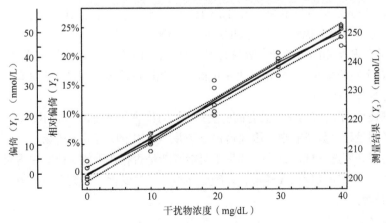

图 4-52　"剂量效应"范例 2

回归直线拟合，红色虚线表示 95%置信区间，蓝色线表示作为对照的点对点拟合结果解释：

（1）回归线斜率代表每单位干扰物的偏倚，y 轴上的截距表示内源性干扰浓度的校正，通过回归方程，不管线性还是非线性关系，任何干扰物浓度水平的干扰度都可被估计。

（2）图 4-52 显示斜率是正的，表示该物质引起正干扰。计算当干扰物浓度在 30mg/dL 时干扰度的大小。

根据回归方程（$y=0.58x+1.24$），可以得到：$y=0.58×30mg/dL+1.24=18.64mg/dL$。

（3）利用"剂量效应"评价干扰时，也可对分析物和干扰物进行联合评价，通过在检测过程中对干扰物的浓度和分析物的浓度有效的设置，两个或更多潜在的干扰物能被更有效地同时检测，单一成分的干扰效应可通过单因素分析方法评估。联合评价可提高效率和得到更多的信息，干扰物之间及干扰物与分析物之间的相互作用能够被评价，不足之处是样本准备更加复杂，有可能会增加人为误差。

3. "用患者样本作偏倚分析"实验方案　利用"配对差异"或"剂量效应"实验方案进行干扰筛选时存在局限性，不论考虑多么全面，在患者的血清样本中都可能遇到意想不到的干扰。为减少这种情况的发生，可分析患者的真实样本以评价不同血清样本间的变异性。但是用患者标本检测仍然不是最理想的，因为研究过程中不能充分了解患者标本。然而，监管机构经常需要从患者标本中获得干扰数据，以下主要介绍"利用患者样本作偏倚分析"的实验方案，从被选择的患者样本中寻找不准确的结果，以确定有无干扰及干扰程度。

（1）实验设计：选择特定患者样本，如心脏、肾脏或肝脏疾病患者样本，含有高血脂、高胆红素或高血红蛋白的样本，用过某种可能有干扰的药物的患者样本。用参考方法（或比较方法）和试验方法同时测定，将试验方法的结果与参考方法（或比较方法）进行比较，确定是否存在干扰。

（2）比较方法：用对干扰物有低敏感性，具有良好特性的比较方法来确定"真值"。理想情况下，应该用参考测量程序来达到此目的。如果比较方法缺乏足够的特异性，将影响最后结论的判断，需考虑以下的可能情况：①偏倚可能来源于干扰或方法本身；②两种方法之间没有检测到偏倚可能由于：两种方法对同一干扰物具有相似的敏感性，或者两种方法都不受干扰物的影响。

注 1：如果没有参考测量程序或者效果较好的比较方法，本节介绍的方法是不适用的。

注 2：本节未提供详细的统计程序。

注 3：用于研究的患者标本受适当的条例管制（例如，保密、知情同意）。

使用患者标本评价干扰有几个重要的局限性，例如：

1）能够获得和检测的患者标本数量有限，而且有可能检测样本中没有干扰物存在。

2）在没有疾病的情况下，样本几乎不可能跨越相同的浓度区间，寻找具有异常分析物浓度的非疾病标本是一个挑战。

3）参考测量程序对被测物应具有高度选择性，对潜在干扰物的影响不敏感。由于具有这些属性的参考测量程序数量有限，因此这种方法并不适用于所有的分析物。

如果不使用高度选择性的方法，几乎不可能判断是否存在干扰。研究中需要从参与研究的每个个体中获得预期剂量血液样本，以确定样本的可接受性。研究者应了解所研究的干扰物的药代动力学特性。

（3）实验材料

1）测试样本：检测的样本应从有关联的患者人群中选择，它们已知包括一种或者更多的潜在干扰物（如治疗药物），或者从诊断具有特定病情或疾病的患者中选择。例如，可能基于以下的标准选择患者样本：①相关的疾病（例如，来自心脏病，肝病或者肾病患者的样本）；②相关的药物治疗（来自已知使用目标药物治疗的患者样本）；③尿毒症患者的血中可能包括有高浓度的内源性代谢物或者药物；④其他不正常组分（例如，异常胆红素、血红蛋白、脂质浓度等）。

2）对照样本：必须与分析物浓度具有相同的范围，对照样本已知不包含干扰物，对照样本可通过以下方式选择：①来自没有使用目标药物的患者；②潜在干扰物在正常浓度范围内；③来自健康人群；④分析物分布状态与测试样本相似。

（4）参考测量程序：为了确定患者样本中被测物的量，应选择一种对被测物选择性好，对干扰物影响敏感度低的测量程序。理想情况下，应该使用经审查机构批准的参考测量程序。如果没有合适的参考方法，可用其他合适的比较方法（如具有较好的精密度和特异性，最好有不同的检测原理）。当使用的参考测量程序的特异性不足时，将影响最后结论的判断，需考虑以下的可能情况：①偏倚可能来源于干扰或方法本身；②两种方法之间没有检测到偏倚可能由于：两种方法对同一干扰物具有相似的敏感性，或者两种方法都不受干扰物的影响。

（5）实验程序：根据以下步骤执行干扰试验。

1）确定多大的干扰在医学上有意义（即允许偏倚）。允许偏倚用于判断研究中观察到的干扰是否有意义。

2）挑选测试组和对照组样本。

3）选择合适的参考测量程序或者效果较好的比较方法。

4）在尽可能短的时间内（可根据被测物的稳定性确定），用两种方法重复测定每个样本。

在检测时，每个测试样本和对照样本应该重复测定，重测次数取决于下列因素：两种方法的精密度；干扰效应的大小；统计学要求的置信水平；在患者样本的测试组中存在潜在干扰的可能性。

注意事项：如果分析物和潜在的干扰物不稳定，或基质不稳定（如全血），或者仅用到微量样本（由于样本蒸发），在规定的时间内检测就显得特别重要，这些情况需要特别注意。理想情况下，检测是在每个测量程序一个分析批中进行的。当不能在一个分析批中进行时，应尽量跨过更少的天数以减少日间不精密度带来的影响。测试组和对照组的样本应该交替或随机放置在一个分析批中。当测量程序存在携带污染时，应该慎重考虑待检测样本的顺序。任何可能导致干扰的错误判断的系统差异都应予以识别。当观察到差异时，应该检测标本中药物或其他潜在干扰物的浓度，适当时，可建立偏倚与干扰物浓度的关系。

（6）数据分析

1）数据分析步骤：根据以下步骤分析数据。

A. 将实验结果填入表格中，用于数据分析，计算每个样本重复测定结果的均值。

B. 对于每个样本，用试验方法均值减去参考方法（比较方法）均值结果，并计算平均偏倚。

C. 将偏倚值（试验方法均值减去参考方法或比较方法均值）作为纵坐标（y 轴），参考方法（比较方法）测定分析物浓度的均值作为横坐标（x 轴）绘图，测试和对照样本用不同的符号标识。

2）评价可能的干扰偏倚：实验中的一些典型的结果类型描述在图 4-53 中。

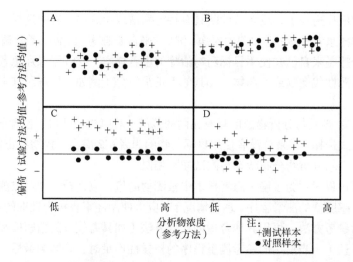

图 4-53 "利用患者样本作偏倚分析"实验方案四个可能的干扰结果

图 4-53A 显示测试组和对照组之间没有偏倚，但具有较高的离散性，没有表现出干扰。测试组数据和对照组数据重叠，意味着实验组中不存在导致干扰的成分。被调查的测量程序没有干扰，与参比方法没有偏倚。

图 4-53B 显示测试组和对照组之间没有偏倚。被调查的测量程序没有显示出干扰，但测试组和对照组都显示出正的偏倚，只表明成比例的方法偏倚，不能提示是干扰因素引起的。

图 4-53C 显示测试组和对照组存在偏倚。被调查的测量程序显示在试验样本中存在干扰。测试组数据和对照组数据存在正偏倚。当偏倚比允许的干扰偏倚大时，可得出结论：发现医学上有意义的干扰。

图 4-53D 显示测试组和对照组之间的偏倚分散并存在离群值。测试组分散性增强表示存在未识别的干扰物质（例如，代谢产物）。实验设计可能导致未识别的干扰物影响被调查的程序。然而，干扰可能也会影响到参考方法，因此有必要进行进一步的调查。

3）根据潜在干扰物浓度绘制偏倚图：当可以检测潜在干扰物的浓度时，应该判断干扰物的浓度是否与观察到的偏倚存在关系，如图 4-54 所示。

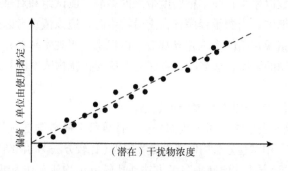

图 4-54 潜在干扰物不同浓度与获得偏倚的相关性分析

绘图步骤：

A. 以偏倚作为纵坐标（y 轴），潜在干扰物浓度作为横坐标（x 轴）。图 4-54 说明观察到的干扰效应与潜在干扰物浓度相关性好。

B. 从偏倚与潜在干扰物浓度的关系图中可以看到，两者具有良好的线性关系，并且在整个范围内的分布相对恒定。干扰效应与干扰物浓度之间的关系可以通过线性回归分析来确定。

注：当关系不是线性时，可以采用另一种方法：将数据子集划分到更小的浓度范围内，计算每个数据子集的平均偏倚和平均干扰物浓度。平均偏倚表示待检测干扰物的干扰程度（假设没有多重干扰）。

4）结果解释：利用患者样本作偏倚分析评价干扰的局限性主要是缺乏对测试变量的控制，对结果作明确的解释也需要选择特异性较高的比较方法。结果解释时需考虑以下几个方面。

A. 能够获得和检测的患者标本数量有限，有可能检测样本中没有干扰物存在。

B. 通常不可能找到具有异常待测物浓度的非疾病标本作为对照组。

C. 对于药物，需要从参与研究的每个个体中获得预期剂量血液样本，以确定样本的可接受性。

D. 按照疾病和治疗药物进行预期分组可能难以完成。

E. 住院患者通常接受多种药物（或多种药物方案）治疗，内源性代谢物浓度可能升高，并可能相互作用。

F. 干扰物可能不存在于该批患者的测试样本中，或者在选定的患者标本中可能存在其他未知的干扰物。

G. 可能无法获得足够数量的患者样本，从而无法很好地代表疾病状态中可能存在的潜在干扰物的范围。

H. 样本不新鲜时，一些不稳定的组分可能丢失（如乙酰乙酸、CO_2 等）。

I. 当证明存在不明干扰物时，最好有一种方法来识别干扰物的代谢产物。

J. 参考方法对被测物应该有很高的特异性，对潜在干扰物的影响应该不敏感。但具有这些特性的参考方法数量有限，不适用于所有分析物。

此外，比较方法在抗干扰方面的特征可能不够好，可能受到被调查测量程序相同干扰物的影响。研究者应了解所研究的干扰物的药代动力学特性。

四、确认干扰和特异性声明

干扰和特异性声明可用试验方法确认，合适的方法依赖于声明类型。

1. 最大干扰声明　干扰应小于一个规定的最大值。例如，1mg/dL 镁对 8～14mg/dL 钙的干扰效应小于 0.2mg/dL。为了证实这个声明，可使用"配对差异"实验方案在适当的镁和钙的浓度水平上进行干扰筛选，计算平均效应，如果它小于 0.2mg/dL，声明可以接受，否则，声明被拒绝。

2. 实测的干扰声明　例如，当 1mg/dL 镁存在时，正常血清样本组钙离子浓度比对照组高 0.14mg/dL。为了证实这个声明，可进行"配对差异"实验，判断是无效假设（干扰小于或等于 0.14mg/dL），还是有效假设（干扰大于 0.14mg/dL）。

3. 非定量干扰声明　当干扰声明中没有提供定量信息时，例如，"据报道甲氨蝶呤对该方法可产生干扰"，则不必进行统计学上的证明。

4. 特异性声明　例如，"水杨酸盐对该方法不产生干扰"。在分析物的医学决定浓度范围处，进行"配对差异"试验判断是否为无效假设。

（张乔轩）

第七节 基质效应评价试验

基质效应是指检测系统检测样本中的分析物时，处于分析物周围的所有非分析物质对分析物参与反应的影响。基质效应现象涉及分析试验四大主要部分的相互作用：仪器设计、试剂组成、方法原理、待评价材料的组成及处理技术等。测量程序在检测制备样本[如外部质量评价（EQA）样本、能力验证（PT）样本或质控品等]时，可能由于基质效应的存在而无法获得准确结果。因为这些样本在制备过程中会添加一些实际临床样本之外的其他成分，使得样本的基质发生一定的改变。由于基质效应的存在，若处理后的制备样本在不同检测系统之间不具有互通性，则可能导致患者样本错误的检测结果。所谓"可接受的"质控结果也会使操作者产生分析系统正处于有效工作状态的错误判断。因此，有必要进行基质效应的评价以区分检测结果的偏倚是来源于检验系统还是样本基质。

一、相关概念和术语

（1）互通性（commutability）：是指在两种不同（指定）的测量系统中，进行相同量的测量时，某一物质测量结果间的数字关系，与用此相同测定方法测量其他相关类型的物质（如实际临床样本）时得到的数字关系一致程度。

（2）基质效应（matrix effects）：是指样本中除分析物之外的样本性质对分析物测定结果的影响。

（3）基质（matrix）：一个物质系统中除分析物之外的所有成分。

（4）制备样本（processed sample）：就本文而言，是为了获得和新鲜患者标本一致性质而进行前处理后的标本。

注：①任何引起新鲜患者标本性质改变的处理因素都称为标本处理，如冰冻、冻干、加入非内源性物质、稳定剂等，经过处理的标本则称为制备样本；②对于基质效应的评价而言，制备样本是用于评价基质效应的样本。

（5）普通线性回归（ordinary linear regression，OLR）：即最小二乘线性回归，通常指非加权最小二乘回归。

二、基质效应评价要求

（一）评价原则

基质效应评价的原理是基于响应指标与分析物实际活性或浓度间的量/值关系依赖于检测时的环境因素（温度或基质状况）。通过评估样本在两种不同（指定）测量系统中是否具有互通性来评估是否具有基质效应。只有极少数的测量技术是完全特异的，因此两种测量方法之间的关系很大程度上依赖于所选择的待测样本的性质。由于临床检验分析的对象是临床样本，故在本评估标准中亦使用一批具有代表性的临床样本作为比对标准。

基质效应的大小是通过比较两种检测方法在检测代表性患者标本时，结果"离散度"的大小来评价的。在干扰物存在的情况下，标本异质性越大，检测结果离散度越大。

制备样本检测结果偏差的大小需要与患者标本检测结果的离散值进行比较，其中离散度大小代表因两个因素引起评价方法检测之间的差异，即不精密度和非特异性。通过重复检测能降低检测不精密度，因此，分析中离散度的贡献主要来自于已知或未知物质内在的固有干扰（即基质效应）。离散度可通过置信区间（prediction interval，PI）来表示，它能评估测量程序检测所有患者标本的非特异性。然后，就能以合理的概率来判断制备样本是否能替代患者样本进行分析物测定；如果制备样本结果超出置信区间，就说明该样本在这两个系统间不具有互通性，存在基质效应。

这项研究的任何结论都仅限于经过处理的制备样本的特定成分（例如，加入样本的分析物来源，可能用到的稳定剂的种类）和所使用的测量程序（甚至试剂批号）。

（二）评价方式

用两种测定方法同时对选定的一系列具有代表性的实际患者样本和制备样本进行分析，利用两种方法测定临床样本的结果建立数学关系（回归）。制备样本测定的结果偏离这一数学关系的程度即反映其基质效应的大小。一般来说，制备样本与临床样本的性质差异越大，数据的偏离程度将越大，该物质的互通性越差。

三、EP14-A2 评价方案

EP14 旨在帮助临床实验室人员、监管机构和厂商了解制备样本的互通性，以及样本的基质是如何影响一些测量值并对其进行解释（称为基质效应）。例如，实验室人员可能不会被告知在使用测量程序检测 PT/EQA 样本时存在基质效应，使得他们以为利用该测量程序检测患者样本会得到错误的结果，但实际上患者标本的检测结果可能没有问题。因此，对于有经验的人员应该能够识别这类影响。本指南不仅能够帮助相关人员评估基质效应是否存在，还能提高对临床检测质量可能存在不同程度风险的认识，这些风险可能来自于检测过程中制备样本的使用。

EP14 是 EP7《临床化学干扰试验-批准指南》的补充文件，它们在提供鉴别的误差来源的程序和（或）评价检测方法是否适用方面是相似的，但在以下领域是有区别的：

（1）EP14 重点强调制备样本与患者样本之间的差异，而 EP7 则关注特定物质或条件，例如，某种干扰物的存在，是如何改变患者标本检测结果的。

（2）为评价干扰的影响，EP14 将制备样本的检测结果和患者样本结果进行比较，而 EP7 采用的标准则是基于检测方法的精密度及在干扰物逐渐增多的情况下被分析物的内在变异。

（3）EP14 判断基质效应存在与否的标准是建立在患者标本检测结果与回归曲线间离散程度的基础上的，而 EP7 文件则是通过对一系列已知不同浓度的相关标本进行重复测定结果的不确定性来判断的。

（4）EP14 比较的是制备样本和患者样本的相对偏差，而 EP7 的目的是在特定的被分析物浓度条件下，将干扰物浓度（或者其他特性）和检测偏差以函数关系量化。

EP14-A2 在 EP14-A 的基础上只是进行了一些术语的改变，例如，用"正确度（trueness）"替换了 EP14-A 中的"准确度（accuracy）"，用"测量程序"替换了 EP14-A 中的"方法、分析方法、分析系统"等。但具体评价方案没有变化。

（一）实验材料和样本的准备

1. 实验材料　实验需要下列材料：用于互通性评价的试剂、校准品和仪器。

注：该实验的整个过程最好使用同一批试剂。因为制备样本的特性可能因不同的试剂批号发生变化。

要求比对方法对于制备样本（校准物或质控样本）没有或只有轻微基质效应。比对方法选择顺序如下。

（1）一级参考方法（如同位素稀释质谱法测定胆固醇）。

（2）二级参考方法（如美国 CDC 改良的 Abell-Kendall 法测定胆固醇）。

（3）指定的比对方法（如美国 CDC 的 HDLC 制定比对方法：用硫酸葡萄糖-镁离子沉淀法制备 HDL。用胆固醇二级参考方法测定胆固醇）。

（4）常规测定方法。

注：理想的比对方法应为无基质效应的参考方法或者指定的比对方法。在实际工作中也可选用常规方法作为比对方法，但是在这种情况下，比较难以判断基质效应是来自于比对方法还是评估方法。

2. 样本

（1）制备样本，如参考物质、能力验证/外部质量评估（PT/EQA）样本、质控品。

（2）20 份临床患者新鲜样本。

在实验浓度范围内，临床样本的分析物浓度或活性浓度应均匀分布，并涵盖制备样本的浓度范围。应选择具有代表性的临床样本（健康人和患者的样本），避免使用含有已知干扰物的样本。若明确冰冻样本不影响测定，亦可采用新鲜冰冻样本。

（二）测量步骤

准备实验样本。

将制备样本与 20 份新鲜临床样本随机穿插排列，分别使用评估方法与比对方法测定所有样本，重复测定 3 批，每批每个样本测定 1 次，每批测定都需校准。评估方法与比对方法宜同步进行，若不能实现同步测定，应在适宜的条件下储存样本。

使用合适的方法剔除离群值，如 Grubbs 法。

实验完成后，将实验样本在适宜条件下保存。如在数据分析过程中发现问题，有必要选用其他比对方法（如决定性方法或参考方法）对样本进行重新测定。

（三）数据分析

利用新鲜临床样本及制备样本重复测定结果的均值（使用不同符号）作散点图，Y 轴为评估方法结果，X 轴为比对方法结果。

根据新鲜临床样本测定结果散点的分布方式，选择合适的回归分析方法。

线性回归分析方法如下。

1）目视，评估方法和比对方法测定结果呈线性关系，无明显弯曲；在实验浓度范围内，临床样本的评估方法测定值（回归线的 Y 轴）呈均匀分布。

2）检查数据是否适合进行回归分析（参考最新版 CLSI/NCCLS 文件 EP6 定量测定方法的线性评估：统计方法）。

3）将评估方法测定临床样本结果的均值作为 y 值，比对方法测定临床样本的均值作为 x 值，进行线性回归分析。

多项式回归分析：采用合适的统计分析软件（如 SPSS）进行多项式回归分析，以比对方法测定每个临床样本的均值为自变量（X 轴），以评估方法测定每个样本的均值为因变量（Y 轴）。求出最佳拟合回归方程，以期得到最小的置信区间。提高检出基质效应的能力。若最佳拟合为二项式，则回归方程为：

$$y = a_0 + a_1 x + a_2 x^2$$

对该二项式回归方程中的回归系数 a_2 进行统计分析，若 a_2 与 0 有显著性差异（如 t 检验结果 $P<0.05$），则采用二项式回归模式；若 a_2 与 0 无显著性差异（$P>0.05$），则使用线性回归分析。

注：若两种方法测定结果之间不呈线性，很可能是因为 20 个临床样本的浓度范围分布较窄，建议增加样本以得到更宽的 x 值范围，不可利用 20 个样本的数据来判定非线性的原因出自何处。

若临床样本测定结果分布近似等比数列（如 20，40，80，160），而非均匀（如 20，30，40，50，60，70），可将测定结果进行对数转换后（如 Log_{10} 转换等）再进行分析。

用如下公式计算给定 x 值下（重复测量均值），新鲜临床样本评估方法测定均值 y 的双侧 95% 置信区间。

$$\bar{y}_{pred} \pm t\left(0.975, n-2\right) S_{y \cdot x} \sqrt{1 + \frac{1}{n} + \frac{\left(\bar{x}_i - \bar{\bar{x}}\right)^2}{\sum \left(\bar{x}_i - \bar{\bar{x}}\right)^2}} \tag{4-179}$$

式中：回归标准误差，$S_{y \cdot x} = \left[\sum \left(y_{pred} - \bar{y}_i\right)^2 / \left(n-g\right)\right]^{1/2}$；$\bar{y}_{pred}$ 为根据回归曲线，计算出来的 x 对应的 y 值；n 为新鲜患者样本数量；g 为常数项，线性回归时为 2，二次回归时为 3；$\bar{x}_i$ 为 X 轴上第 i 个值（某样本比对方法测定均值）；$\bar{y}_i$ 为 Y 轴上第 i 个值（某样本评估方法测定均值）；$\bar{\bar{x}}$ 为所有样本比对方法测定均值的整体均值。

利用以上方程，将比对方法测定均值作为 X 轴，计算每个制备样本的 y 值的 95% 置信区间，如果评估方法的测定均值落在该区间内，说明该制备样本对评估方法无基质效应，表明该物质在比对方法和评估方法间具有互通性。需注意的是，若两种测定方法间的特异性差异较大，测定结果间的相关性将会受到影响，从而导致计算出来的置信区间偏大，以至于无法检出不太显著的基质效应，影响最终的结论。

在散点图上，可将一系列临床样本的比对方法测定均值（多）与对应的 y 值的 95% 预测区间在回归线两边标记出来。若制备样本的点落在预测区间线条之外则说明存在基质效应。若制备样本的点落在置信区间内，则表明不存在基质效应。

注：若回归曲线附近的数据点分布和待测物浓度的关系既非比例关系亦非恒定关系，宜将数据分成几组较小的浓度区间，在每个区间内单独进行线性回归分析。区间组的划分标准为：每组内新鲜临床样本结果的分布保持大体一致，每组应至少含有 10 份新鲜临床样本的数据，且包含制备样本。

（四）EP14-A2互通性评价范例

（1）检测系统：比对方法为肌酐（Cr）参考测量程序，发布者：JCTLM。

临床待评价系统：临床某品牌酶法肌酐测量系统。

（2）样本：临床患者血清：20份新鲜单供体的含有一定浓度或活性分析物的患者和健康体检者血清，所选择的标本也要具有代表性，避免溶血、黄疸和脂血等干扰因素对分析的影响，临床样本的浓度范围覆盖标准物质浓度范围。

（3）制备物质：4个待评价的制备物质。

（4）测量样本准备：将新鲜血清和标准物质从储存冰箱中取出，检测前将其置于室温30~60min，融化后轻轻颠倒混匀10次。

用参考方法和临床待评价系统分别测量20份新鲜标本，同样随机在这20份新鲜标本之间插入待评价制备物。并在同一时间分析这些新鲜标本和待评价标准物质。重复测量3批，每批每个样本测量1次，每批测量都需校准，结果见表4-76。

（5）统计学分析：采用最小二乘法进行普通线性回归，如图4-55所示。以标准物质定值方法即参比检测系统所得到的结果作为 X 轴，用临床评价检测系统重复检测20份新鲜标本所得到的平均值作为 Y 轴，利用下列公式获得回归曲线在95%置信水平下的预测区间（ $\alpha=0.05$ ）。

$$\overline{y}_{\text{pred}} \pm t\left(0.975, n-2\right) S_{y \cdot x} \sqrt{1 + \frac{1}{n} + \frac{\left(\overline{x}_i - \overline{\overline{x}}\right)^2}{\sum\left(\overline{x}_i - \overline{\overline{x}}\right)^2}} \tag{4-180}$$

表 4-76　数据分析-酶法肌酐测量系统基质效应评估-线性回归

样本号	参考方法		待评价方法			95%下限	95%上限
	均值 $\overline{x}_i$	$\left(\overline{x}_i - \overline{\overline{x}}\right)^2$	均值 $\overline{y}_i$	$\overline{y}_{\text{pred}}$	$\left(y_{\text{pred}} - \overline{y}_i\right)^2$		
1	60.8	65 521.4	66.5	65.9	0.4	49.0	82.7
2	288.9	773.6	285.5	286.4	0.8	270.1	302.7
3	336.4	386.5	338.0	332.3	32.6	316.0	348.6
4	55.8	68 120.4	55.5	61.0	30.3	44.1	77.9
5	621.8	93 038.0	593.5	608.1	213.7	591.0	625.2
6	426.7	12 095.2	424.0	419.6	19.4	403.2	436.0
7	63.5	64 159.3	66.2	68.4	5.1	51.6	85.3
8	149.7	27 892.1	152.5	151.9	0.4	135.3	168.4
9	706.0	151 549.3	684.5	689.6	25.8	671.9	707.2
10	543.0	51 188.9	542.5	532.0	110.7	515.2	548.7
11	228.2	7842.2	227.5	227.7	0.0	211.3	244.1
12	57.7	67 097.4	59.5	62.9	11.6	46.0	79.8
13	316.7	0.0	307.5	313.2	32.8	296.9	329.5
14	354.2	1405.2	358.5	349.5	80.7	333.2	365.8
15	45.6	73 522.5	48.0	51.2	10.2	34.2	68.1
16	631.2	98 886.6	617.0	617.2	0.1	600.1	634.4

续表

| 样本号 | 参考方法 | | 待评价方法 | | | 95%下限 | 95%上限 |
	均值 $\bar{x}_i$	$\left(\bar{x}_i - \bar{\bar{x}}\right)^2$	均值 $\bar{y}_i$	$\bar{y}_{pred}$	$\left(y_{pred} - \bar{y}_i\right)^2$		
17	395.1	6137.4	385.5	389.0	12.3	372.7	405.4
18	51.0	70 649.0	54.0	56.4	5.6	39.4	73.3
19	201.5	13 289.5	214.5	201.9	159.9	185.4	218.3
20	517.4	40 278.3	510.5	507.3	10.4	490.6	523.9
制备样本 1	152.3		146	154.4		137.8	170.9
制备样本 2	319.3		292.5	315.8		299.5	332.1
制备样本 3	78.6		76.3	83.1		66.3	99.9
制备样本 4	535.7		528.9	524.9		508.2	541.6

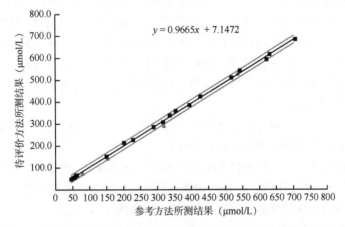

$$y = 0.9665x + 7.1472$$

图 4-55　使用普通线性回归评价制备物在酶法肌酐测量系统中的互通性

制备样本中，制备样本 1、制备样本 3 和制备样本 4 在两个系统中互通性良好，无基质效应，而制备样本 2 超出了 95%置信区间，说明存在基质效应。

四、WS/T 356-2011 评价方案

（一）应用范围

我国于 2011 年发布了 WS/T 356-2011《基质效应与互通性评估指南》的卫生行业标准，该标准由卫生部临床检验标准专业委员会提出。适用于体外诊断产品制造商、临床实验室、室间质量评价及能力验证组织者。该标准适用的待评价样本包括标准物质、校准物、室内质控物和室间质量评价/能力验证物质等制备物。

（二）评价方法

该标准评价互通性的方案与 EP14-A2 相同。

五、EP14-A3 评价方案

EP14-A3 是在 EP14-A2 基础上更新的文件，于 2014 年发布。其提供了在使用定量测量程序测试时，对制备样本的互通性评价方案进行了优化。

（一）实验材料和样本的准备

实验材料准备与 EP14-A2 相同。

（二）测量步骤

（1）将制备样本与 20 份或更多的新鲜患者样本随机穿插排列，分别使用评估方法与比对方法测定所有样本，对每个样本进行 3 次或 3 次以上的重复分析，对制备样本和新鲜患者样本应进行多批次的重复检测。每个样本的结果是该样本所有重复检测的均值。

注：制备样本结果可能比患者样本结果更均匀，因此它们的重复性可能更好。如果这种情况是明确的，其均匀性也是经过评估的。那么可能需要增加患者样本重复的次数，或者减少制备样本的重复次数，以确保两种类型样本的平均结果的方差是接近的。同样，测量程序可能具有不同的重复性。如果这些重复性的差异已经明确并且有数据支撑，那么每个测量过程中的重复次数也可以调整。

如果使用评估方法与比对方法不能同时进行分析，则应提供信息证明测量方法的结果不会因患者样本和制备样本的存储条件改变而改变。

（2）测量后标本的保存：冷冻保存新鲜患者标本和制备样本用于以后检测，如果在数据分析时或分析后发现有任何问题，标本可能需要用其他比较方法来重新检测。需要注意的是，冷冻保存可能会通过改变结合蛋白、酶的分子构象等引起基质效应。

（三）数据分析

（1）利用线性回归进行数据可视化分析：在进行统计分析前，首先需要判断数据的有效性和适用性。在进行数据分析时，线性、异方差性和每个测量程序的不精密度都会影响结果的解释。如果提出错误假设则会增加发现基质效应的难度，来自患者样本集的 PI 将会更宽。因此，实验者应该牢记每项研究的目的，必要时可参考标准的统计书籍。

将测量程序 B 测定患者样本结果的均值作为 y 值，测量程序 A 测定患者样本的均值作为 x 值，进行线性回归分析。

绘制患者样本的重复平均值，测量程序 B 的结果在 y 轴上，测量程序 A 的结果在 x 轴上（图 4-56）。在这个阶段，可以用普通线性回归（OLR）的截距和斜率（不一定要求回归线通过原点）来进行初步评估。

通过这一步检查这组数据是否适合用线性回归分析。如果数据适合于线性回归，但从图中可以观察到看上去明显的离群值，则使用合适的统计学方法去评估其是否是离群值，如 Grubbs 法。只要在统计学上这些数值是有效的，就不要剔除。

注：如果发现具有统计学意义的离群值，可以剔除该离群值或者替换其他数据，但进行的操作及其合理的理由要记录下来。

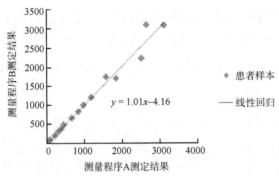

图 4-56　使用普通线性回归进行方法间患者样本的比较

（2）利用均值分布进行数据可视化分析

步骤 1：检查使用测量程序 B 和测量程序 A 测定患者样本的结果平均值的分布情况，并验证是否存在以下情况：以两种测量程序测定患者样本结果的差值为 y 值，两种测量程序的均值为 x 值，绘制散点图（图 4-57）。如果差值随着量值的增加而增加，那么进行步骤 2。如果差值是恒定的，则进行步骤 3。

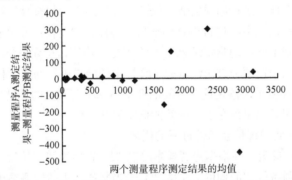

图 4-57　差值图：测量程序 A 测定结果–测量程序 B 测定结果 vs 两个测量程序测定结果的均值

步骤 2：如果测量程序差异的变化似乎与测量值成比例的增加，而不是在整个浓度范围内保持不变，则对测量程序 A 和 B 的结果执行 Log10 转换，并计算其均值。将转换后的值再重新建一个偏差图（图 4-58），并进行差异行为的评估。如果差异仍然倾向于随着均值的增加而增加，那么可以对原始的平均值结果进行其他形式的转换。如果转化均值的差值图没有显示出随浓度变化的明显规律，则继续进行步骤 3。

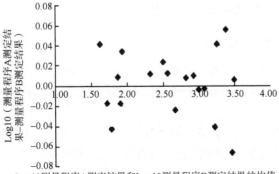

图 4-58　差值图：Log10（测量程序 A 测定结果–测量程序 B 测定结果）vs Log10 测量程序 A 测定结果和 Log10 测量程序 B 测定结果的均值

步骤 3：使用患者样本的均值（或经转换后的均值）进行 Deming 回归分析。将测量程序 B 测定患者样本结果的均值作为 y 值，测量程序 A 测定患者样本的均值作为 x 值，进行 Deming 回归分析（图 4-59）。

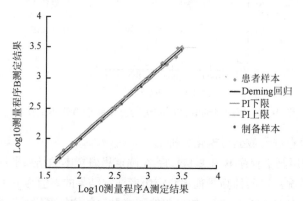

图 4-59　经 Log10 转化后测量程序 B 测定结果和测量程序 A 测定结果的 Deming 回归图

制备样本将与患者样本进行同样的数据处理，并使用不同的符号绘制在图形上。

（3）通过 Deming 回归分析进行患者样本与制备样本的比较：假设通过两种测量程序检测的每个患者样本和制备样本的测定结果是 N 次重复的均值，并且每个测量程序的测量间隔的方差是恒定的。那么用这两种方法测量的患者样本的结果进行回归分析，其 95% 置信区间代表了进行 N 次重复测量结果落在这一区间的概率为 95%。同样的，对与患者样本进行相同处理的制备样本，其测量结果落在这一区间的概率为 95%。

以下是对 Deming 回归评估互通性过程的概述。

计算 Deming 回归参数，并根据患者样本绘制 95% 置信区间。然后在同一个图上绘制两个测量程序检测每个制备样本的均值（$\bar{X}_{Pc}$，$\bar{Y}_{Pc}$），当制备样本的检测结果在 95% 置信区间以内时，说明该样本对评估方法无基质效应，表明该样本在比对方法和评估方法间具有互通性。若制备样本的点落在 95% 置信区间之外则说明存在基质效应，表明该样本在比对方法和评估方法间不具有互通性。

注：即使制备样本在某些定义的区间内被认为是具有互通性的，但在这一区间内制备样本仍然可能存在明显的系统性偏差（即不具有互通性），虽然这种偏差在统计学上不显著，但本方法和统计分析的目的不是为了评估这种明显的系统性偏差。若发现这样的问题则需要进一步的测试和分析，以更好地进行结果的解读。

（四）互通性评估结果的记录

尽管包括 Deming 回归拟合在内的散点图能够很直观地进行互通性的评估，是互通性评估的首选方法，但数据也可以用数字和表格的形式进行报告，以便更精确地显示互通性程度或是否缺乏互通性。

注：如果所使用的测量程序特异性存在较大差异，将导致置信区间很大，则这种评价方式可能不适用。此外，具有统计学意义的不具有互通性可能在临床或实际定量检测上不重要。

（五）EP14-A3 互通性评估范例

分别使用 2 个测量程序进行胆固醇的检测，共检测 20 个患者样本和 5 个制备样本。在这些数据中，单位是 mg/dL，检测结果如表 4-77 所示。

表 4-77 范例原始数据

样本	检测顺序	测量程序 A 测定结果（mg/dL）（X轴）			测量程序 B 测定结果（mg/dL）（Y轴）		
		$N1$	$N2$	$N3$	$N1$	$N2$	$N3$
患者样本 1	21	206.27	213.13	204.53	217.43	208.78	219.86
患者样本 2	10	143.71	146.45	144.76	161.57	161.95	163.32
患者样本 3	22	118.59	117.81	126.21	127.43	133.14	129.01
患者样本 4	8	224.56	231.18	222.17	246.47	236.57	245.42
患者样本 5	9	249.09	248.05	247.22	266.61	274.72	261.04
患者样本 6	25	206.03	205.6	202.75	217.59	215.63	222.02
患者样本 7	5	220.74	224.57	217.09	236.31	241.65	240.33
患者样本 8	1	175.12	173.99	181.63	182.33	191.41	195.36
患者样本 9	23	242.66	245.04	245.72	269.62	272.5	265.39
患者样本 10	14	162.58	158.43	162.55	177.67	169.33	173.15
患者样本 11	18	131.18	137.38	128.50	137.68	131.66	144.67
患者样本 12	3	242.84	247.71	250.34	264.58	270.42	268.85
患者样本 13	19	133.99	140.23	138.34	155.64	153.43	150.03
患者样本 14	15	226.87	209.17	216.33	238.32	241.54	242.92
患者样本 15	24	259.22	257.44	254.87	285.09	283.05	282.53
患者样本 16	20	180.03	178.13	182.35	188.97	200.60	196.30
患者样本 17	17	99.39	106.08	103.99	110.16	108.02	111.61
患者样本 18	12	276.38	279.19	276.34	284.93	298.46	304.16
患者样本 19	6	126.17	132.06	123.88	135.89	138.10	138.66
患者样本 20	4	181.95	173.08	181.81	192.45	201.37	193.65
制备样本 A	2	107.17	106.39	113.02	117.60	107.32	105.53
制备样本 B	13	122.86	124.04	122.47	131.54	140.26	139.05
制备样本 C	11	150.00	143.63	147.22	182.85	170.44	172.81
制备样本 D	16	198.39	200.01	196.92	215.74	221.86	210.35
制备样本 E	7	221.84	221.94	223.17	250.75	241.86	239.59

N，表示重复次数。

为了评估两个测量程序中患者结果的平均值差异（$\overline{Y}_i - \overline{X}_i$）是否随浓度变化，进行散点图的绘制，如果测量程序 A 是参考方法，则可以将差异与方法的平均值绘图。患者样本的普通线性回归和差值图显示，差异（散点）的可变性似乎与浓度无关，见图 4-60 和图 4-61。

然后，使用 Deming 回归评估每个测量程序结果的重复平均数。普通的线性回归，如最小二乘法（OLS）认为误差主要来自于整个过程的不稳定性，与自变量无关，因此将误差分配给因变量（Y）。而 Deming 回归的典型特征是：承认自变量（X）和因变量（Y）之间均存在误差，希望采用二者的真实值进行统计分析。要进一步了解 Deming 回归的具体回归理论可阅读统计书籍。

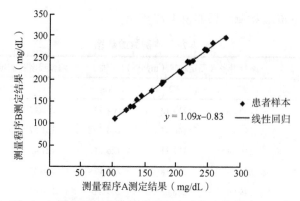

图 4-60　使用普通线性回归进行方法间患者样本的比较

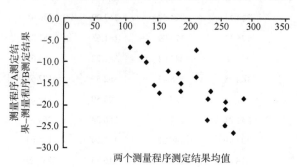

图 4-61　差值图：测量程序 A 测定结果–测量程序 B 测定结果 vs 两个测量程序测定结果的均值

按照如下公式进行计算：

使用患者血清样本进行回归分析。

普通线性回归方程如下：

$$Y = \alpha_H + \beta_H X \tag{4-181}$$

其中，H 表示患者样本。

但 Deming 回归承认自变量（X）和因变量（Y）之间均存在误差，希望采用二者的真实值进行统计分析。因此，其回归方程为：

$$Y = \alpha_H + \beta_H (X + \varepsilon_X) + \varepsilon_Y \tag{4-182}$$

使用斜率和截距最小误差得到的 Deming 回归曲线为：

$$Y = \hat{\alpha}_H + \hat{\beta}_H X$$

其中，ε_X、ε_Y 分别代表自变量（X）和因变量（Y）的随机误差。

下文中，用 $\hat{\sigma}$ 代表标准差，$\hat{\sigma}^2$ 代表方差：

（1）Deming 回归方程的计算：

$$\hat{\beta}_H = \frac{\hat{\sigma}_{\overline{Y}}^2 - \hat{\lambda}\hat{\sigma}_{\overline{X}}^2 + \sqrt{\left(\hat{\sigma}_{\overline{Y}}^2 - \hat{\lambda}\hat{\sigma}_{\overline{X}}^2\right) + 4\hat{\lambda}\hat{\sigma}_{\overline{X}\overline{Y}}^2}}{2\hat{\sigma}_{\overline{X}\overline{Y}}} \tag{4-183}$$

$$\hat{\alpha}_H = \overline{\overline{Y}} - \hat{\beta}_H \overline{\overline{X}} \tag{4-184}$$

式中各分量按照如下公式计算：

计算自变量（X）和因变量（Y）每组数值的均值（$\overline{X}$ 和 $\overline{Y}$）、总均值（$\overline{\overline{X}}$ 和 $\overline{\overline{Y}}$）：

$$\overline{\overline{X}} = \frac{1}{n}\sum_{i=1}^{n}\overline{X}_i = 190.7 \tag{4-185}$$

$$\overline{\overline{Y}} = \frac{1}{n}\sum_{i=1}^{n}\overline{Y}_i = 206.3 \tag{4-186}$$

其中，i 表示样本号。

$$\hat{\sigma}_{\overline{X}}^2 = \frac{1}{n}\sum_{i=1}^{n}(\overline{X}_i - \overline{\overline{X}})^2 = 2541 \tag{4-187}$$

$$\hat{\sigma}_{\overline{Y}}^2 = \frac{1}{n}\sum_{i=1}^{n}(\overline{Y}_i - \overline{\overline{Y}})^2 = 3011 \tag{4-188}$$

$$\hat{\sigma}_{\overline{X}\overline{Y}} = \frac{1}{n}\sum_{i=1}^{n}(\overline{X}_i - \overline{\overline{X}})(\overline{Y}_i - \overline{\overline{Y}}) = 2760 \tag{4-189}$$

计算自变量（X）和因变量（Y）随机误差的方差：

$$\hat{\sigma}^2(\varepsilon_X) = \frac{1}{n(N_H-1)}\sum_{i=1}^{n}\sum_{j=1}^{N_H}(X_{ij} - \overline{X}_i)^2 = 15.06 \tag{4-190}$$

$$\hat{\sigma}^2(\varepsilon_Y) = \frac{1}{n(N_H-1)}\sum_{i=1}^{n}\sum_{k=1}^{N_H}(Y_{ik} - \overline{Y}_i)^2 = 22.08 \tag{4-191}$$

式中，N_H 为每个样本检测的重复次数，在本范例中 $N_H=3$；j 为得到 $\overline{X}_i$ 的第 j 次重复；k 为得到 $\overline{Y}_i$ 的第 k 次重复。

计算自变量（X）和因变量（Y）随机误差的方差的比值 $\hat{\lambda}$：

$$\hat{\lambda} = \hat{\sigma}^2(\varepsilon_Y)/\hat{\sigma}^2(\varepsilon_X) = 1.146 \tag{4-192}$$

将各分量计算结果代入公式：

$$\hat{\beta}_H = \frac{\hat{\sigma}_{\overline{Y}}^2 - \hat{\lambda}\hat{\sigma}_{\overline{X}}^2 + \sqrt{\left(\hat{\sigma}_{\overline{Y}}^2 - \hat{\lambda}\hat{\sigma}_{\overline{X}}^2\right) + 4\hat{\lambda}\hat{\sigma}_{\overline{X}\overline{Y}}^2}}{2\hat{\sigma}_{\overline{X}\overline{Y}}} = 1.088 \tag{4-193}$$

$$\hat{\alpha}_H = \overline{\overline{Y}} - \hat{\beta}_H\overline{\overline{X}} = -1.281 \tag{4-194}$$

则得到 Deming 回归曲线为 $Y = \hat{\alpha}_H + \hat{\beta}_H X = 1.088X - 1.281$

（2）置信区间的计算

$$[U,L] = \overline{Y}_{P\_pred} \pm t\left(1 - \frac{\gamma}{2}, n(N_H-1)\right) \times \hat{\sigma}(\overline{Y}_{P\_pred}) \tag{4-195}$$

式中：U 表示置信区间上限；L 表示置信区间下限；P 是指制备样本；$\overline{Y}_{P\_pred}$ 是通过 Deming 回归计算得到的 $\overline{X}_P$ 对应的因变量值，$\overline{Y}_{P\_pred} = 1.088\overline{X}_P - 1.281$；$t\left(1 - \frac{\gamma}{2}, n(N_H-1)\right)$ 为双侧检验 $P=0.05$ 及自由度为 $n(N_H-1)=40$ 时的值，$t=2.021$。

$$\hat{\sigma}(\overline{Y}_{P\_pred}) \approx \sqrt{(\overline{X}_P - \overline{\overline{X}})^2\hat{\sigma}_{\beta H}^2 + \left[\hat{\beta}_H^2\hat{\sigma}^2(\varepsilon_X) + \hat{\sigma}^2(\varepsilon_Y)\right](1 + 1/n)/N_P} \tag{4-196}$$

式中：$\hat{\sigma}_{\beta H}^2 = \frac{\hat{\beta}_H^2}{n\hat{\sigma}_{\overline{X}\overline{Y}}^2}\left(\hat{\sigma}_{\overline{X}}^2\hat{\sigma}_{\overline{Y}}^2 - \hat{\sigma}_{\overline{X}\overline{Y}}^2\right) = 0.000\,29$；$\overline{X}_P$ 为制备样本重复检测的均值；N_P 为制备样本的重复检测次数，此范例 $N_P=3$。

将 $\overline{X}_P$ 和上述计算的各分量代入公式可计算得到 $\hat{\sigma}\left(\overline{Y}_{P\_pred}\right)$，再代入下式

$$[U, L] = \overline{Y}_{P\_pred} \pm t \times \hat{\sigma}\left(\overline{Y}_{P\_pred}\right) \tag{4-197}$$

即可得到置信区间上限和下限值，如表 4-78 所示。

表 4-78　置信区间计算表

制备样本	$\overline{X}_P$	$\overline{Y}_P$	$\overline{Y}_{P\_pred}$	$\hat{\sigma}\left(\overline{Y}_{P\_pred}\right)$	$t \times \hat{\sigma}\left(\overline{Y}_{P\_pred}\right)$	L	U
A	108.9	110.2	117.2	3.99	8.06	109.1	125.2
B	123.1	136.9	132.7	3.91	7.90	124.8	140.6
C	147.0	175.4	158.6	3.81	7.70	150.9	166.3
D	198.4	216.0	214.6	3.74	7.56	207.1	222.2
E	222.3	244.1	240.6	3.78	7.63	233.0	248.2

将范例中的患者样本均值与制备样本均值点绘制成散点图进行 Deming 回归，如图 4-62 所示。

从表 4-78 和图 4-62 中可以发现，制备样本 C 的值在置信区间外，说明该制备样本存在基质效应，在两个检测系统中不具有互通性。

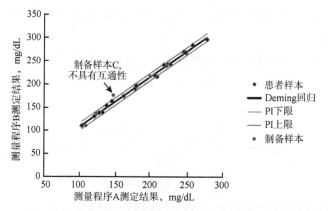

图 4-62　测量程序 B 和测量程序 A 检测结果的 Deming 回归图

六、结语

EP14 开发的目的是帮助临床实验室人员、监管机构和厂商了解制备样本的互通性，以及制备样本的基质如何影响一些测量值并对这一现象进行解读（称为基质效应）。

该指南不仅应该通过评估制备样本的互通性来帮助所有相关方，而且应该通过提高对临床检测质量可能存在不同程度的风险的认识来帮助大家，这些风险取决于处理基质的预期使用目的。

（张乔轩）

第八节　参考区间建立和应用

ISO 15189：2022 中明确规定，临床实验室"应定期评审生物参考区间。如果实验室有理由相信某一特定参考区间不适用于参考人群，则应调查，如必要，应采取纠正措施""当实验室更改检验程序或检验前程序时，如适用，也应评审生物参考区间"。因此，实验室为所开展的检验项目确定可靠的参考区间也是医学实验室质量管理和实验室认可的基本要求。2008年，CLSI 发布了《临床实验室如何定义、建立和验证参考区间核准指南——第三版》（即 CLSI C28-A3：2008 文件）。2012 年 12 月 24 日我国发布了 WS/T402-2012《临床实验室检验项目参考区间的制定》，并于 2013 年 8 月 1 日实施，为参考区间的建立和应用提供了规范的依据。

一、相关概念和术语

（一）标准简介

（1）C28-A3：2008 是专为指导临床实验室、诊断仪器试剂制造商和临床检验工作者如何确定定量检验项目的参考值、参考区间而制定的。其目的是如何用最简便、最务实的方法去建立一个足够可靠和实用的参考区间。如果实验室规模太小或缺乏资源去建立参考区间，该指南也介绍了转移和验证参考区间的方法。与前一版 C28-A2 文件相比，C28-A3：2008 文件更具有操作性，主要体现在以下几个方面。

1）多中心参考区间的建立：如果被分析物的测量方法具有较好的溯源性，可以通过多中心参考区间研究，将不同分中心的数据整合在一起建立参考区间，从而减轻每个实验室收集120 例参考个体的负担。

2）Robust 统计方法：引入 Robust 这一现代的统计学方法，当参考个体的数量受限时（最少为 20 例），也可以建立具有置信度的参考区间。

3）参考区间的转移和验证：目前越来越多的实验室使用商品试验盒或检测系统，而生产厂商或其他实验室提供的参考值数据能否直接使用，需要临床实验室进行验证确认。本文件对此进行讨论并提供了切实可行的方法。

（2）WS/T402-2012 即《临床实验室检验项目参考区间的制定》，由第四军医大学西京医院、中国医科大学附属第一医院、复旦大学附属中山医院、北京大学第三医院、四川大学华西医院、广东省中医院、卫生部临检中心起草制定。本标准规定了临床实验室检验项目参考区间制定的技术要求及操作过程，适用于临床实验室对检验项目参考区间的制定，主要包括：

1）术语和定义。

2）参考个体选择。

3）参考样本分析前的准备。

4）参考值数据的检测、要求和分析。

5）参考值分析。

6）参考区间的验证。

7）参考区间确定。

8）附录 A：参考区间相关问题。

9）附录 B：参考个体调查问诊表。

（二）术语

（1）观测值（observed value）：是指通过观测或者测量受试者某样本而获得的值。临床可用此值与参考值、参考范围、参考限或参考区间相比较。

（2）参考个体（reference individual）：是依据临床对某个检验项目的使用要求确定选择原则，以此选择检测参考值的个体。注意：确定此个体的健康状态非常重要。

（3）参考人群（reference population）：是所有参考个体组成的群体。注意：参考群体中的参考个体数量通常未知，因此它是一个假设的实体。

（4）参考样本组（reference sample group）：是被选择用来代表参考群体的一组含足够数量的人群。

（5）参考值（reference value）：是通过对参考个体某一特定量进行观察或者测量而得到的值（检验结果）。

（6）参考区间（reference interval）：是指介于参考上限和参考下限之间的值，包括参考上限和参考下限，它标明了参考值的分布区间是从参考下限到参考上限之间。如空腹血糖的参考下限是 3.6mmol/L，参考上限是 6.1mmol/L，则参考区间是 3.6～6.1mmol/L。在某些情况下可能只有一个参考上限"x"有实际意义，则其参考区间被定义为 0～x。

1）定义参考区间：详细描述参考区间的特性（例如，年龄在 18～65 岁的中间 95%区间的表观健康的男性和女性）。

2）建立（确定）参考区间：建立一个参考区间的过程包括以下步骤。从选择参考个体，到分析方法的具体细节，以及数据收集和分析的结论等。

3）转移参考区间：将一个已经建立的参考区间改变成适应新分析方法或者本地的流程。

4）验证参考区间：使用相对较小标本量的参考个体（如 20 例标本），合理的置信度，将别处建立的参考区间或者其他研究的参考区间转移应用于本地的流程。

（7）参考限（reference limit）：依据所有参考值的分布特性及临床使用要求，选择合适的统计方法进行归纳分析后确定的限值，包括参考上限和参考下限。例如，所有参考值均大于或等于该值，它就是参考下限；而当所有参考值均小于或等于该值时，它就是参考上限。

（8）参考分布（reference distribution）：参考值的分布。注：关于参考总体分布的假设可以使用参考样本组的参考分布和适当的统计方法进行检验。参考人口的假设分布的参数可以用参考样本组的参考分布和适当的统计方法来估计。

（三）各术语的区别和联系

"正常值""正常范围""参考范围""参考值"，这几个概念过去常被称为"正常值"。"正常"即健康，若观察值不在参考区间内，意即受检者为病态或不健康，亦即"不正常"。但健康只是相对的，事实上很难判断谁是健康或正常的，因此，"正常值"和"正常范围"概念不清，现已弃去不用。参考范围即参考值组的整个范围，以实际的最小和最大测定值的一组值为界限，而参考区间通常介于确定的百分位数的参考限之间，是通过适当的统计学方法计算得出的参考范围的一部分。显然参考区间与参考范围明显不同，两者不能混淆。

上述术语之间的关系可用图 4-63 来表示。

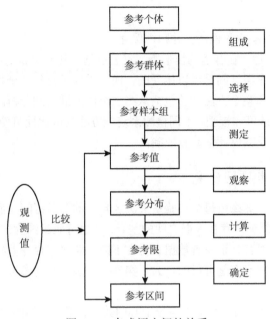

图 4-63　各术语之间的关系

二、参考区间建立

（一）建立参考区间的步骤

1. 新的分析物或新的分析方法　为一个新的分析物，或以前已检测过的分析物的一个新方法建立参考值，必须按照以下程序进行。

（1）查阅文献，列出该项目的生物学变异和分析干扰因素，供选择参考个体时用。

（2）建立选择、排除和分组标准，并设计一个适当的调查表，该调查表能在潜在的参考个体中显示这些标准。

（3）为参考区间研究的参与者编制适当的书面知情同意书，参考个体完成调查表。

（4）基于调查表和其他健康评价结果对潜在的参考个体进行分类。

（5）依排除标准或其他指示缺乏良好健康状况的评价从参考样本组中排除不符合要求的候选对象。

（6）设定可信限，确定合适的参考个体数。

（7）将样本采集前和采集时对受检者的要求详细告诉受检参考个体，做好采样前的各项准备工作。

（8）正确收集和处理标本，处理方式须与为患者进行的实际常规操作一致。

（9）在良好的控制条件下，用事先指定的方法对处理好的样本进行检测，获得参考值结果。

（10）检查参考值数据，绘制直方图，了解数据的分布特征。

（11）检查有无明显的误差或离群值，若有，按事先约定的原则，剔除不符合要求的数据，再补上必需的数据。

（12）分析参考值，如选择一种评估方法，估计参考限和参考区间（如果合适，可对参考区间进行分组）。

（13）记录以上所有步骤和程序，并归档保存。

2. 已检测过的分析物　在合适的情形下，实验室基于其他实验室或厂商先前建立的、有效的参考值研究中转移参考区间是可以接受的，而不需要进行新的全程研究。但是必须注意到，只有待测试的群体和整个方法学（包括从测试个体的准备到分析测量）均是相同的或具有可比性，转移才能被认可和接受。不同检测系统或方法的可比性可使用 CLSI EP9 文件《用患者样本进行方法比对及偏倚评估》验证确认。

（二）多中心参考区间研究

如果检测方法可比，那么由每个实验室去决定自己的参考区间是假设参考人群之间存在差异。事实上有部分检测项目存在人群之间的差异，如血清肌酐浓度或者某些特异性蛋白等。但是对大部分被分析物而言，很少有数据表明在不同人群之间存在差异。因而通过多中心的努力形成统一的参考区间研究是可行的。为了实施一个多中心的参考区间研究，必须满足以下标准。

（1）采用推测法选择参考主体。参与分中心的数量，募集个体的数目，应当满足按年龄、性别和种族分组的要求。

（2）明确定义分析前阶段。

（3）证明检验结果的溯源性和实验室之间的标准化。理想的操作是使用两个或者两个以上经参考方法赋值的参考物质（冻存的标本）。这一点非常关键，因为它保证了结果可以溯源至更高级别的参考区间，从而在世界范围内都被承认。

（4）定义明确的质控规则，以此为依据接受或者拒绝每个实验室的分析数据。

实验数据能够体现不同人群之间的差异，如果观测到组间差异没有统计学意义，就可以合并所有数据。如果人群之间存在这些差异，那么差异必须记录在案。

一旦多中心参考区间被建立以后，每个独立实验室只需要验证参考区间。

三、参考个体选择

对候选参考个体的健康状况进行评估，可能要进行多种检查，包括病史调查、体格检查和（或）某些实验室检测。作为参考区间研究的健康标准应该描述清楚并记录保存，以便对纳入的参考个体所处的健康状态进行评估。至少对每个参考个体的健康状态建立并维持一个评估调查表。

（一）参考个体选择方法

从参考总体中选择参考个体可采用直接采样技术和间接采样技术两种方法。直接取样技术是比较受推崇的方法，通过定义明确的标准从参考人群中选出参考个体。如果在收集标本和分析之前应用这些标准，则称之为"推测法"（a priori sampling）。如果在收集标本以后应用这些标准，则称之为"归纳法"（a posteriori sampling）。

然而在某些情况下（如小儿科），直接采样技术是很难实施的。此时一些科学家建议使用间接采样技术，应用统计学方法对数据库中的数值进行分析。但是这种方法不能作为首选方法建立参考区间。

1. 直接采样技术

（1）在选择参考个体前建立好排除和分组标准。

（2）查阅文献，了解该检测方法生物学变异的来源，为制订排除和分组标准奠定基础。

（3）编制调查表，把某些候选个体排除在采样外，已选择的候选个体被分入相应组别。

（4）参考个体数必须是在统计学意义上有效的足够的数量。

（5）所有过程均发生在血液标本采集前。

2. 间接采样技术　不是 IFCC 推荐的首选方式，因为此技术的研究对象不是参考个体，而是检测结果。通常是用统计学的方法，从以其他目的建立的数据库（例如，实验室信息系统）中获得实验所需数据去估算参考区间。只有在很难从健康人群收集标本时才使用这种方法（如小儿科）。虽然这种方法相对比较简单而且费用较低，研究人员必须特别小心，尽量不要纳入数据库中非健康个体的数据。

间接采样技术是基于以下假设，即住院或者门诊患者，其大部分的检测结果都有可能呈现"正常"状态，并通过观察证实。因而可以应用某些方法排除非健康个体的数值，也可用统计学方法从医院数据库中分析得出参考区间。但是这种方法也许更加适合于相对健康的人群，如志愿献血者、体检人员等。

无论如何计算，使用间接技术生成的参考区间应充分考虑粗略估计，因为大多数数据来自参考个体的基本假设可能不正确。在可能的情况下，建议使用直接方法而不是间接方法来建立和验证参考区间。

（二）选择标准和排除标准

选择参考个体时应按照项目的临床使用要求设计排除标准，排除标准应尽可能详细而明确，将非参考个体排除在参考样本组之外。不同的参考值研究可能有不同的排除标准，表 4-79 中所列内容必须予以充分重视并严格控制。

表 4-79　设计排除标准时需考虑的因素

饮酒情况（如酗酒）	近期患病
吸烟	哺乳期
献血	肥胖
血压异常	特殊职业
药物滥用	口服避孕药
正在用药（处方药或非处方药）	吸毒
环境因素	妊娠、哺乳期
空腹或非空腹	近期手术
遗传易感因素	近期接受输血
正在住院或近期住院	滥用维生素
运动	

以上因素可用于筛选健康相关的参考个体，但需要注意两点：一是这些因素并不全面；二是不同的检验项目在筛选参考个体时，不一定要将上述指标全部纳入，筛选标准的增加或

减少，要视其性质而定。

（三）参考值分组

在选择参考个体时，应考虑是否有必要分组。分组时最常考虑的是按年龄和性别分组。此外，表 4-80 所列各项内容也应充分考虑。

表 4-80　分组时需要考虑的因素

年龄	采样时的体位
血型	民族或种族
昼夜变化	性别
饮食习惯	月经周期的不同阶段
运动	妊娠期的不同阶段
空腹或非空腹	血统背景
地区差异	吸烟

（四）参考个体选择

参考个体选择应保证研究对象的同质性，如调查季节、时间或空腹与否等。除表 4-79 和表 4-80 要求外，应按随机抽样方案选择参考个体。用于参考值检测的个体应尽可能涵盖各年龄组内不同年龄，不应集中在某一年龄段，应尽可能地接近使用该项目的临床患者的分布组成，男女个体数量相当，而且在地理区域选择上应具有代表性。除非是设计需要，否则不要选择住院或门诊患者。

（五）样本调查表

设计良好的调查表是执行排除和分组标准的有效方法之一。调查表涉及的信息和结果应当保密，注意保护参考个体的隐私。问卷调查必须包含姓名、住址和联系电话，当结果异常时方便课题组联系参考个体。实验室应该建立合适的医学评估和保密性告知机制。有时采用匿名调查表，可以更好地获得某个必需的数据，此时实验室要有一套编号系统区分参考个体。

调查表应简便而非命令式，问题最好用"是"或"否"来回答，简单且不需要解释。调查表可以结合一些简单的检查，如血压、身高和体重等，也可以结合基本的询问，如适当地询问他们的健康状态，问询不能太专业化，应选用一些常识问题进行评估，如表 4-81 列出了常用的调查表格的内容。

表 4-81　样本调查表

实验室承诺：所有信息将会严格保密并仅供疾病诊断使用。
受试者编号：　　　　样本编号：
姓名：　　　联系电话：　　　　家庭住址：
年龄：　　　性别：（男）（女）　　　民族：　　　职业：
身高：　　　体重：　　　　家庭医生姓名：
您认为您现在健康良好吗？（是）（否）

续表

您经常锻炼身体吗？（是）（否）

假如是，一周锻炼多少小时？活动量多大？（轻）1 2 3 4 5 6 7 8 9 10（重）

最近您有过不舒服吗？（是）（否）

假如有过，请问是什么时候？由于什么原因？

您服用过任何医生开方的药品吗？（是）（否）

假如服过，是什么药？

您有过高血压吗？（是）（否）

您有进行过维生素类药品的服用吗？（是）（否）

假如服过，是什么维生素？

您有在工作中接触过有害化学物品吗？（是）（否）

假如有，是什么物品？

您有吸过烟吗？（是）（否）

假如有，是从什么时候开始的？一天多少支？

您有特别的饮食习惯吗？（是）（否）

假如有，请描述。

您有喝含乙醇饮料的习惯吗？（是）（否）

假如有，是什么饮料？一天多少量？

您现在是否仍在看医生？（是）（否）

假如是，为什么？

您最近在医院住过院吗？（是）（否）

假如是，为什么？什么时候？

您家里有谁有遗传病吗？（是）（否）

假如有，请描述。

您最近有用过如阿司匹林等镇痛药吗？（是）（否）

假如是，是什么药？什么时候服过？

您最近有用过感冒药或抗过敏药吗？（是）（否）

假如是，是什么药？什么时候服过？

您最近有用过制酸药或胃痛药吗？（是）（否）

假如是，是什么药？什么时候服过？

您是否用过减肥药？（是）（否）

以下仅咨询女性：

您现在仍有月经吗？（是）（否）

假如有，最后一次是什么时候？

假如没有，您是否在用激素替代治疗？（是）（否）

您现在仍在哺乳吗？（是）（否）

您现在怀孕了吗？（是）（否）

假如是，待产期是什么时候？

您有使用口服药物或其他方法避孕吗？（是）（否）

（六）知情同意书

实验室应及时地获得每个参考个体的书面知情同意书。同意书应清楚地表达实验室全体人员均有权获得样本，并有权使用有关的实验室检测数据和调查表信息来确定参考区间。调查表和知情同意常同时进行。调查表、知情同意书和此研究本身的性质等，必须经过本机构内部的学术委员会或伦理委员会审查通过。

四、分析前和分析中的影响因素

从参考群体中获得的分析结果，一定要反映所有能影响检验结果的分析前和分析中的因素。因此，所有的分析前影响因素，包括被测试者的准备、样本采集和处理、分析的方法和仪器等条件必须认真规定，并且保证不管是在为患者服务还是研究参考个体时均被同等实施。在控制分析前因素时，有一点很重要，就是必须将影响临床做出决策的因素数量降到最低，因此对于某个特定的分析物来讲，应该在不同情况下建立各组别的参考区间（举例来说，参考区间应明确是卧床住院患者还是能走动的门诊患者；是早晨收集的标本还是下午采集的标本等）。

一般来说，分析前影响因素主要包括生物学因素和方法学因素两种。生物学因素又包括代谢性和血流动力学两个方面的原因。必须考虑到从体育锻炼到静脉穿刺过程中可能造成的细胞破坏，排除使用诱导酶活性改变药物的受试者。分析前方法学因素涉及样本的收集和处理。需要考虑的因素包括标本采集技术，是否添加抗凝剂或促凝剂，以及采血管的采血次序等。

同一检验项目，采用不同的方法、不同的仪器或不同的检测系统进行检验，必须使用适当的程序来验证检验结果的可比性（参见 CLSI EP9-A2：2002 文件）。如果检验结果不可比就必须建立不同方法、不同仪器、不同检测系统的参考区间，特别是差异具有明显临床意义的数值类结果。

（一）分析前受试者的准备

参考个体的选择必须严格控制许多因素。表 4-82 可能会导致结果不准确或数据的偏离。

表 4-82　分析前影响因素

受试者的准备	样本的采集	样本的处理
采样前进食	采样时的环境	样本运输
空腹与非空腹	时间	样本凝固状态
药物、戒酒	体位	血清或血浆的分离
服用保健药物	样本类型	样本储存
取样时间和生物节律相关	采样部位	分析前预处理
体育锻炼	血流因素	
采集前休息时间	采样设备	
紧张	采样技术	
	止血带压迫时间	

运动和采样过程中的体位变化均能改变检验结果。还有一些采样前能影响分析物浓度的因素必须加以考虑，如分析物的生理周期性波动、季节的影响和种族背景等。但上述诸多因

素均能够通过适当的排除标准得到消除。

（二）样本的采集、处理和储存

参考区间研究前，应编制临床标本采集手册，正确指导样本采集、处理和储存等关键环节，有助于统计分析人员解读检测结果。

（三）分析方法的性能

在进行参考区间研究前，应对分析方法的性能进行验证或评价。基本评价内容包括不准确度、不精密度、线性范围，必要时还包括最低检测限、回收率和影响因素等。其他要考虑的因素包括使用的仪器设备、试剂、实验用水、校准品和计算方法。如果使用同一型号分析仪器重复测量，在建立参考区间时还要考虑批间差、技术人员产生的变异及仪器之间的变异。以上所有因素应在分析系统中描述清楚。

检验结果的可靠性非常重要。无论是建立参考区间，还是日常患者标本的检验，都必须用控制品进行常规质控。这不仅可以监控整个分析操作过程，也能确保长期检测结果的一致性（参见 CLSI C24-A4 文件《定量检测的统计学质量控制：原理和定义》）。

五、参考值统计学处理

（一）参考限确定

参考区间是指参考上限和参考下限之间的所有数据。常选择参考值数据的 95% 分布范围表示参考区间。对于大多数检验项目，参考区间即第 2.5 百分位数至 97.5 百分位数所在的区间。某些情况下只有一个参考限有意义，通常使用参考上限即第 97.5 百分位数的值。依据参考值的分布特性及临床使用要求，常用参数法和非参数法来决定参考限。

（二）确定参考值方法

建立可靠的参考区间首要考虑的问题是，选择适合的参考个体，收集足够数量的参考值，减少分析前的错误，最后用统计学的方法从观测数据中评估参考区间。通常有以下三种计算研究数据参考区间的方法。

1. 参数法　假定参考观测值是遵循高斯（即"正态"）分布的。因为多数分析物的参考值不遵循高斯分布，故使用参数法时需要将这些参考值进行数据转换（如对数形式、幂形式等），即将它们"正态化"。若数据呈正态分布，或者采用两步转换法进行数据转换后亦呈正态分布，可按参数法，用均数±2SD（标准差）表示中心 95% 区域的数据分布范围。

2. 非参数法　如果一个实验室在统计学或者计算机应用方面能够获得的支持较少，那么在建立参考区间时简单的非参数法仍然是一种推荐的方法。非参数的方法不需要利用特别的数学表格来评估被观测参考值的可能性分布。非参数法要求至少有 120 个标本用于统计分析。通常剔除最低和最高的 2.5% 观测值，即可确定中心 95% 区域的数据分布范围。

3. Robust 方法　当标本量较小的时候，Horn 等提出了一种可以计算参考区间域值的稳健的非参数法，即 Robust 统计方法。Robust 方法被认为是参数和非参数法之间的一个折中方法，具有以下特点：①无须像非参数法那样需要大标本量；②无须要求数据进行正态转化；③由于它的方法学特性，还能有效对抗离群（或异常值）结果的影响；④由 Robust 方法得到的参考区间更加保守，即使是小样本（$n=20\sim60$）计算的参考区间，也能保证其上下限有较高的置信度。

Robust 方法是一个双权方程，其计算方式比较复杂，需要计算机辅助。用 Robust 方法计算参考区间包含了一个重复的过程。首先通过中位值估算初始位置（中心），通过中位数绝对偏差（MAD）估算起始范围（分布）。在每次重复的过程中，代表最新中位趋势估算值（T_{bi}）被重新计算，直到连续计算值的变化可以忽略。

（三）参考值最小数量

理论上，使用非参数的方法，至少要获得 $n=(100/P)-1$ 的观测例数，才能区分两种分布的百分位数（即 $P\%$）。以此类推，95%参考区间（$P=2.5$）的最低样本数：$n=(100/P)-1=(100/2.5)-1=39$。此时参考样本组的两个极端观察值将是参考总体第 2.5 百分位数和第 97.5 百分位数的估计值，这显然不合适。为确保参考值数据的可靠性，文件建议至少需要 120 个参考值数据。若需要分组统计，则每个组也应有 120 个数据。这样才可能估计出参考上限和下限 90%的可信区间。若估计 95%的分布区间上限和下限 95%的可信区间，则需要 153 个参考值数据；若估计参考限 99%的可信区间，则需要 198 个参考值数据。对于严重偏态分布的结果，参考值数量可以高达 700 个。

在实际工作中的标准，120 例是推荐的最小标本量。建立每个参考区间时，倘若有异常值或离群值需要剔除，一定要注意及时选择新的参考个体进行补充，直到能获得至少 120 个可接受的参考值。而且，假如要确立分组（如不同性别组或不同年龄段组）的参考区间，每个组别的推荐参考个体数目至少也是 120 例。

Robust 方法并没有指出所需要的最小测试数。由于小标本量的统计学不确定度会导致参考区间参考限的可信区间变宽，因此条件允许时应当收集尽可能多的标本用于计算参考区间，可以相应地降低不确定度，使结果更加可信。

（四）离群值的识别和处理

数据中的疑似离群点，可通过 D/R 即 1/3 规则进行判断。D 指的是一个极端观测值（大的或小的值）和紧接着的极端观测值（第二大或第二小的值）之间的绝对差值。而 R 是指所有观测值的全距，即最大极值和最小极值的差值。即将疑似离群点和其相邻点的差值 D 和数据全距 R 相除，求 D/R，$D/R=1/3$ 为临界值，若 $D/R\geq1/3$ 则该疑似离群点为离群值，应予以删除。若有两个或两个以上的疑似离群点，可以将较小的疑似离群点作上述处理，若 $D/R\geq1/3$，则均为离群值，全部删除；若 $D/R<1/3$，则保留所有数据。若有离群点被剔除，应补充至 120 个数据。

判断离群值也有人使用均值±3SD 的方式，这种判断方式的前提也是数据必须呈正态分布。

（五）参考值分组

在实际处理和分析候选参考个体的标本之前，均应当考虑分组。但参考值是否需要分组，主要依据临床意义和该项目的生理变异，并须作 z 检验，以确定分组后的均值间差异有无统计学意义。

　　一般认为，只要两组间均值的差异在 5% 或 1%的概率水平具有统计学意义，那么每个组别就应该保持各自的参考区间。然而，不同组别间的差异，不论有无临床意义，只要样本量足够大，都可能具有统计学意义。因此，有人建议，当组别间均值的差异超过总参考个体95%参考区间的 1/4 才需要进行分组。相反，IFCC 专家组的部分成员研究显示，两组间均值的较小差异即可导致每一组高于参考上限和低于参考下限各自分布的百分比与 2.5%比较有明显不同。提示将两组作为一个总体获得的数值，可导致每组的敏感性和特异性发生改变，从而严重影响诊断过程中部分检验结果的解释。此外，如果两组别间均值相同，但标准差之比大于或等于 1.5，每个组别也应该保持各自的参考值区间。因此在实际参考总体的样本确定前，试验分析方面相关的组别的参考区间的各种可能性都必须考虑。根据有关的生理学信息和具有临床潜在的实际意义进行区间的分隔也应该同时评价。

　　将原120 个参考值数据分为两组（如按性别或两个年龄段），每组最好接近 60 例，按下式求 z 值，比较两组间均值的差异有无统计学意义。

$$z = \frac{\bar{x}_1 - \bar{x}_2}{\left[\left(\frac{s_1^2}{n_1}\right) + \left(\frac{s_2^2}{n_2}\right)\right]^{1/2}}$$

式中：$\bar{x}_1$ 和 $\bar{x}_2$ 为两组各自的均值，s_1^2 和 s_2^2 为两组各自的方差，n_1 和 n_2 为两组各自的参考值个数。假定每组至少有 60 个参考值，z 检验实质上是一个非参数检验，原始数据不论是否为正态分布均适用。然而，如果原始数据分布严重不对称，通过一个简单的转换（如对数转换），产生一个接近正态分布的数据，然后进行 z 检验。

　　统计的 z 数值必须与"临界值"进行比较。"临界值"z^*的计算公式如下：

$$z^* = 3\left(n_{均数} / 120\right)^{1/2} = 3\left[\left(n_1 + n_2\right) / 240\right]^{1/2}$$

　　此外，如果标准差 s_2 较大，应检查它是否大于 1.5 倍的 s_1；或者，$s_2 / (s_2 - s_1)$ 是否小于 3。

　　例如，假设在收集样本的第一个阶段末期，每一组的参考值个数为 60，那么，如果计算得出的 z 值超过 $z^* = 3(60 / 120)^{1/2} = 2.12$，或如果较大的标准差超出 1.5 倍较小的标准差，那么每组应继续抽样，参考个体扩大到 120 个。重复进行 z 检验和标准差的比较，如果此时每组平均参考个体数是 120，则 $z^* = 3$。如果每组平均参考个体数超过 120，检验统计量 z 的临床界值将大于 $z^* = 3$。例如，如果每组平均参考个体数是 500，临界值 $z^* = 6.12$。此时，如果 z 值超过 z^*，或者较大标准差超过较小标准差的 1.5 倍，那么不论 z 值是多少，均假定两组参考区间的差别有临床实际意义，必须计算每组的参考区间。如果上述情况不存在，那么只需计算总体样本含量的参考区间，提供一个参考区间统一使用。

　　对于三个或更多组别均值的比较，推荐使用方差分析（ANOVA）进行统计处理。但所有组别均值间的统计学差异，事实上都取决于两组间均值的差异或一个组与其余组均值间的差异。因此方差分析的 F 检验须同时进行均数间的两两比较（如 Tukey 检验），这样可以保证所有这些检验在 0.05 的概率水平下保持较高的检出真实差异的概率。但是必须注意，任何两均值间的差异具有统计学意义就必须用更严格的 z 检验重新进行检验。

（六）参考限的可信区间

　　参考个体是从某些特定的人群中抽样，理论上总体中的每个成员均有相同的机会被抽中。事实上，从一个参考总体中，每次抽取参考个体组成不同的参考样本组，其参考限不可能完全一样，因此应估计参考限的可信区间。参考限的可信区间就是参考限值的可能分布范围，通常选择置信水平为90%或95%时参考限值的分布宽度。可信区间有两个作用，首先，它提醒了研究人员要进行变异性评估并提供可变性评估的定量测定方法。其次，当采集的样本量增加时可信区间就会变窄。所以，研究人员可以采取增加参考个体的样本含量来提高评估的参考区间的精密度。

1. 非参数法建立的可信区间　非参数法的可信区间是由相应的观测值的级来决定的。一个由样本量大小决定的第2.5百分位数而定义的90%可信区间（CI）的观测值的级见表4-83。注意，最小样本量为120，虽然理论上可以确定95%的参考区间，但是只有39个样本，需要最少120个样本才能在这样的区间内达到90%的可信区间。

表 4-83　第2.5百分位数定义的90%可信区间的观测值的级

样本例数，n		级	
最少例数	最多例数	a	b
120	131	1	7
132	159	1	8
160	187	1	9
188	189	1	10
190	216	2	10
217	246	2	11
247	251	2	12
252	276	3	12
277	307	3	13
308	310	3	14
311	338	4	14
339	366	4	15
367	369	5	15

第 a 位数最小样本的值，即研究目标群体第2.5百分位数的90%可信区间的参考低限值；第 b 位数最小样本的值，即研究目标群体第2.5百分位数的90%可信区间的参考高限值；要获得研究目标群体第97.5百分位数的90%可信区间相应的样本级数，只需将样本例数（$n+1$）减去 a 和 b 值即可。

举一个例子，当一个参考样本是由120人组成时，观测值90%可信区间的最低参考限相应的级数为1和7。为获得90%可信区间的最高参考限相应的秩值，上述级数应该减去由121例（一般为 $n+1$）所获得的级，即114和120。因此，最小的观测值就是90%可信区间的最低参考限，而最大的观测值为90%可信区间的最高参考限。

2. 用 Robust 方法建立的参考区间的可信区间　用 Robust 流程建立的参考限的置信度不能通过简单的公式或者用统计学的表格加以计算。相反，它是通过自助抽样法（bootstrap sampling method）来计算相应的可信区间。

（七）非参数法确定参考区间

检测某医学院学生的血清样本中的钙和丙氨酸氨基转移酶（ALT）值，原始数据依次列举在表 4-84 和表 4-85 中，包括从每两组中统计得到的 120 个分析数据，学生年龄段在 20～30 岁。钙含量的直方图（图 4-64）大致呈现正态分布；但 ALT 的数据图（图 4-65）明显向右偏倚。女性 ALT 65U/L 的极端值（表 4-85）并不违反 1/3 规则的极值[（65–47）/60 小于 1/3]，所以应该保留。ALT 值的对数分布近似正态分布，两组数据分析结果显示男性比女性高，而且根据性别进行参考区间的设置是有意义的。

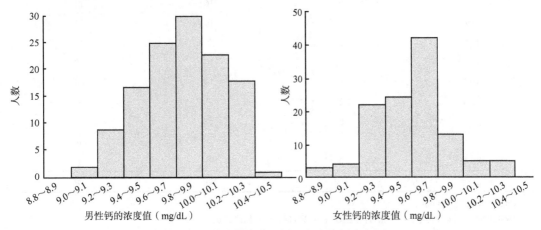

图 4-64　某医学院学生男、女血清钙直方图

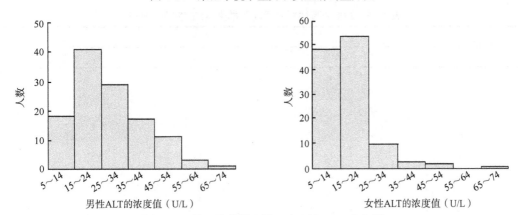

图 4-65　某医学院学生男、女血清 ALT 直方图

表 4-84　240 个有性别差异的医学生钙的频数分布

浓度值（mg/dL）*	频数		
	女性	男性	组合
8.8	1	0	1
8.9	2†	0	2
9.0	1	0	1
9.1	3	2	5†
9.2	11	1†	12
9.3	11	8	19
9.4	8	6	14
9.5	16	11	27

续表

浓度值（mg/dL）*	频数		
	女性	男性	组合
9.6	16	12	28
9.7	26	13	39
9.8	8	16	24
9.9	7	14	21
10.0	3	7	10
10.1	2	10	12
10.2	3‡	11	14
10.3	2	7‡	9‡
10.4	0		1
10.5	0	0	0
10.6	0	1	1
总计	120	120	240

*mg/dL×0.2495=mmol/L。

+n=120 时，r_1 排列值为 3（第 2.5 百分位数）；n=240 时，r_1 排列值为 6。

‡：n=120，r_2 排列值为 118（第 97.5 百分位数）；n=240 时，r_2 排列值为 235。

表 4-85　240 个有性别差异的医学生 ALT 的频数分布

浓度值（U/L）	频数		
	女性	男性	组合
5	1	0	1
6	3*	0	3
7	1	0	1
8	5	0	5*
9	2	1	3
10	2	2*	4
11	7	4	11
12	11	2	13
13	10	3	13
14	7	6	13
15	7	3	10
16	7	4	11
17	8	1	9
18	6	4	10
19	7	6	13
20	5	10	15
21	6	5	11
22	4	4	8
23	4	1	5
24	0	3	3
25	3	8	11

续表

浓度值（U/L）	频数		
	女性	男性	组合
26	2	3	5
27	0	1	1
28	2	4	6
29	1	1	2
30	2	3	5
31	0	5	5
32	0	1	1
33	0	1	1
34	0	2	2
35	0	2	2
36	1	5	6
37	2	1	3
38	0	2	2
39	1	2	3
40	0	3	3
41	0	1	1
42	0	1	1
45	0	2	2
46	1[†]	0	1
47	1	1	2
48	0	2	2
49	0	1	1
51	0	3	3
53	0	1	1
54	0	1	1[†]
55	0	2[†]	2
62	0	1	1
65	1	0	1
69	0	1	1
总计	120	120	240

*n=120 时，r_1 排列值为 3（第 2.5 百分位数）；n=240 时，r_1 排列值为 6。

†n=120 时，r_2 排列值为 118（第 97.5 百分位数）；n=240 时，r_2 排列值为 235。

n 表示观测的参考值数量，这组参考数据用于计算 95%的参考区间。观测值首先按次序排列好（如按大小排序）。用 r 代表观测值的级别（排列最小值为 r=1；最大值为 r=n）。非参数法要计算两种值，即最低参考限 r_1（第 2.5 百分位数）作为相应的观测值 r= 0.025（n+1），最高参考限 r_2（第 97.5 百分位数）作为相应的观测值 r =0.975（n+1）。因为 r_1 和 r_2 的值通常不是整数，在相应级别任何 r_1 和 r_2 一侧的参考限值的计算也会增加普通的小数点数据运算。但是在这些样本中，因为 n =120，所以通过四舍五入后 r_1 和 r_2 的值分别非常接近整数 3 和 118。

$$r_1 = 0.025 \times 121 = 3.025 \approx 3$$
$$r_2 = 0.975 \times 121 = 117.975 \approx 118$$

而当 $n = 240$ 时，r_1 和 r_2 的值分别接近整数 6 和 235。

使用这些受试参考人群的排序值来估计最高参考限和最低参考限，获得以下 95% 参考区间。

钙：

女性：8～10.2mg/dL（2.22～2.54mmol/L）

男性：9.2～10.3mg/dL（2.30～2.57mmol/L）

联合：9.1～10.3mg/dL（2.27～2.57mmol/L）

ALT：

女性：6～46U/L

男性：10～55U/L

联合：8～54U/L

验证离子钙和 ALT 同年龄组的男性、女性之间平均值的差别有无统计学意义，试验所需要统计的数据参见表 4-86。

表 4-86　钙和 ALT 的平均值、标准差

被分析物	平均值		标准差	
	男性	女性	男性	女性
钙（mg/dL）	9.80	9.57	0.31	0.29
lnALT（ln U/L）	3.20	2.78	0.46	0.44

将这些统计数据代入公式中求 z 值，结果如下。

$$\text{钙：} \quad z = \frac{|9.80 - 9.57|}{\left(\dfrac{(0.31)^2}{120} + \dfrac{(0.29)^2}{120} \right)^{1/2}} = 5.94$$

$$\text{lnALT：} \quad z = \frac{|3.20 - 2.78|}{\left(\dfrac{(0.46)^2}{120} + \dfrac{(0.44)^2}{120} \right)^{1/2}} = 7.23$$

从上面结果可以看到，两个 z 值都超出了当样本含量为 120 时标准 z 值 3，这意味着必须考虑为性别差异而建立不同的参考区间。但是，对于像钙离子这种分析物，尽管从生理角度看好像年轻男性钙离子平均水平要高于年轻女性，但男女不同的参考区间的重要性似乎很难被临床所理解。假如有一个更大的样本含量，不同性别的参考范围之间区别的临床意义也许会更加明显。所以，对于钙，实验室在建立这个年龄组男女钙离子参考区间时，可以选择只提供 9.1～10.3mg/dL 的单一参考区间。钙离子分析方法的不精密度也许不同，但他们的变化具有的临床意义都相对比较小。

对于 ALT，为临床诊断目的而设立的不同性别不同的参考区间的确具有临床意义，而且也有生理证据支持这个结论。

六、参考区间转移

确定一个可靠的参考区间非常重要，但需要投入大量的人力、物力，费用昂贵。通过一些经济、简便的验证程序，把一个实验室已建立的参考区间转移到另一个实验室是一个非常有用的方法。因此，临床实验室越来越多地依赖其他实验室或诊断试剂生产商建立或提供的参考值数据。

转移参考区间需满足的条件

要把这些参考值数据转移到用户实验室必须满足某些必要条件方可接受。这些条件因不同的情况而定，主要包括以下内容。

1. 分析系统的可比性　如果已经存在目前使用的检测系统检验服务对象某一项目适当的参考区间，那么在同一实验室内，改变检测系统的组成（方法或仪器）后，参考区间的转移就成为两个检测系统的可比性的问题，可按照 CLSI EP9-A2：2002 文件利用患者标本进行方法比对和偏倚评估。一般来说，如果上面提及的检测系统具有类似的不精密度和已知的干扰，使用相同的标准品或校准品，报告单位相同，在不同的检测系统进行检验，若测定结果具有可接受的可比性，那么参考区间可以转移给新的或更改组成后的检测系统。但是，这种可比性若不能用正确度验证方案得到验证，那么实验室必须进行新的参考值研究。

2. 受试人群的可比性　如果临床实验室使用的检测系统与其他实验室或诊断试剂生产商的检测系统相同或具有可接受的可比性，希望把他们已经建立的参考区间转移到实验室，这种情况就要看检验服务对象或人群的可比性。此外，参考值研究的分析前因素也必须可比，如参考个体的分析前准备、标本采集和处理程序等。临床实验室进行这一类型参考区间的转移日益普遍。可以利用本节介绍的方法验证参考区间。

以下是用转移的方法决定参考区间的一些重要说明。

（1）应该严格依照正确度验证的流程对方法进行比较。标本的浓度尽可能在分析测量范围内均匀分布。

（2）当使用线性回归时，比较截距与参考区间的数据范围是非常关键的。如果截距与参考区间相比数据相对较大，那么表明不适合用转移的方法来建立参考区间，而是应当募集参考个体重新建立参考区间。

（3）线性回归并不是在所有情形下都是最佳的或者合适的方法来比较两组数据。例如，钠的数值范围很窄且呈离散分布。此时可以用平均值之间的差异修正两种方法的偏倚，并且定义参考区间。

实验室在转移参考区间时，建议用少量的标本（至少 20 例）来验证参考区间。

七、参考区间验证

相同或具有可比性的分析系统之间参考区间的转移，主要通过以下三种方法来评估其可接受性。

（一）主观评定

此种方法是通过认真审查原始参考值研究的有关因素来主观地评价转移的可接受性。要做到这些，参考总体中所有参考个体的地区分布和人口统计学情况都必须有适当的描述，相关资料亦可用于评审。分析前和分析过程中的有关细节、分析方法的性能、所有的参考值数及评估参考区间的方法等都必须加以说明。如果实验室工作人员要参与某些因素的判断，这些因素在接受实验室和检验服务对象都必须保持一致。那么，除上述所有考虑的因素需要文件化外，接受参考区间的实验室无须做任何验证研究，参考区间即可转移。

（二）小样本参考个体的验证

另一种情况是，用户或接收实验室希望或被要求验证试剂厂商或其他实验室报道的参考区间。接收实验室在检验服务的总体中抽出 20 个参考个体，比较小样本参考值和原始参考值之间的可比性。需要指出的是，接收实验室的操作必须和原始参考值研究的分析前和分析中各因素的控制保持一致。如果接受实验室和原始参考值研究的检验服务对象在地理分布或者人口统计学上存在导致参考区间差异的明显不同，参考区间的转移就毫无意义。

对于转移验证研究，参考个体的选择和参考值的获得必须与厂商或提供参考区间的实验室制订的方案保持一致。20 个参考个体应合理地代表接收实验室选择的健康总体，并且满足其排除和分组标准。依照标准操作规程检测标本，检测结果用 Reed/Dixon 进行离群值检验。发现离群值均应弃用，并用新的参考个体代替，以确保 20 例测试结果不含离群值。

如果 20 例参考个体中不超过 2 例（或 10% 的结果）的观测值在原始报告的参考限之外，厂商或提供参考区间的实验室报告的 95% 参考区间可以接收。若 3 例以上超出参考限，再选择 20 个参考个体进行验证，若少于或等于 2 个观测值超过原始参考限，厂商或提供参考区间的实验室报告的参考区间可以接收。若又有 3 个以上超出参考限，用户就应该重新检查一下所用的分析程序，考虑两个样本总体生物学特征上可能存在差异，并且考虑是否按照大规模研究指南建立自己的参考区间。

（三）大样本参考个体的验证

若实验室希望通过一个更加大规模的参考区间转移研究来分析一些对本地的临床解释起到决定性关键作用的分析物。在这种情形下，也可以通过检验多一点（大约 60 例）的接收实验室自己的受试者总体中抽出的参考个体，探讨这些参考值和转移的原始相对较大样本群体的参考值之间的可比性。这里照样要指出的是，接收实验室的操作必须与控制原始参考值研究的分析前和分析中各因素的措施保持一致。如果两组研究对象存在会导致参考区间差异的地理区域或者人口统计学意义上实质性不同，参考区间转移也毫无意义。

按照前面所介绍的方法选择参考个体、获得参考值，在采取适当的数据检验和剔除离群值之后，要进行两组参考值之间的比较。参考值比较可以按照参考值分组的流程来进行，通过 z 检验来判断数值之间是否有统计学差异。如果结果表明无明显差异（分组区别），那么参考区间可以转移，否则需进一步采用全规模的参考值的研究进行比较。

八、范例

（一）参考区间建立范例

"十一五"和"十二五"期间，中华医学会第二十六届理事会副会长尚红院士主持了国家卫生健康委员会的任务，开展了临床血细胞分析项目、常用临床生化项目和常用免疫学项目的参考区间的多中心研究。该研究调查的对象来自全国有代表性的六个区域（东北、华北、西北、华东、西南、华南）的汉族人群，年龄为 18~79 岁。课题组包括中国医科大学附属第一医院（主持单位）、北京大学第三医院、复旦大学附属中山医院、第四军医大学附属西京医院、四川大学华西医院、广东省中医院、卫生部临检中心。研究结果显示，中国人群大部分检验项目的参考区间与国内目前所用的及国外人群的参考区间存在差异。该研究项目及相应研究结果得到相关临床专科学会的高度肯定和充分认可，由研究结果形成的卫生行业标准已开始在全国医疗机构推广使用，为我国人群疾病诊断、治疗、预后判断和健康评估提供了科学依据，为全国各级医院提供了可以参照使用的标准，减低了患者转诊后的重复检查费用，促进了医疗机构间检验结果互认的进程，为医疗卫生资源的有效利用做出了重大贡献。

参考区间建立的研究工作量和成本巨大，目前普遍认为，临床实验室引用参考区间比自己建立参考区间更为现实、合理。临床实验室检验项目参考区间的建立和制订可参照我国相关卫生行业标准，主要包括：

WS/T402-2012　《临床实验室检验项目参考区间的制定》

WS/T 404.1-2012《临床常用生化检验项目参考区间　第 1 部分》

WS/T 404.2-2012《临床常用生化检验项目参考区间　第 2 部分》

WS/T 404.3-2012《临床常用生化检验项目参考区间　第 3 部分》

WS/T 404.4-2018《临床常用生化检验项目参考区间　第 4 部分》

WS/T 404.5-2015《临床常用生化检验项目参考区间　第 5 部分》

WS/T 404.6-2015《临床常用生化检验项目参考区间　第 6 部分》

WS/T 404.7-2015《临床常用生化检验项目参考区间　第 7 部分》

WS/T 404.8-2015《临床常用生化检验项目参考区间　第 8 部分》

WS/T 404.9-2018《临床常用生化检验项目参考区间　第 9 部分》

WS/T 645.1-2018《临床常用免疫学检验项目参考区间　第 1 部分》

WS/T 645.2-2018《临床常用免疫学检验项目参考区间　第 2 部分》

WS/T 405-2012　《血细胞分析参考区间》

以尚红院士主持的卫生部《中国人群重要常规临床检验项目参考区间的建立》为例，其简要流程如图 4-66 所示。参考区间建立过程的相关信息参照 WS/T 404.1-2012《临床常用生化检验项目参考区间　第 1 部分》等行业标准。表 4-87 为 2012 年行业标准发布的生化项目参考区间结果。

（二）参考区间转移范例

（1）分析系统完全可比：根据 CLSI EP9-A2：2002 文件，对两种方法做线性回归，回归方程如下：$y=1.004x-0.628$，$R^2=0.990$。相关系数较大，斜率和截距的偏倚较小，表明两种方法之间可比。

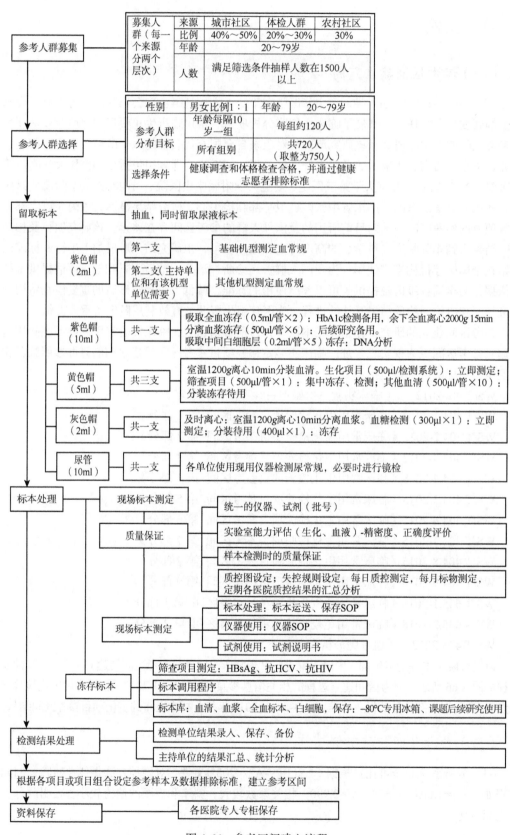

图 4-66　参考区间建立流程

表 4-87　中国成人肝脏功能项目和电解质项目的参考区间（湿化学法）

项目	单位	性别	参考区间
血清丙氨酸氨基转移酶（ALT）	U/L	男	9～50
		女	7～40
血清丙氨酸氨基转移酶（ALT）[a]	U/L	男	9～60
		女	7～45
血清天门冬氨酸氨基转移酶（AST）	U/L	男	15～40
		女	13～35
血清天门冬氨酸氨基转移酶（AST）[a]	U/L	男	15～45
		女	13～40
血清 γ-谷氨酰转移酶（GGT）	U/L	男	10～60
		女	7～45
血清碱性磷酸酶（ALP）	U/L	男	45～125
		女	20～49 岁：35～100
			50～79 岁：50～135
血清总蛋白（TP）	g/L	男/女	65～85
血清白蛋白（ALB）	g/L	男/女	40～55
血清球蛋白（GLB）	g/L	男/女	20～40
白蛋白/球蛋白（A/G）		男/女	（1.2～2.4）：1
血清钾离子（K$^+$）	mmol/L	男/女	3.5～5.3
血清钠离子（Na$^+$）	mmol/L	男/女	137～147
血清氯离子（Cl$^-$）	mmol/L	男/女	99～110

a　ALT 和 AST 试剂中加有 5'-磷酸吡哆醛。

假设当前采用的方法的参考区间为 50～150。根据下面给出的公式，新的参考区间仍然是 50～150：

50→50×1.004–0.628=50.2–0.628=49.27，取整为 50。

150→150×1.004–0.628=150.6–0.628=149.97，取整为 150。

（2）分析系统高度相关，但是由于某一条件的改变会导致结果偏高或者偏低（例如，检测酶活性的温度是 37℃而不是 30℃）。

假设新的回归方程是：$y=1.57x–0.832$，$R^2=0.990$

通过以下公式计算可以将参考区间转化为 78～235。

50→50×1.571–0.832=78.55–0.832=77.72，取整为 78。

150→150×1.571–0.832=235.65–0.832=234.82，取整为 235。

（三）参考区间验证范例

（1）某地区，甲实验室使用 A 品牌的生化检测系统，建立了血清酶法肌酐（Cr）的参考区间：男性 59～104μmol/L，女性 45～84μmol/L，该地区乙实验室同样使用 A 品牌的生化检测系统，乙实验室应如何确定 Cr 的参考区间？

因为两个实验室使用相同的检测系统，且处于同一地区，检验服务的范围和服务对象基本相同，乙实验室只要严格按照操作规程进行操作，按照入组标准和排除标准，在该地区选择 20 个参考个体进行检测，如果 20 个参考值中有不超过 2 个数据在甲实验室的参考区间之外，甲实验室建立的参考区间在乙实验室即通过验证，可以直接使用。

（2）某地区，甲实验室使用 A 品牌的生化检测系统，建立了血清酶法 Cr 的参考区间：男性 59～104μmol/L，女性 45～84μmol/L，该地区乙实验室使用 B 品牌的生化检测系统，乙实验室应如何确定 Cr 的参考区间？

尽管甲乙两个实验室的服务对象相同，但使用的检测系统不同，因此，首先要按照比对文件如 EP9-A2：2002，选择 40 份新鲜标本进行方法比对和偏倚评估。如果两个检测系统的检验结果具有可比性（如偏倚在 1/4 允许总误差内），甲实验室的参考区间可向乙实验转移，但转移是否有效，还需要在该地区选择 20 个参考个体，进行参考区间的验证，验证有效后方可应用。如果两个检测系统的检验结果不可比，则必须选择 120 个参考个体建立参考区间，如果性别间有差异，则应分别选择 120 个参考个体，建立各自的参考区间。

（3）某实验室使用 C 品牌的化学发光免疫分析系统测定 AFP，对 20 个参考个体的检测结果为 0.6～7.7ng/mL，厂商给出的参考区间为＜8.1ng/mL，实验室应如何确定自己的参考区间？

由于 C 品牌的化学发光免疫分析系统系德国公司的产品，厂商已提供了欧美人群的参考区间，但既往的研究报道未显示出不同人群间 AFP 的参考值有明显差异。因此，从实用和经济的角度考虑，只需要选择 20 个参考个体进行验证确认即可。实验室结果表明，20 个参考个体血清 AFP 浓度为 0.6～7.7ng/mL，均在仪器说明书给出的参考区间内，可以直接使用生产商提供的参考区间。

（4）卫生行业标准 WS/T 404.1-2012《临床常用生化检验项目参考区间第 1 部分》提供了血清丙氨酸氨基转移酶、天门冬氨酸氨基转移酶、碱性磷酸酶和 γ-谷氨酰转移酶的参考区间，实验室是否可以直接转移使用？

虽然 WS/T 404.1-2012 参考区间标准基于中国成年人群多中心研究结果，研究中的检验结果可溯源至国际公认的参考方法。但外部参考区间在实验室的适用性主要取决于实验室检验结果和服务人群与建立参考区间时的检验结果和参考人群的可比性，因此使用本文件的参考区间前也应进行必要的验证或评估。其具体方法如下。

1）按 WS/T 402 的有关规定进行参考区间评估和验证。

2）对本实验室分析质量和服务人群进行评估，若有理由认为与参考区间研究的分析质量和参考人群有足够可比性，可直接使用本文件的参考区间（主观评定）。

3）若对分析质量和人群可比性不确定或实验室管理体系要求对引用的参考区间进行验证，可按下列步骤进行。

A.筛选合格参考个体不少于 20 名，筛选标准主要包括通过问卷调查、体格检查、实验室检查、肝胆脾超声检查筛选参考个体，满足以下要求。

a. 自觉健康。

b. 无消化系统疾病（肝硬化、肝炎、脂肪性肝病、胆石病、胆囊炎、慢性腹泻、炎症性肠病等）、急慢性感染（急性上呼吸道感染、肺炎、肺结核等）、肾脏疾病（慢性肾脏病、急性肾损伤等）、代谢和营养疾病（糖尿病、代谢综合征、血脂异常和脂蛋白异常血症、高尿酸血症与痛风等）、风湿性疾病（类风湿关节炎、系统性红斑狼疮等）、甲状腺疾病（甲状腺功能亢进症、甲状腺功能减退症等）、血液系统疾病（贫血、白血病等）、肥胖（BMI＞28kg/m^2）、高血压[收缩压≥140mmHg 和（或）舒张压≥90mmHg]、烧伤和肌肉创伤。

　　c. 近期未曾献血、输血、大量失血、手术或服用药物。

　　d. 无营养不良、素食、酗酒（长期饮酒或 2 周内大量饮酒）、嗜烟（吸烟量＞20 支/日）。

　　e. 近期无剧烈运动或重体力劳动。

　　f. 女性未处于妊娠或哺乳期。

　　B. 按本实验室操作程序采集、处理、分析样本。

　　C. 按 Dixon 方法检查并剔除离群值（若有，则另选参考个体补足）。

　　D. 如选择 20 个合格的参考个体，将 20 个检验结果与参考区间比较，若超出参考区间的数据不超过 2 个，则通过验证；若超过 2 个，则另选 20 个合格参考个体重新按照上述判断标准进行验证。如参考个体多于 20 个，超出参考区间的数据不超过 10%则通过验证；若超过 10%的数据超出参考区间，则另选至少 20 个合格参考个体，重新按照上述判断标准进行验证。验证结果若符合要求，可直接使用参考区间，否则应查找原因。

　　4）参考区间未通过验证时的处理程序

　　A. 对未通过验证的情况，应首先评价分析质量尤其是正确度，若证实是检测系统导致的分析质量问题，应改进或更换分析系统。分析质量评价可采用下列方式。

　　a. 分析可互通有证标准物质或其他适宜参考物质。

　　b. 参加适宜的正确度验证计划或标准化计划。

　　c. 与性能可靠的其他系统或方法进行比较。

　　B. 若证明是人群原因（如民族、高海拔地区、特殊生活习惯等因素）未通过验证，则应按 WS/T 402 的要求建立或引用适宜参考区间。

（吴晓宾　万泽民）

第九节　携带污染的发现及其解决方案

　　全自动生化分析仪（automatic chemistry analyzer）是临床实验室必备的检验仪器，具有高准确度、高精密度和高效率的特性。一项分析中的反应复合物被另一项分析中的试剂或样本材料所污染称为携带污染（carry-over）。使用中如出现携带污染现象，将会影响检测结果的准确性和重复性，导致检测结果失真，误导临床的诊断和治疗。携带污染的发生具有偶然性，并不是每次都出现。日常工作中通常对仪器评估没有问题，而用户使用时存有污染，且测量质控品和使用 Westgard 法则不起作用，质控结果往往在控。因此，临床实验室必须尽可能地消除各种携带污染的干扰，以保证日常工作中检验结果的真实性。分析仪用同一样本针吸取不同的样本，同一试剂针吸取不同的试剂，以及比色杯和搅拌棒的反复使用，所以全自动生化分析仪携带污染主要包括样本针、试剂针、搅拌棒、比色杯几个部分。

一、携带污染原因分析

　　临床化学自动分析中的携带污染是指测定项目的试剂或样本的残留部分对后续项目测定结果的影响。由于生化分析仪共用部分清洗不彻底，其使用过程中存在着携带污染，影响了检验结果的准确性，甚至可以造成较大的测定误差。

生化分析仪的加样针，在两个样本间或两个测试项目之间以去离子水清洗，如清洗不干净，前一测试项目的试剂针或样本针的残留部分将对下一测定产生影响。常见的影响原因是前一测试的试剂含有下一被测项目的待测成分或者试剂中某物质能够参与下一个项目的反应及影响下一个项目的反应条件如 pH 等，从而对实验产生干扰。

实验室发现，K^+ 存在样本针的携带污染，常规清洗不能排除携带污染的影响，LDH 和 CK 则符合要求。由于样本针无法进行特殊清洗，其解决方案只能是加强仪器的日常维护和保养，当样本针老化时，应及时更换样本针。

试剂间的干扰有两个原因：一个是试剂中含有下一个测试所要测定的底物，或是含有的某种试剂成分与下一反应所要测定的底物有作用，因而直接干扰下一反应的测定结果；另一个则是该试剂所引导的反应对下一个项目的反应进程带来了间接的干扰，因为在有试剂污染的情况下，下一项目所测定的是前后两个项目反应的综合作用结果。因此，通过必要的特殊清洗或加强清洗可以解决试剂针携带污染的影响。

临床化学检测系统，随着使用时间的延长，比色杯内表面的黏附作用会增加，冲洗能力也会下降，其携带污染就会相应地增加。比色杯的携带污染不仅与仪器的清洗效率有关，同时还与所测项目的检测方法及试剂成分有关。

携带污染常见类型可以分为以下几类。

（1）上一测定试剂中含有下一测定的待测成分。例如，HBDH 试剂中含有磷酸盐，会影响其后 P（磷）的测定。

（2）上一测定的残留物作为下一测试的中间产物。例如，HDL-C 的试剂中含有过氧化物酶，能催化 TBA 循环酶反应。

ALT 的试剂含 NADH，在 340nm 有很强的吸收，影响 GLU、PALB、APO-B、C4、IgM 等测定波长是 340nm 的终点法检测项目。

（3）上一测定的某些成分与下一测试标本发生其他反应产生与下一测试类似的产物，例如，CK 中含有 EDTA，对 Ca^{2+}、Mg^{2+} 有影响，结果下降。

二、如何做携带污染实验

（1）把可疑污染源的试剂当样本，做受污染的项目，如果结果很高，说明有污染存在。方法简单，但不能确定污染来源（针或搅拌棒）和污染程度（每个项目加样量不同）。

（2）把可疑项目的试剂和血清样本按一定比例混合，以生理盐水和血清样本按相同比例混合为对照，做受污染的项目，比较结果的一致性。此操作简单，检出率高于上述方法，同样不能确定污染来源和污染程度。

（3）取混合血清，按 A、B、B、B、B 的模式做交叉污染实验，A 是污染源项目，B 是受污染项目。此操作检出率高，且能确定污染来源是针还是搅拌棒，但不能检出比色杯的污染。

所以不同的携带污染原因，需要有不同的携带污染实验方案。

三、样本针引起的携带污染案例

1. 故障现象　仪器校准免疫球蛋白 G（IgG）项目，IgG 多次校准，经常出现低浓度点校准品报警"DUP.E"。IgG 为自动稀释的多点校准模式。排查试剂因素、光路系统、加样系统、混匀系统、冲洗系统，未发现问题，疑似样本针携带干扰，开启样本针引起携带污染的实验方案。

2. 实验方案　分别收集评价项目高浓度样本 H 和低浓度样本 L。将高浓度样本 H 等体积分成 10 个高浓度样本；另将低浓度样本 L 等体积分成 11 个低浓度样本。共得到 21 个样本。按照 L、L、L、H、H、L、H、H、L、L、L、L、H、H、L、H、H、L、H、H、L 顺序进行检测。

"L-L"为紧跟在低值标本后的低值标本的结果，"H-L"为紧跟在高值标本后的低值样本的结果。携带污染指标="H-L"结果平均值–"L-L"结果平均值。携带污染指标小于"L-L"结果的 3SD 为符合要求，结果见表 4-88。

表 4-88　样本针引起的携带污染实验

顺序	样本	结果	L-L	H-L
1	L	1.14		
2	L	1.08	1.18	
3	L	1.12	1.12	
4	H	28.11		
5	H	28.09		
6	L	3.01		3.01
7	H	28.12		
8	H	28.14		
9	L	2.98		2.98
10	L	1.07	1.16	
11	L	1.11	1.11	
12	L	1.09	1.09	
13	H	28.12		
14	H	28.08		
15	L	3.21		3.21
16	H	28.11		
17	H	28.13		
18	L	3.44		3.44
19	H	28.13		
20	H	8.12		
21	L	3.18		3.18
平均			1.19	3.07
SD			0.04	0.18

结果判定：

携带污染指标="H-L"结果平均值–"L-L"结果平均值=3.07–1.19=1.88。"L-L"3SD=0.12。携带污染指标>"L-L"3SD，证明存在样本针携带污染。

3. 解决方案　彻底清洁或更换样本针。然后按照实验方案重新测试，观察实验结果判定样本针携带污染情况是否解决。

四、试剂针引起的交叉污染案例

1. 故障现象　多个项目一起检测，某个项目结果异常。这个项目单独检测，项目结果正常。

2. 实验方案　把混合血清分到 10 个样本杯中，做 A 项目和 B 项目的相互影响。这 10 份样本按如下方法测定（表 4-89、表 4-90）。

表 4-89　试剂针携带污染实验方案

	样本号									
	1	2	3	4	5	6	7	8	9	10
项目	A	B	B	B	A	A	B	B	B	B
试剂针污染	N	A→B	参照	N	N	N	A→B	N	N	N

N 表示此结果不考虑污染；A→B 表示此结果 A 项目对 B 项目可疑污染。

3 号和 10 号是 B 项目不受污染的对照结果，2 号和 7 号异常 B 项目是受到 A 试剂通过试剂针的污染。如果受污染结果与参照结果的差值百分比小于室内质控 CV 的 2 倍，可以认为无试剂针引起的携带污染。例如，怀疑 HDL-C 影响 TBA 的检测结果。

表 4-90　试剂针携带污染实验结果

	样本号									
	1	2	3	4	5	6	7	8	9	10
项目	HDL-C	TBA	TBA	TBA	HDL-C	HDL-C	TBA	TBA	TBA	TBA
结果	0.70	8.6	6.9	29.2	0.66	0.69	11.5	7.3	7.1	7.2

结果判定：2 号受污染结果 8.6，参照结果 6.9，两者差值 1.7。受污染结果与参照结果的差值百分比=1.7/6.9=24.64%，显著大于室内质控 CV 值 2 倍。证明存在试剂针携带污染情况。

如果关闭试剂针的冲洗加压泵，使试剂针的携带污染增加，这时做不同试剂间的交叉污染实验，可以排查出替在的交叉污染。

3. 解决方案　清洗或更换试剂针，然后按照实验方案重新测试，观察再次实验结果判定试剂针携带污染情况是否解决。

五、搅拌棒引起的交叉污染案例

1. 故障现象　多个项目一起检测，某个项目结果异常。这个项目单独检测，项目结果正常。和试剂针携带污染非常相似。

2. 实验方案　把混合血清分到 10 个样本杯中，做 A 项目和 B 项目的相互影响。这 10 份样本按如下方法测定（表 4-91）。

表 4-91　搅拌棒携带污染实验方案

样本号	1	2	3	4	5	6	7	8	9	10
项目	A	B	B	B	A	A	B	B	B	B
搅拌棒 1 污染	N	N	参照	A→B	N	N	A→B	N	N	N

续表

样本号	1	2	3	4	5	6	7	8	9	10
搅拌棒2污染	N	N	参照	N	N	N	N	A→B	N	N
搅拌棒3污染	N	N	参照	N	N	N	N	N	A→B	N

N 表示结果不考虑污染；A→B 表示此结果 A 项目对 B 项目可疑污染。

4 号和 7 号 B 项目是受到 A 试剂通过搅拌棒 1 的污染，8 号 B 项目是受到 A 试剂通过搅拌棒 2 的污染，9 号 B 项目是受到 A 试剂通过搅拌棒 3 的污染。如果受污染结果与参照结果的差值百分比小于室内质控 CV 的 2 倍，可以认为无搅拌棒引起的携带污染。例如，怀疑搅拌棒影响对 GLU 的检测（表 4-92）。

表 4-92　多项目检测中 GLU 与单独检测 GLU 结果（mmol/L）

编号	1	2	3	4	5
多项目检测中 GLU	5.73	5.71	5.67	5.73	5.72
单独检测 GLU	5.29	5.25	5.23	5.24	5.24

发现多项目检测中 GLU 与单独检测 GLU 差异明显。实验方案结果见表 4-93。

表 4-93　搅拌棒携带污染实验结果（ALP 对 GLU 结果的影响）（ALP：U/L；GLU：mmol/L）

样本号	1	2	3	4	5	6	7	8	9	10
项目	ALP	GLU	GLU	GLU	ALP	ALP	GLU	GLU	GLU	GLU
结果	60.3	6.19	6.13	6.71	60.1	59.6	6.88	6.21	6.24	6.27

结果判定：4 号受污染结果 6.71，参照结果 6.13，两者差值 0.58。受污染结果与参照结果的差值百分比=0.58/6.13=9.46%，大于室内质控 CV 值 2 倍。证明存在搅拌棒携带污染情况。

3. 解决方案　清洗或更换搅拌棒，然后按照实验方案重新测试，观察再次实验结果判定搅拌棒携带污染情况是否解决。

六、比色杯引起的交叉污染案例

比色杯携带污染的发现较困难，仪器厂家和试剂公司一般会提供比色杯的施污染项目和受污染项目。实验室一般只要验证并设置相应的冲洗程序即可。

1. 故障现象　每天发现几例 Cr 异常高值，复查后结果正常。保养仪器，更换试剂针和搅拌棒没有改善。

2. 实验过程

（1）查看反应曲线，所有 Cr 异常高值的反应曲线都显示在连续监测点 20 点之后有明显的不规则吸光度升高。

（2）以水作标本，做重复性实验，测定 100 次，发现有 3 个高值，说明有比色杯污染存在。

（3）把与 Cr 同单元同圈的所有项目试剂当标本测量 Cr，发现 CKMB 的 R2 试剂测定值是 1893μmol/L，遂判定比色杯的污染来源。

3. 解决方案　保养仪器，特别是清洗比色杯冲洗嘴，把污染源 CKMB 移到另一圈，设置 Cr 的数据检查参数，把异常的反应曲线做自动复检。没有内外两圈的仪器，根据仪器和试剂公司推荐进行特殊清洗。

七、如何预防交叉污染

仪器的日常维护与保养，加强仪器的日常保养和维护，定期清洗比色杯、加样针、搅拌棒和分析管路，是保证测定结果准确性的基础；加强仪器的清洗工作，增加清洗次数，可明显降低仪器的携带污染率；用专用清洗液（碱性或酸性清洗液）加强清洗，或使用惰性洗液，可提高清洗效果；干扰的原理分析，寻找出携带污染的测试项目和方法，对携带污染的项目从分析原理、试剂成分等方面分析产生携带污染的原因以寻求解决的方法；合理选择分析方法，有的项目有多个测定方法，通过对携带污染的研究（分别测定每一方法对其余实验的影响及其他项目对该项目可能的影响），综合各分析方法的性能和携带污染情况，选择适当的分析方法。

对暂时无法解决的携带污染的解决方案：对暂时无法解决的项目调整测定排序、隔绝两者的联系以避免携带污染；双试剂加样针的仪器将试剂存放于指定位置，设置不同的加样针分别加样；相互干扰的项目分别置于指定的比色杯（如指定在生化仪内圈或外圈比色杯测定某一特定项目)；模块式的生化分析仪将干扰与被干扰项目安排在不同的模块以避免携带污染的影响。

生化分析仪在日常检测中确实存在携带污染现象，影响结果的准确性。但携带污染可以通过实验检测，每个临床实验室都应该主动发现检测中的携带污染现象，采用科学的处理方法，有效地降低携带污染的影响程度，保证检测结果的真实性。

（韩　光）

第五章　定性检验方法性能验证与确认

临床免疫学定性检验是指基于物质的化学或物理特性将其识别或分类的一组操作。免疫学检验包括：①任何利用抗体与某物质作用而检测该物质的实验室方法。②利用特异性抗原或抗体能够绑定到分析物的配体-绑定实验。定性检验指只提供两种反应结果的检测方法（即阳性/阴性或者是/否）。阳性结果只说明分析信号超过了分析阈值（检出限）或临界值（临界值的设定给出简要的敏感性和特异性组合）。

实验室应选择预期用途经过确认的检验程序，应记录检验过程中从事操作活动人员的身份。每一检验程序的规定要求（性能特征）应与该检验的预期用途相关。首选程序可以是体外诊断医疗器械使用说明中规定的程序，公认/权威教科书，经同行审议过的文章或杂志发表的，国际公认标准或指南中的或国家、地区法规中的程序。

检验程序验证：在常规应用前，应由实验室对未加修改而使用的已确认的检验程序进行独立验证。实验室应从制造商或方法开发者获得相关信息，以确定检验程序的性能特征。实验室进行的独立验证，应通过客观证据（以性能特征形式）证实检验程序的性能与其声明相符。验证过程证实的检验程序的性能指标，应与检验结果的预期用途相关。实验室应将验证程序文件化，并记录验证结果。验证结果应由适当的授权人员审核并记录审核过程。

检验程序确认：实验室应对以下检验程序进行确认，包括非标准方法；实验室设计或制定的方法；超出预定范围使用的标准方法；或其他修改过的确认方法。方法确认应尽可能全面，并通过客观证据（以性能特征形式）证实满足检验预期用途的特定要求。当修改已确认过的方法时，应确定这些修改的影响。当发现影响原有的确认结果时，应重新进行方法确认。

检验程序的性能特征包括测量正确度、测量准确度、测量精密度（含测量重复性和测量中间精密度）、测量不确定度、分析特异性（含干扰物）、分析灵敏度、检出限和定量限、测量区间、诊断特异性和诊断灵敏度。实验室应将确认程序文件化，并记录确认结果。确认结果应由授权人员审核并记录审核过程。

在对检验程序进行验证或确认前，应满足以下条件：实验操作人员应熟悉方法原理与操作，能对样本进行正确处理；实验室设施及环境符合检验程序工作要求；仪器经过校准，其各项性能指标合格；试剂及校准品满足检验程序要求。

一、术语和定义

1. 临界值（Cut-off value）　鉴别样本，作为判断特定疾病、状态或被测量存在或不存在的界限的数值或量值。测量结果高于临界值判断为阳性而低于临界值判断为阴性。测量结果接近临界值判断为非确定性。临界值的选择决定检验的诊断特异性和诊断灵敏度。

2. 诊断灵敏度（diagnostic sensitivity） 指体外诊断检验程序可以识别与特定疾病或状态相关的目标标志物存在的能力。在目标标志物已知存在的样本中也定义为阳性百分数。诊断灵敏度以百分数表示（数值分数乘以 100）。以 100×真阳性值数（TP）除以真阳性值数（TP）与假阴性值数（FN）的和来计算，即 100×TP/（TP+FN）。此计算基于从每个对象中只取一个样本的研究设计。目标状态由独立于被考察检查程序的标准定义。

3. 诊断特异性（diagnostic specificity） 指体外诊断检验程序可以识别特定疾病或状态相关的目标标志物不存在的能力。在目标标志物已知不存在的样本中也定义为阴性百分数。诊断特异性以百分分数表达（数值分数乘以 100）。以 100×真阴性值数（TN）除以真阴性值数（TN）与假阳性值数（FP）的和来计算，或 100×TN/（TN+FP）。此计算基于从每个对象中只取一个样本的研究设计。目标状态由独立于被考察检查程序的标准定义。

4. 5%～95%浓度区间（C_5～C_{95} interval） 指临界值附近的分析物浓度，在此区间之外检测到的浓度结果始终为阴性（浓度＜C_5）或始终为阳性（浓度＞C_{95}）。C_5 即仅有 5%被检样本可被判定为阳性时的分析物浓度，C_{95} 即有 95%被检样本可被判定为阳性时的分析物浓度。

5. 筛查试验（screening test） 是指用于检测整个人群（或者人群中的特定的一部分）中特定待测物或因子的存在情况的试验。通常要求筛查实验要有较好的灵敏度。

6. 诊断试验（diagnostic test） 是指用于临床怀疑某种特定疾病或状况是否存在的诊断性定性试验。通常要求诊断试验应具有较好的灵敏度和特异性。如果诊断试验后还进行确证试验，那么诊断性试验的特异性要求可以降低。

7. 确证试验（confirmatory test） 用于验证筛查试验或者诊断试验结果的试验。如果确证试验证实了之前的检验结果，临床医生即可基本做出诊断；通常要求确证试验必须具有高特异性及高阳性预测值。

二、检验程序的验证时机

（1）新检验程序或者现用检验程序的任一要素（仪器、试剂、校准品等）变更，如试剂升级、仪器更新、校准品溯源性改变等。

（2）影响检验程序分析性能的情况包括但不限于：仪器主要部件故障、仪器搬迁、设施（如纯水系统）和环境的严重失控等。任何可能影响检验程序分析性能的情况发生后，应在检验程序重新启用前对受影响的性能进行验证。

（3）定期评审常规使用期间，实验室可基于检验程序的稳定性，利用日常工作产生的检验和质控数据，定期对检验程序的分析性能进行评审，使其能满足检验结果预期用途的要求。

（何　敏）

第一节　精密度的验证与确认

在定性实验中，精密度是一个阳性或阴性样本，重复多次检测得到阳性或阴性结果的比率。临床免疫学定性检验程序若以量值或数值形式表达定性结果（如 ELISA 检测的 S/CO 值），精密度的定义则与定量测定的相同，其验证方法可参照临床化学定量检验程序性能验证的方法。精密度无法用数字来表示，只能通过不精密度如标准差和变异系数来评估。不精密度的来源包括样本状态及处理，样本、试剂的运输和储存条件，操作人员，环境条件，仪器、试剂或检测系统，检验程序（加样、温育、洗涤、结果判读时间等）。

如果检测系统或试剂厂家在其试剂盒说明书中给出了该方法或试剂的精密度数据，实验室可选择不同浓度（最好包括阳性、弱阳性及阴性）的患者血清，对该试剂的精密度（包括重复性和中间精密度）进行验证。如果厂家未能提供该试剂的精密度数据，实验室可参照 CLSI EP12-A2（2008）的不精密度曲线对该方法的精密度进行确认。

一、精密度的验证

批内精密度是指严格的相似条件下，所得到的最佳精密度；批间精密度指在同一实验室，由同一（组）操作员在同一仪器上，使用同一方法和同种、同一批号试剂，在一段时间内（一般为一个月或 20 个工作日）对统一检测样本（常为质控品）测量结果的精密度。

1. 精密度验证的基本原则

（1）操作者必须熟悉检测系统或试剂方法和（或）仪器工作原理，了解并掌握仪器的操作步骤和各种注意事项，应在评估阶段维持仪器的可靠和稳定。

（2）用于评估试验的样本一般采用临床实验室收集到的稳定或冷冻储存的血清（浆）样本；当实验室收集的样本不稳定或不易得到时，也可考虑使用稳定的、以蛋白质为基质的商品物质，如校准品或质控品。

（3）评估精密度时，应至少评估两个浓度水平样本的精密度。当两个浓度的精密度有显著差异时，建议增加至三个浓度。所选样本浓度应在测量范围内有医学意义，即至少有一个浓度在医学决定水平（medical decision levels）左右。定性测定，即为接近临界水平的浓度。具体可参考试剂说明书中在评价精密度时所用的检测样本的浓度水平，阳性样本浓度在 2~4 倍临界值，阴性样本浓度在 0.5 倍临界值为宜。

2. 重复性评估（批内精密度）

（1）试剂和校准品：可使用不同批号的试剂、校准物。

（2）评估至少两个不同浓度（参考试剂盒说明书）的样本，在一个测试批内重复进行至少 20 个检测，计算所得 S/CO 值的均值（$\bar{x}$）和标准差（SD），计算重复性变异系数（CV）。

（3）质控：检验时应同时至少测一个质控品。当质控品结果超出规定的失控限，不论实验结果是否满意都应弃去不用，并重新进行检验以取得实验数据。要保存所有的质控数据和失控处理记录。

3. 中间精密度验证（批间精密度）

（1）试剂和校准品：可使用不同批号的试剂和校准物。

（2）评估至少两个不同浓度（参考试剂盒说明书）的样本，在 10 天以上的时间内单次（孔或管）重复进行至少 20 批检测，计算所得 S/CO 值的 $\bar{x}$ 和 SD，计算 CV。

（3）质控：检验时应同时至少测一个质控品。当质控品结果超出规定的失控限，不论实验结果是否满意都应弃去不用，重新进行试验以取得实验数据。要保存所有的质控数据和失控处理记录。

4. 判断标准　重复性变异系数和中间精密度变异系数均应小于相关标准的要求，同时应不大于试剂盒说明书给出的批间 CV。若无可用的厂家标准时，可根据实验室检测方法的预期用途，制订本实验室的可接受标准。

有时以上精密度验证程序也用于精密度的确认。

二、精密度的确认

若厂家未能提供定性检测试剂或系统的精密度数据，实验室可参照 CLSI EP12-A2（2008）文件，利用不精密度曲线来完成精密度的确认。

1. 不精密度曲线　用低-阴性或强-阳性标本来检测定性方法的精密度是不正确的，因为它们通常都远离医学决定点。因此，评价精密度，需要用浓度接近临界值的分析物作为检验材料。厂家根据实验目的及临床所需敏感度和特异性来建立临界值浓度。一旦厂家建立了临界值，用户很少改变它。低于临界值为阴性，高于临界值为阳性。如果实验室对在最佳条件下的浓度恰好等于临界值的标本进行重复性试验，其 C_{50} 刚好等于厂家建立的临界值。由于最佳条件不易获得，厂家定义的临界值与实验室实际建立的 C_{50} 之间可能存在差异，定性实验中的偏倚将与之有关。CLSI EP12-A2（2008）文件为定性试验性能评价的实验设计及数据分析提供了一个规范的、概括性的研究方法。

（1）确定临界值浓度：如果厂家说明书有提供该检测试剂或系统的临界值浓度，可将该值作为 C_{50} 的近似值。如厂家未能提供临界值浓度，可将阳性标本进行系列倍比稀释，然后对其重复检测，以确定能获得 50%阳性和 50%阴性结果的那个稀释度的浓度为 C_{50}。

（2）判断 C_{50} 是否正确：由于恰好 50%阳性和 50%阴性结果的 C_{50} 不容易获得，因此，标本稀释后进行 40 次重复检测，如果阳性结果百分数落在 35%~65%，都可判断为正确的 C_{50}，判断标准见表 5-1。

表 5-1　C_{50} 是否正确的判断标准

		40 次测试	C_{50}
1	阳性结果	≤13/40（32.5%）	不正确
		≥27/40（67.5%）	
2	阳性结果	14/40~26/40（35%~65%）	正确

（3）对稀释后浓度接近 C_{50} 的样本进行重复检测 40 次或以上，记录每次阳性结果百分数。

（4）以样本稀释度为横坐标，以阳性结果百分数为纵坐标，拟合得到该方法的不精密度曲线，见图 5-1。

（5）图 5-1 表明，用浓度<C_5 的样本进行重复检测，结果一致为阴性；用浓度>C_{95} 的样本进行重复检测，结果一致为阳性；用 C_5~C_{95} 区间内浓度的样本进行重复检测，将获得不一致的检测结果。因此，C_5~C_{95} 区间的宽度表示重复检测结果不一致的浓度范围。C_5~C_{95} 区间越窄，表示方法的精密度越高。

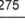

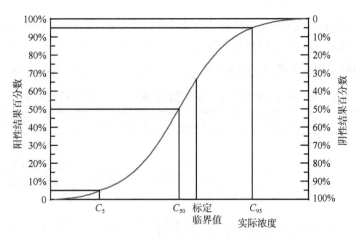

图 5-1　分析物浓度接近临界值的不精密度曲线

（6）两种不同方法的不精密度曲线比较见图 5-2。它们的 C_{50} 相同，说明两种方法间不存在系统误差。但方法 1 在接近 C_{50} 处的精密度高于方法 2，因为方法 1 在近 C_{50} 处的曲线更陡，任何一个方向，浓度稍有改变，将产生所有都是阳性或所有都是阴性的一致结果。方法 2 在近 C_{50} 处比较平滑，改变相同浓度将产生更多的阳性和阴性结果的混合。所以，从不精密度曲线的陡峭程度及 $C_5 \sim C_{95}$ 区间的大小，可判断出方法 1 的精密度优于方法 2。

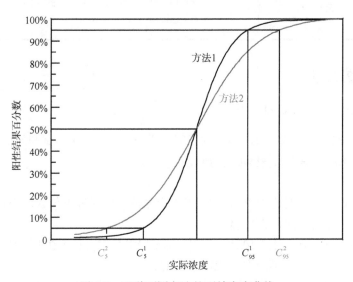

图 5-2　两种不同方法的不精密度曲线

2. 精密度试验　实验室需要进一步预设某一特定浓度范围（如 $C_{50} \pm 20\%$），看它是否包含了 $C_5 \sim C_{95}$ 区间。如果 $C_{50} \pm 20\%$ 浓度范围包含了 $C_5 \sim C_{95}$ 区间，浓度≥（$C_{50}+20\%$）的标本检测结果将一致，也就是说，在 $C_5 \sim C_{95}$ 区间之外的标本检测结果可认为是"重复检测结果一致"的，因为浓度＞C_{95} 的样本，重复检测均会得到阳性结果，浓度＜C_5 的样本，重复检测均会得到阴性结果。±20%只是用来举例，用户也可选择±10%或±30%，取决于实验目的和可接受的精密度。具体方法如下。

（1）以 C_{50}、C_{95}、C_5 和 $C_{50} \pm 20\%$ 共 5 个浓度点制作样本，重复检测 40 次，记录每次阳性结果百分数。

（2）根据实验数据，观察候选方法的 $C_{50}\pm20\%$ 浓度范围是否包含了 $C_5\sim C_{95}$ 区间（表 5-2），可以得出不同的结论。其中第 2 种情况" $C_{50}\pm20\%$ 包含了 $C_5\sim C_{95}$ 区间"，可以用于说明该方法精密度能够满足预期（ $\pm20\%$ ）用途。

表 5-2　候选方法的 $C_{50}\pm20\%$ 浓度范围与 $C_5\sim C_{95}$ 区间的关系

	样本浓度	检测结果	与 $C_5\sim C_{95}$ 区间的关系	结论
1	$C_{50}+20\%$	阳性结果 $\leqslant35/40$（87.5%）	$C_{50}\pm20\%$ 在 $C_5\sim C_{95}$ 区间之内	用该方法检测，浓度在 $C_{50}\pm20\%$ 的样本检测结果不一致
	$C_{50}-20\%$	阴性结果 $\leqslant35/40$（87.5%）		
2	$C_{50}+20\%$	阳性结果 $\geqslant36/40$（90%）	$C_{50}\pm20\%$ 包含了 $C_5\sim C_{95}$ 区间	用该方法检测， $C_{50}\pm20\%$ 的样本检测结果一致
	$C_{50}-20\%$	阴性结果 $\geqslant36/40$（90%）		
3	$C_{50}+20\%$	阳性结果 $\geqslant36/40$（90%）	$C_{50}\pm20\%$ 部分落在 $C_5\sim C_{95}$ 区间内（ $C_{50}+20\%$ 包含了 $C_5\sim C_{95}$ 区间，但 $C_{50}-20\%$ 在 $C_5\sim C_{95}$ 区间内）	用该方法检测， $C_{50}+20\%$ 的样本检测结果一致， $C_{50}-20\%$ 的样本检测结果不一致
	$C_{50}-20\%$	阴性结果 $\leqslant35/40$（87.5%）		
4	$C_{50}+20\%$	阳性结果 $\leqslant35/40$（87.5%）	$C_{50}\pm20\%$ 部分落在 $C_5\sim C_{95}$ 区间内（ $C_{50}+20\%$ 在 $C_5\sim C_{95}$ 区间内，但 $C_{50}-20\%$ 包含了 $C_5\sim C_{95}$ 区间）	用该方法检测， $C_{50}-20\%$ 的样本检测结果一致， $C_{50}+20\%$ 的样本检测结果不一致
	$C_{50}-20\%$	阴性结果 $\geqslant36/40$（90%）		

三、案例分析

案例 1　精密度的验证

1. 目的　厂家在定性检测 HBsAb 的试剂盒说明书中给出了该试剂的精密度 CV 值 $\leqslant$ 15%，实验室对该厂家提供的精密度进行验证。

2. 方法

（1）准备两份不同浓度的 HBsAb 弱阳性混合血清，分别为样本 A1、B1，两份 HBsAb 阴性的混合血清，分别为样本 A2、B2。

（2）样本 A1、A2 当天检测 10 次，记录结果，计算所得 S/CO 值的均值（ $\bar{x}$ ）和标准差（SD），计算 CV，作为重复性评估（批内精密度）。

（3）样本 B1、B2 每天检测一次，连续检测 10 天，记录结果，计算所得 S/CO 值的均值（ $\bar{x}$ ）和标准差（SD），计算 CV，作为中间精密度验证（批间精密度）。

3. 结果　样本 A1、A2、B1、B2 的检验结果见表 5-3。

表 5-3　HBsAb 试剂盒的精密度验证结果

	重复性评估			中间精密度验证		
检测次数	每次检测结果（S/CO）		检测天数	每次检测结果（S/CO）	
	样本 A1	样本 A2		样本 B1	样本 B2
第 1 次	1.30	0.36	第 1 天	2.67	0.52
第 2 次	1.32	0.32	第 2 天	2.56	0.54

重复性评估			中间精密度验证		
检测次数	每次检测结果（S/CO）		检测天数	每次检测结果（S/CO）	
	样本 A1	样本 A2		样本 B1	样本 B2
第 3 次	1.47	0.32	第 3 天	2.40	0.53
第 4 次	1.51	0.39	第 4 天	2.27	0.58
第 5 次	1.46	0.33	第 5 天	2.64	0.54
第 6 次	1.46	0.31	第 6 天	2.28	0.52
第 7 次	1.41	0.35	第 7 天	2.03	0.56
第 8 次	1.42	0.37	第 8 天	2.58	0.55
第 9 次	1.42	0.36	第 9 天	2.87	0.52
第 10 次	1.51	0.32	第 10 天	2.50	0.58
$\bar{x}$	1.42	0.34	$\bar{x}$	2.48	0.544
SD	0.07	0.02	SD	0.24	0.02
CV	4.99	7.78	CV	9.72	4.26

4. 结论　该试剂两个标本浓度的重复性变异系数 4.99% 和 7.78%，均小于 10%，同时不大于试剂盒说明书给出的批内 CV，验证通过。两个浓度的中间变异系数为 9.72% 和 4.26%，均小于 15%，同时不大于试剂盒说明书给出的批间 CV，验证通过。

案例 2　不精密度曲线的建立

1. 目的　比较 A、B 两种定性检测 HBeAb 的试剂在接近临界值处的精密度。

2. 方法

（1）取 HBeAb 强阳性的混合血清 1 份。

（2）用生理盐水对 HBeAb 强阳性混合血清作一系列稀释，使之接近 C_{50}。

（3）稀释后标本用 A 或 B 试剂重复检测 40 次或以上，记录每次阳性结果百分数。

（4）以样本稀释度为横坐标，以 HBeAb 阳性结果百分数为纵坐标，拟合 A 和 B 试剂检测 HBeAb 的不精密度曲线。

（5）比较 A、B 试剂定性检测 HBeAb 的 C_{50}、$C_5 \sim C_{95}$ 区间及不精密度曲线。

3. 结果

（1）A、B 两种试剂的 C_{50} 结果见表 5-4，根据 C_{50} 的判断标准，得到 A 试剂 C_{50} 的稀释度是 1∶380，B 试剂 C_{50} 的稀释度是 1∶240。A 试剂 C_{50} 小于 B 试剂 C_{50}，所以 A 试剂比 B 试剂的灵敏度更高。

表 5-4　A 和 B 试剂定性检测 HBeAb 的 C_{50} 估计

试剂	强阳性标本的稀释度	N	阳性结果个数	阳性结果百分数（%）	C
A	1∶310	40	40	100	C_{100}
	1∶340	40	34	85	C_{85}
	1∶370	40	31	77.5	$C_{77.5}$
	1∶380	40	16	40	C_{40}

续表

试剂	强阳性标本的稀释度	N	阳性结果个数	阳性结果百分数（%）	C
	1：400	40	2	5	C_5
	1：430	40	0	0	C_0
B	1：150	45	45	100	C_{100}
	1：180	45	41	91.1	$C_{91.1}$
	1：200	45	30	66.7	$C_{66.7}$
	1：240	40	23	57.5	$C_{57.5}$
	1：250	40	6	15	C_{15}
	1：260	40	0	0	C_0

（2）A、B 两种试剂的不精密度曲线和 $C_5 \sim C_{95}$ 区间大小见图 5-3，由图可观察到，A 试剂的不精密度曲线陡峭，B 试剂的不精密度曲线相对平滑；A 试剂的 $C_5 \sim C_{95}$ 区间比 B 试剂的 $C_5 \sim C_{95}$ 区间窄，所以，在接近各自的 C_{50} 处，A 试剂的精密度优于 B 试剂。

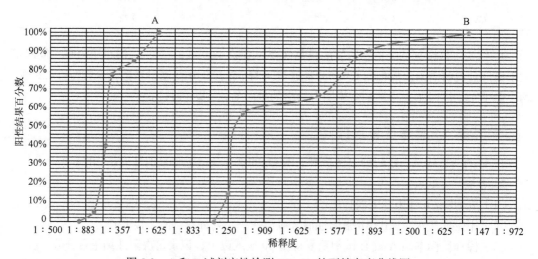

图 5-3　A 和 B 试剂定性检测 HBeAb 的不精密度曲线图

4. 结论　A 试剂的敏感度和精密度均优于 B 试剂。

案例 3　精密度试验

1. 目的　判断两种定性检测 HBsAg 试剂的某一特定浓度范围（如 $C_{50} \pm X\%$），是否包含了 $C_5 \sim C_{95}$ 区间。

2. 方法

（1）取 HBsAg 强阳性的混合血清 1 份。

（2）用生理盐水对 HBsAg 强阳性混合血清作一系列稀释，使之接近 C_{50}。

（3）稀释后标本用 A 或 B 试剂重复检测 40 次，记录每次阳性结果百分数。同时，所有稀释后标本分别在罗氏电化学发光仪检测发光值。

（4）以样本 HBsAg 浓度（发光值）为横坐标，阳性结果百分数为纵坐标，拟合 A 和 B 试剂检测 HBsAg 的不精密度曲线。

（5）计算 A、B 试剂定性检测 HBsAg 的 C_{50}、$C_5 \sim C_{95}$ 区间。

（6）若两试剂的 $C_5 \sim C_{95}$ 区间等宽，应进行下面的实验。

（7）以 C_{50}、C_{95}、C_5 和 $C_{50} \pm 15\%$ 共 5 个浓度点作样本，用 A 或 B 试剂重复检测 40 次，记录每次阳性结果百分数。同时，5 个浓度点样本分别在罗氏电化学发光仪检测发光值。

（8）观察两种试剂的某一特定浓度范围 $C_{50} \pm 15\%$ 是否包含了 $C_5 \sim C_{95}$ 区间。

3．结果

（1）A、B 两种试剂的 C_{50}、C_{95} 和 C_5 结果见表 5-5。A 试剂的 C_{50} 为 10.34，B 试剂的 C_{50} 为 4.64，所以 B 试剂的灵敏度比 A 试剂高。

表 5-5　HBsAg 试剂的 C_{50}、C_{95} 和 C_5 结果

试剂	电化学发光检测 COI	检测数/n	阳性结果个数	阳性结果百分数（%）	浓度/C
A	9.63	40	2	5	C_5
	10.34	40	18	45	C_{50}
	10.91	40	38	95	C_{95}
B	3.78	40	2	5	C_5
	4.64	40	21	52.5	C_{50}
	5.06	40	38	95	C_{95}

（2）A、B 两种试剂的 $C_5 \sim C_{95}$ 区间宽度及不精密度曲线的形状见图 5-4。由图可见两种试剂的 $C_5 \sim C_{95}$ 区间等宽，均为 1.28，不精密度曲线的陡峭程度也一致，所以，两种试剂在检测各自 $C_5 \sim C_{95}$ 区间内浓度的标本时，精密度是一致的。

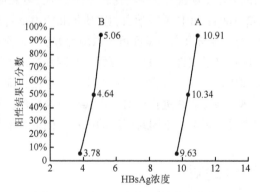

图 5-4　A 和 B 试剂的不精密度曲线图

（3）两种试剂对各自 C_{50}、C_{95}、C_5 和 $C_{50} \pm 15\%$ 共 5 个浓度点的样本重复性检测的结果见表 5-6。结果显示，A 试剂的 $C_{50} \pm 15\%$ 包含了 $C_5 \sim C_{95}$ 区间，B 试剂的 $C_{50} \pm 15\%$ 部分落在 $C_5 \sim C_{95}$ 区间内（$C_{50} + 15\%$ 包含了 $C_5 \sim C_{95}$ 区间，但 $C_{50} - 15\%$ 在 $C_5 \sim C_{95}$ 区间内），所以，这两种试剂在检测各自 $C_{50} \pm 15\%$ 区间以外浓度的标本时，A 试剂的精密度优于 B 试剂。

表 5-6　两种试剂对各浓度点 HBsAg 的检测结果

试剂	电化学发光检测/COI	检测数/n	阳性结果个数	阳性结果/百分数（%）	浓度/C
A	8.71	40	1	3.3	$C_{50} - 15\%$
	9.63	40	4	10	C_5

续表

试剂	电化学发光检测/COI	检测数/n	阳性结果个数	阳性结果/百分数（%）	浓度/C
	10.34	40	21	53.3	C_{50}
	10.91	40	36	90	C_{95}
	11.81	40	40	100	$C_{50}+15\%$
B	3.78	40	1	3.3	C_5
	3.90	40	3	6.6	$C_{50}-15\%$
	4.64	40	19	46.6	C_{50}
	5.06	40	37	93.3	C_{95}
	5.34	40	39	96.6	$C_{50}+15\%$

4. 结论　B 试剂的灵敏度比 A 试剂高；两种试剂在检测各自 $C_5\sim C_{95}$ 区间内浓度的标本时，精密度是相同的，但在检测各自 $C_{50}\pm15\%$ 区间以外浓度的标本时，A 试剂的精密度优于 B 试剂。

（尚陈宇）

第二节　符合率的验证与确认

符合率是指正在使用的方法（候选方法）与比较方法（参比方法或者"金标准"）之间的一致性。参照 CNAS-CL02-A004：2018《医学实验室质量和能力认可准则在临床免疫学检验领域的应用说明》，定性免疫试验符合率的验证可采取两种方法，一是临床诊断符合率，当患者的临床诊断明确时，临床免疫学定性检验程序可用诊断准确度来验证诊断符合率，该过程在本章的第四节进行了详细描述；二是分析性能符合率，可采用标准血清盘或与实验室目前使用的或业界公认比较成熟的参比方法进行比对，以实现符合率的验证。符合率确认比验证要求严格，包括不同疾病来源的标本、不同对照组的标本和标本数量等要求。

一、与标准血清盘比对

标准血清盘多用于免疫学定性检测试剂的质量考核评价，有 WHO 血清盘、国家标准血清盘、厂家自制血清盘等。其中，国家标准血清盘是由国家最高法定检定部门生产的标准品，一般由国家生物制品检定所提供。实验室可采用国家标准血清盘对试剂盒进行验证，以有效地控制试剂盒在购进、储存和运输中的质量，保证试剂盒使用前的质控。

（1）选择和购买所需验证项目的标准血清盘：血清盘的标准品一般有阴性参考品、阳性参考品、灵敏度参考品、精密度参考品。不同检测项目的标准血清盘包含的各种参考品数量不同。

（2）用待评价的试剂盒对相应标准品进行检测，记录结果。

（3）判断标准：根据所购买的项目血清盘判断标准进行判断。

二、方法符合率

当临床诊断不明确，且不能获得标准血清盘时，可采用评估方法符合率的方式来实现符合率的验证，包括用候选方法评估已知结果的能力验证或室间质量评价的样本，或不同方法和（或）相同方法在不同实验室之间的比对。此时，不适合用敏感性和特异性来描述比较的结果，但是可以验证候选方法与比较方法的诊断等效性。

（1）参比方法是经过验证，性能符合设定标准，日常室内质控、室间质量评价/能力验证合格的在用检测方法。

（2）选取阴性样本 10 份（包含至少 5 份其他标志物阳性的样本）、阳性样本 10 份（包含至少 5 份灰区弱阳性样本，1 份极高值阳性），共 20 份样本，随机每 4 份分成一组。用两种方法（候选方法、参比方法）每天按照患者样本检测程序平行检测一组样本，得出两种方法比较的 2×2 列联表（表 5-7）。

表 5-7　两种方法检测相同标本的 2×2 列联表

候选方法	参比方法	
	+	−
+	a	b
−	c	d
合计	a+c	b+d

（3）计算下列指标

阳性符合率=[a/（a+c）]×100%

阴性符合率=[d/（b+d）]×100%

总符合率=（a+d）/（a+b+c+d）×100%

阳性似然比=阳性符合率/（1–阴性符合率）

阴性似然比=（1–阳性符合率）/阴性符合率

（4）可接受标准：为所用厂家检验方法（候选方法）标准。若无可用的厂家标准时，可根据实验室检测方法的预期用途，制订本实验室的可接受标准。

（5）由于评估标本中疾病的患病率对两种方法一致程度的影响很大，总符合率不一定能完全反映两种方法的一致程度，如果在不清楚疾病患病率的情况下，可计算两种方法一致程度的 95%可信区间，再计算卡帕值（Kappa）来判断两种方法的一致性。具体计算过程可以按照下面的公式计算两种方法一致程度精确的可信区间。

1）计算一致程度的 95%可信区间：[100%（Q_1-Q_2）/Q_3，100%（Q_1+Q_2）/Q_3]。

Q_1、Q_2、Q_3 按下面的公式计算：

$Q_1=2（a+d）+1.96^2=2（a+d）+3.84$

$Q_2=1.96\sqrt{1.96^2+4(a+d)(b+c)/n}=1.96\sqrt{3.84+4(a+d)(b+c)/n}$

$Q_3=2（n+1.96^2）=2n+7.68$

上述公式中 1.96 是标准正态分布曲线下相对于 95%可信区间所对应的变量值。

2）计算卡帕值（Kappa），评价两种方法的一致性。

Kappa≥0.75，两者一致性较好；0.4≤Kappa<0.75，两者一致性中等；Kapp<0.4，两者

一致性较差。

$$Kappa = (P_o - P_e) / (1 - P_e)$$

其中，P_o 是实际一致比，P_e 是期望一致比。

三、案例分析

案例 1　与标准血清盘比对

1. 目的　用国家标准血清盘对新购入的 HBsAg 试剂盒进行验证，观察两者的符合率。

2. 方法

（1）购买 HBsAg 标准血清盘，由国家生物制品检定所提供。

（2）标准血清盘有阴性参考品 20 份，阳性参考品 20 份，灵敏度参考品 9 份（adr 亚型，adw 亚型，ay 亚型），精密度参考品 1 份。

（3）用待评价的 HBsAg 试剂盒对标准血清盘的阴性参考品、阳性参考品、灵敏度参考品进行检测，记录结果，计算符合率。

（4）用待评价的 HBsAg 试剂盒对标准血清盘的精密度参考品进行检测，实验方法和结果判断参照精密度的验证实验。

3. 结果　见表 5-8。

表 5-8　HBsAg 试剂盒检测结果与标准血清盘的比较

编号	阴性参考品		阳性参考品		灵敏度参考品	
	试剂盒检测结果	标准血清盘	试剂盒检测结果	标准血清盘	试剂盒检测结果	标准血清盘
1	—	—	+	+	+	+
2	—	—	+	+	+	+
3	—	—	+	+	+	+
4	—	—	+	+	+	+
5	—	—	+	+	+	+
6	—	—	+	+	+	+
7	—	—	+	+	+	+
8	—	—	+	+	+	+
9	—	—	+	+	+	+
10	—	—	+	+		
11	—	—	+	+		
12	—	—	+	+		
13	—	—	+	+		
14	—	—	+	+		
15	—	—	+	+		
16	—	—	+	+		
17	—	—	+	+		
18	—	—	+	+		
19	—	—	+	+		
20	—	—	+	+		

4. 结论　从上表可看出，该试剂盒检测结果与国家标准血清盘的阴性、阳性符合率均达到100%，灵敏度也符合最低检出量，验证通过。

案例2　方法学比对

1. 目的　实验室目前使用的 HBeAb 检测试剂为 A，即将引入的试剂为 B，判断两种试剂检测结果的一致性。

2. 方法

（1）用 A 和 B 试剂同时检测 910 份临床标本 HBeAb，记录结果，做 2×2 列联表。

（2）计算两种方法一致程度的95%可信区间为$[100\%(Q_1-Q_2)/Q_3, 100\%(Q_1+Q_2)/Q_3]$。其中：$Q_1=2(a+d)+1.96^2$；$Q_2=1.96\sqrt{3.84+4(a+d)(b+c)/n}$；$Q_3=2(n+1.96^2)$。

（3）计算卡帕值（Kappa），评价一致性。Kappa≥0.75，两者一致性较好；0.4≤Kappa<0.75，两者一致性中等；Kappa<0.4，两者一致性较差。

3. 结果

（1）两种试剂检测 HBeAb 结果的 2×2 列联表见表 5-9。

表 5-9　A 和 B 试剂检测相同标本的 HBeAb 结果

		B 试剂		
		+	-	合计
A 试剂	+	217（a）	31（b）	248
	-	16（c）	646（d）	662
	合计	233	677	910（n）

（2）根据公式计算两种试剂检测 HBeAb 一致程度的95%可信区间为[93.2%，96.1%]。

（3）根据公式 $Kappa=(P_0-P_e)/(1-P_e)$ 计算 Kappa 值。具体计算过程如下：试剂 A 的阳性结果比例是 248/（248+662）=0.272，试剂 B 的阳性结果比例为 233/（233+677）=0.256。预期++模式为 0.272×0.256×910 = 63.36 例。类似地，预期--模式为（1-0.272）×（1-0.256）×910 = 492.88 例。预期总的一致性 P_e 是（63.36+492.88）/910= 0.61。实际观测到总的一致性是 P_0=（217+646）/910 = 0.95。因此，

$$Kappa=（0.95-0.61）/（1-0.61）= 0.87$$

4. 结论　Kappa=0.87，Kappa≥0.75，表明两种试剂对 HBeAb 检测结果的一致性较好。

（尚陈宇）

第三节　检出限的验证与确认

参照美国国家标准局的分类，检出限可以分为以下三类，即仪器检出限、样本检出限和方法检出限。几种检出限相互关联，但不相等。仪器检出限相对于背景，是仪器检测的可靠最小信号。通常用信噪比（signal-to-noise ratio，S/N）表示，当 S/N≥3 时，定义为仪器检出限。仪器检出限一般用于不同仪器的性能比较。样本检出限指相对于空白可检测的样本的最

小含量。它定义为 3 倍空白标准偏差，即 3σ 空白（或 $3S$ 空白）。方法检出限是某检验方法可检测的待测物质的最小浓度或含量，方法检出限反映了检验方法的检出灵敏度，也是衡量不同实验室、实验方法和实验人员效能的一个相对标准，本节主要讨论方法检出限的验证和确认。

　　如果厂家试剂说明书有声明检出限，或该方法能以定量形式表达定性结果时，实验室可对该试剂检出限进行验证。如果厂家试剂使用说明书未能提供该方法的检出限数值，实验室可参照规范流程建立检出限并进行确认。用于检出限验证或确认的样本可选用定值标准物质。若该检测项目有国家参考品，则可使用国家参考品或经国家参考品标化的参考品；若无国家参考品，则使用可以溯源或量化的样本，如国际标准物质或可溯源至国际标准物质的样本。

一、检出限的验证

　　（1）使用定值标准物质的样本，稀释至厂家声明的检出限浓度，在不同批内对该浓度样本进行测定（如测定 5 天，每天测定 4 份样本），样本总数不得少于 20 个。稀释液可根据具体情况选用厂家提供的稀释液或阴性血清，该阴性血清中，被验证的目标物必须阴性，其对应的相关物质（如抗原或抗体）也必须阴性，且试剂说明书声明的干扰物质必须在允许范围之内。如果 ≥95% 的样本检出阳性，则检出限验证通过。

　　（2）使用标准血清盘的"灵敏度参考品"验证厂家声明的检出限。

　　有时以上检出限验证程序也用于检出限的确认。

二、检出限的确认

　　（1）分析物浓度位于 $C_5 \sim C_{95}$ 区间之外（$< C_5$ 或 $> C_{95}$）时，候选方法对同一样本的重复性检测将得到相同结果。因此，C_{95} 代表了某一试剂可以测出的最低被测量浓度。实验室可使用定值标准物质作样本，参照 CLSI EP12-A2（2008）文件建立候选方法的不精密度曲线（详细步骤请参考本节"精密度的确认"），不精密度曲线的 C_{95} 浓度即为候选方法的检出限。该浓度样本重复检测 20 次，应至少有 19 次以上为阳性反应。

　　（2）使用标准血清盘的"灵敏度参考品"或血清转化盘来确认检出限。

　　（3）根据 IUPAC 规定建立检出限：IUPAC 规定，若 LoD 的分析信号为 Xd，则 $Xd = x_B + k \cdot s_B$，并建议 k（可靠性系数）取 3，x_B、s_B 分别为有限测量次数的空白均值和空白标准差。

　　（4）亦可参照 CLSI EP17-A2：2012 文件对定性方法的检出限进行确认。

三、案例分析

　　案例　乙型肝炎病毒表面抗原试剂的检出限验证

　　1. 目的　乙型肝炎病毒表面抗原 ELISA 试剂盒说明书提供的检出限为 1NCU/mL，实验室对该检出限进行验证。

2. 方法

（1）购买乙型肝炎病毒表面抗原的国家参考品，参考品浓度为2NCU/mL。

（2）对参考品进行测定，参考品用生理盐水稀释2倍后，测定5天，每天各测定4份样本。

3. 结果　乙型肝炎病毒表面抗原ELISA试剂盒的检出限验证结果见表5-10。

表5-10　乙型肝炎病毒表面抗原ELISA试剂盒的检出限验证结果

样本编号	检测结果	样本编号	检测结果
1	+	11	+
2	+	12	+
3	+	13	+
4	+	14	+
5	+	15	+
6	+	16	+
7	+	17	+
8	+	18	+
9	+	19	+
10	+	20	+

4. 结论　结果显示，≥95%的1NCU/mL样本检出乙型肝炎病毒表面抗原阳性，该方法的检出限为1NCU/mL验证通过。

（何　敏）

第四节　Cut-off值的验证

在定性试验中，Cut-off值是指检测反应的某一点，低于此检测反应点的定性检测结果被判定为阴性（无反应性），而高于此点则被判定为阳性（有反应性）。值得注意的是，Cut-off值与临界值浓度（C_{50}）在定义上存在差异。Cut-off值由试剂生产厂家根据检测目的及临床敏感性和特异性建立，某一次测定结果是由阴性和阳性对照信号值按一定公式计算出来的信号值，每次测定有可能会有所差异。而C_{50}指处于或接近临界值的分析物浓度，其一旦确定，是不变的。在理想条件下C_{50}浓度等于Cut-off值。

试剂生产厂家一般都会根据检测目的在其试剂盒说明书中明确标注Cut-off值的定义及计算方法，但该临界值不一定适用于实验室所检测的所有人群。因此，实验室有必要对新开展项目的试剂盒或更换试剂品牌时对Cut-off值进行验证。确定合适的Cut-off值，对于检测结果的判断，减少假阳性、假阴性具有重要的意义。

一、验证方案

有条件的实验室可根据LIS数据定期对试剂盒的Cut-off值进行回顾性验证，验证方案可根据具体条件选择以下三种方法之一。

（1）当 Cut-off 值是基于阴性样本或阴性人群确定时（CLSI EP28-A3C 和 EP12-A2），实验室可根据以下三种方式选择适合自己的做法。

1）选择 40 例健康人的新鲜血清样本，检测结果用"1/3"原则来排除离群值，即将疑似的离群数据与其相邻数据之差 D 除以数据全距 R，若 $D/R \geqslant 1/3$ 则为离群值，检测过程中将发现的离群值舍弃，并用新的健康体检人群个体代替，最终确保 40 例检测结果都不含有离群值。若 40 例样本检测均小于说明书提供的 Cut-off 值或仅有不多于 2 例样本超出说明书提供 Cut-off 值，则本次验证通过。

2）选择健康人和其他标志物阳性的患者新鲜血清样本各 30 份，分 3～5 批 3～5 天进行检测，计算平均值 $\bar{x}$ 和标准差 SD。Cut-off 值验证值为 $\bar{x}+3SD$，若该验证值不大于说明书提供 Cut-off 值或者在说明书提供 Cut-off 值 ±20% 内，则验证通过。

3）选择 60 份健康人新鲜血清和 60 份目标标志物阴性而有其他免疫标志物阳性患者的新鲜血清，共 120 份，每天检测一批，一共测量 3～5 天，计算平均值 $\bar{x}$ 和标准差 SDs，Cut-off 验证值为 $\bar{x}+3SD$。若该验证值不大于说明书提供的临界值或在说明书提供的临界值 ±20% 内，则验证通过。

（2）当 Cut-off 值同时基于阴性样本或阴性人群和阳性样本或阳性人群确定时，除了上述方案外，还需增加阳性样本的验证。

选择弱阳性（浓度均匀分布在 Cut-off 值 ±20% 内）的新鲜血清或质控血清样本共 60 例，分 3～5 批 3～5 天进行检测，计算平均值 $\bar{x}$ 和标准差 SD，Cut-off 值验证值为 $\bar{x}-3SD$。若验证值与说明书提供的 Cut-off 值接近（或者在说明书提供 Cut-off 值 ±20% 内），则验证通过。

（3）基于 CLSI EP12-A2（2008）方案：制备足够 40 次重复检测的 C_{50} 浓度的样本，重复检测样本 40 次，确定每一份样本结果为阳性和阴性所占的百分比。若临界值浓度的阳性结果的百分数处于 14/40～26/40（35%～65%），C_{50} 验证通过。

若验证不通过，实验室需根据验证的结果评估本实验室条件下，该方法的假阴性、假阳性的可能性，并结合预期用途（筛查、诊断或确认试验等），制订本实验室的复检规则。

二、Cut-off 值验证注意事项

（1）不一定要进行试验，可以通过查询既往检测标本的信息（如人群来源、临床诊断等）进行标本结果的回顾性验证。

（2）实验室可根据实际情况选择 Cut-off 值的验证方法，如 HIV 试剂盒的验证，由于地方法规的原因，实验室不能保存阳性患者血清，此时我们可以选择使用阴性来源的标本来验证试剂盒的 Cut-off 值。

（3）若选择用阴性标本进行验证，必须考虑其他阳性标志物的干扰。

（4）化学发光方法学的试剂盒进行 Cut-off 值验证时，若使用阴性标本进行验证，可以通过统计发光反应数来进行 Cut-off 值的验证。

（5）验证试验的原始数据要保存下来，以备日后查阅之用。

三、案例分析

案例 人类免疫缺陷病毒抗体试剂的临界值验证

1. 目的 验证本实验室标本人类免疫缺陷病毒（HIV）抗体 ELISA 检测试剂的临界值。

2. 方法 阴性来源的临界值验证方法。

3. 步骤

（1）选择 60 份健康人新鲜血清和 60 份抗 HIV 阴性而有其他免疫标志物阳性的患者新鲜血清，共 120 份，分三批进行检测。

（2）计算所有标本检测结果 OD 值的均值（$\bar{x}$）和标准差（SD），计算 $\bar{x}$ +3SD 并与试剂盒说明书提供的 Cut-off 值进行比较，若小于试剂盒说明书提供的 Cut-off 值，验证通过，反之则不通过。

4. 结果 实验原始数据见表 5-11。

表 5-11 抗 HIV 抗体试剂盒的 Cut-off 值验证原始数据

标本号	OD 值	标本号	OD 值	标本号	OD 值	标本号	OD 值
1	0.016	24	0.043	47	0.020	70	0.023
2	0.021	25	0.017	48	0.021	71	0.018
3	0.018	26	0.014	49	0.024	72	0.018
4	0.025	27	0.016	50	0.027	73	0.016
5	0.017	28	0.020	51	0.020	74	0.014
6	0.018	29	0.012	52	0.026	75	0.013
7	0.017	30	0.017	53	0.023	76	0.017
8	0.018	31	0.017	54	0.025	77	0.019
9	0.016	32	0.017	55	0.025	78	0.030
10	0.017	33	0.017	56	0.030	79	0.020
11	0.017	34	0.016	57	0.040	80	0.014
12	0.017	35	0.035	58	0.019	81	0.024
13	0.015	36	0.025	59	0.024	82	0.017
14	0.020	37	0.016	60	0.026	83	0.018
15	0.017	38	0.017	61	0.028	84	0.015
16	0.022	39	0.020	62	0.017	85	0.021
17	0.042	40	0.013	63	0.019	86	0.019
18	0.023	41	0.021	64	0.021	87	0.017
19	0.021	42	0.029	65	0.015	88	0.026
20	0.022	43	0.027	66	0.012	89	0.023
21	0.022	44	0.029	67	0.015	90	0.017
22	0.022	45	0.024	68	0.018	91	0.023
23	0.023	46	0.031	69	0.021	92	0.016

标本号	OD 值	标本号	OD 值	标本号	OD 值	标本号	OD 值
93	0.016	100	0.020	107	0.015	114	0.011
94	0.025	101	0.016	108	0.012	115	0.010
95	0.021	102	0.017	109	0.012	116	0.011
96	0.023	103	0.013	110	0.018	117	0.012
97	0.019	104	0.013	111	0.017	118	0.009
98	0.018	105	0.020	112	0.011	119	0.013
99	0.021	106	0.016	113	0.013	120	0.017

5. 结论　由表中数据计算 $\bar{x}+3SD=0.038$，小于试剂盒 Cut-off 值 0.209，验证通过。

（何　　敏）

第五节　临床诊断效能的评价

检验效能是估计检测结果与明确诊断的总一致程度的指标，它是所有检测结果中真正的阳性结果与真正的阴性结果所占的百分比。目前，诊断性能评价研究的研究设计大多采用横断面研究方案。在进行评价实验前，首先需确定一个疾病诊断的金标准。金标准是指当前国内外公认的、诊断某种疾病最可靠的、在临床上能获得肯定的方法。如诊断肿瘤的金标准一般是病理学检查。然后选定一个合适的人群，用金标准方法和待评价方法对他们进行同步测试；将检测结果列成四格表，然后计算各种指标，对临床检验方法进行评价。

此外，CLSI 文件 GP10-A《使用 ROC 曲线评价临床试验的准确度》，描述了临床试验准确度评价的研究设计，它将检验结果与患者的临床状态相比，对方法的诊断准确性进行评价。

一、诊断效能评价指标

1. 灵敏度和特异度　灵敏度（sensitivity），又称真阳性率（true positive rate），是指在某疾病患者中，用临床检验方法检出患者的百分率。高灵敏度的检验方法常应用于：①拟诊为病情严重但疗效好的疾病，以防漏诊；②拟诊为有一定疗效的恶性肿瘤，以便早期诊断、早期治疗；③该病情可由多种疾病引起，用高灵敏度的检验方法可以排除某一疾病的可能性；④普查或定期健康体检，用于筛查某一疾病。

特异度（specificity），又称真阴性率（true negative rate），是指在非某疾病的患者中，用临床检验方法排除患者的百分率。高特异性的检验方法常应用于：①拟诊患有某病的概率较大时，以便确诊；②拟诊疾病严重但疗效和预后均不好的疾病，以防误诊；③拟诊疾病严重且根治方法具有较大损害时，需确诊，以免造成患者不必要的损害。任何临床检验方法必须具备灵敏度、特异度两大基本特性，且两者缺一不可。对于某一临床检验方法，可以通过调整 Cut-off 值提高灵敏度或特异度，但两者不能同时提高，提高灵敏度，必然降低特异度；反之提高特异度，必然降低灵敏度。因此在选择分界值时必须权衡，兼顾两者。

2. 漏诊率和误诊率　漏诊率，又称假阴性率（false negative rate），即患者错误诊断的百分率，该值=1−灵敏度。误诊率，又称假阳性率（False postive rate），即非患者错误诊断的百分率，该值=1−特异度。漏诊率、误诊率越小，说明该临床检验方法的性能就越好。

3. 阳性预测值和阴性预测值　阳性预测值（positive predictive value，PPV），是指由检验方法检测为阳性的患者中，真正患病者所占的百分率。当患病率一定时，检验方法的特异性越高，阳性预测值就越大。阴性预测值（negative predictive value，NPV），是指由检验方法检测为阴性的患者中，真正未患病者所占的比例。当患病率一定时，检验方法的敏感性越高，阴性预测值就越大。阳性预测值、阴性预测值随患病率改变诊断准确度，又称诊断效率（diagnostic efficiency），在患者和非患者中因检验而改变，它们在指导临床医生做出诊断时很有帮助，但不能作为评价检验方法本身的指标。

4. 阳性似然比和阴性似然比　阳性似然比（positive likelihood ratio，PLR），是指检验方法的真阳性率与假阳性率之间的比值，该值=灵敏度/（1−特异度）。PLR＞10.0 时，可认为该检验方法的性能是良好的。阴性似然比（negative likelihood ratio，NLR），是指检验方法的假阴性率与真阴性率之间的比值，该值=（1−灵敏度）/特异度。NLR＜0.1，可认为该检验方法的性能是良好的。似然比是表征检验方法特性的量化指标，不受患病率的影响，因而是比敏感度、特异度更为稳定的指标。

5. 诊断准确度　又称诊断效率（diagnostic efficiency），是指在患者和非患者中，用检验方法能准确划分患者和非患者的百分率。该值能反映检验方法正确诊断患者与非患者的能力，但该值受发病率的影响很大。

6. 受试者工作特征曲线　依据专业知识，通过分界值的移动对疾病组、对照组测定结果进行分析，获得多对误诊率（1−特异度）、灵敏度，以误诊率为横坐标、灵敏度为纵坐标，连接各点绘制成曲线，即为受试者工作特征曲线（receiver operating characteristic curve，ROC 曲线）。ROC 曲线的主要作用为：①选择合适的诊断阈值。目前常见的错误就是以参考范围界限值代替诊断阈值，ROC 曲线最靠近左上角的点才是错误最少的最好阈值，该点的假阳性和假阴性的总数量最少。②根据检验方法的 ROC 曲线，可以比较两种不同检验方法对诊断同种疾病的可靠性，ROC 曲线下面积越大，该检验方法的判断价值就越高。

二、验证方案

当诊断和被检测物的结果明确时，即用金标准进行检测，且满足诊断准确度标准时，可采用评估诊断灵敏度和诊断特异性的方法来验证诊断符合率。选取阴性样本 20 份（包含至少 10 份其他标志物阳性的样本）、阳性样本 20 份（包含至少 10 份浓度在 Cut-off 值和 2～4 倍 Cut-off 值的弱阳性样本，1 份极高值阳性样本），随机盲号法重新分号，检测样本。表 5-12 为待评价方法与明确诊断比较的 2×2 列联表，表中对定性检测的结果与患者的明确诊断结果进行了比较，表中每个单元格的数字表示样本数。

表 5-12　诊断符合率验证

	金标准（诊断准确度标准）		
候选实验	疾病	非疾病	总计
	A（+，阳性）	B（+，阳性）	$A+B$
	C（−，阴性）	D（−，阴性）	$C+D$
总计	N_1（$A+C$）	N_2（$B+D$）	N

诊断效能评价：

诊断灵敏度=$[A/N_1]\times100\%$

诊断特异性=$[D/N_2]\times100\%$

诊断符合率=$[（A+D）/N]\times100\%$

阳性预测值（PVP）=$[A/（A+B）]\times100\%$

阴性预测值（PVN）=$[D/（C+D）]\times100\%$

检验效能=$[（A+D）/N]\times100\%$

然而，很多情况下，实验室并不清楚所选择的样本是否具有代表性或代表性很差，因此计算灵敏度和特异性就很不现实，这时，计算灵敏度和特异性的可信区间就显得非常有意义。Wilson 提出的灵敏度和特异性得分可信区间为：$[100\%（Q_1-Q_2）/Q_3，100\%（Q_1+Q_2）/Q_3]$。

按照下面的公式来计算 Q_1、Q_2、Q_3。

对于灵敏度：$Q_1=2A+1.96^2=2A+3.84$

$$Q_2=1.96\sqrt{1.96^2+4AC/(A+C)}=1.96\sqrt{3.84+4AC/(A+C)}$$

$$Q_3=2（A+C+1.96^2）=2（A+C）+7.68$$

对于特异性：$Q_1=2D+1.96^2=2D+3.84$

$$Q_2=1.96\sqrt{1.96^2+4BD/(B+D)}=1.96\sqrt{1.96^2+4BD/(B+D)}$$

$$Q_3=2（B+D+1.96^2）=2（B+D）+7.68$$

在上面的公式中 1.96 是标准正态分布曲线下相对于 95%可信区间所对应的变量值。

如果两种检测方法的灵敏度或特异性一致，那么只要比较两者的特异性或灵敏度即可，但是，当两种方法的灵敏度（特异性）存在差异时，就不能单独比较特异性（灵敏度）了，因为截止点的变化是以降低灵敏度（特异性）的代价来增加特异性（灵敏度）的。这种情况下联合比较灵敏度/特异性就更有意义。

Mcnemar 检验通常用来推断两种检测方法的灵敏度/特异性联合之间在统计学上是否具有显著性差异。但是，这种检验并没有指明两种方法在多大程度上存在差异。这时，灵敏度及特异性差异的可信区间就显得更有意义。表 5-13 为明确诊断是阳性时（比较灵敏度）及明确诊断是阴性时（比较特异性）两种方法进行比较的结果分析。

表 5-13　两种方法分别与临床诊断进行比较

方法结果		样本总数	明确诊断	
待评价方法	比较方法		阳性	阴性
阳性	阳性	$a=a_1+a_2$	a_1	a_2
阳性	阴性	$b=b_1+b_2$	b_1	b_2

续表

方法结果		样本总数	明确诊断	
待评价方法	比较方法		阳性	阴性
阴性	阳性	$c=c_1+c_2$	c_1	c_2
阴性	阴性	$d=d_1+d_2$	d_1	d_2
合计		N	n_1	n_2

注：表 5-13 中的数据如果按照表 5-12 的形式绘制可以得到两个表（一个是待评价方法，另一个是比较方法），但是两个表 5-12 并不能够绘制一个表 5-13。待评价方法与明确诊断之间比较时表 5-12 中的 A、B、C 和 D 可以按照下面的公式从表 5-13 中获得：$A=a_1+b_1$；$B=a_2+b_2$；$C=c_1+d_1$；$D=c_2+d_2$；$N=n_1+n_2$。

从表 5-13 中可以计算出：

待评价方法（新方法）的灵敏度：

灵敏度$_{新}$=100%[（a_1+b_1）/n_1]

比较方法（原方法）的灵敏度：

灵敏度$_{原}$=100%[（a_1+c_1）/n_1]

灵敏度之间的差值：

灵敏度$_{新}$–灵敏度$_{原}$=100%[（b_1-c_1）/n_1]

同样，两种方法各自的特异性为：

特异性$_{新}$=100%[（c_2+d_2）/n_2]

特异性$_{原}$=100%[（b_2+d_2）/n_2]

灵敏度之间的差值：

特异性$_{新}$–特异性$_{原}$=100%[（c_2-b_2）/n_2]

灵敏度和特异性潜在差值的近似可信区间可以根据配对资料之间差异的可信区间标准统计公式来计算。然而，按这种方法计算得出的差值，只是一个固定的值，可能并不可靠，特别是当两种方法检测结果不一致，而且样本含量很小时，可靠性更差。因此，推荐使用 Attman 等描述的差值可信区间，该可信区间适合于所有情况。下面为该可信区间的计算方法：

灵敏度差值　D=灵敏度$_{新}$–灵敏度$_{原}$的 95% 的可信区间是（$D-\sqrt{Q_5}$，$D+\sqrt{Q_6}$）。

Q_5、Q_6 可以通过下面的公式计算得到。首先应用上面所讲的公式分别计算新/原检测方法灵敏度 95% 得分可信区间，然后按照下面的方法从 Q_1 计算到 Q_6。

l_1=新检测方法灵敏度的 95% 得分可信区间的下限

u_1=新检测方法灵敏度的 95% 得分可信区间的上限

l_2=原检测方法灵敏度的 95% 得分可信区间的下限

u_2=原检测方法灵敏度的 95% 得分可信区间的上限

Q_1=（a_1+b_1）（c_1+d_1）（a_1+c_1）（b_1+d_1）（如果 $Q_1=0$，那么 $Q_4=0$，直接计算 Q_5）

$Q_2=a_1d_1-b_1c_1$（如果 $Q_2>n_1/2$，那么 $Q_3=Q_2-n_1/2$）；

如果 $0\leq Q_2\leq n_1/2$，那么 $Q_3=0$；

如果 $Q_2<0$，那么 $Q_3=Q_2$。

$Q_4=Q_3/\sqrt{Q_1}$（如果 $Q_1=0$，$Q_4=0$）

Q_5=（灵敏度$_{新}$–l_1）$^2-2Q_4$（灵敏度$_{新}$–l_1）（u_2–灵敏度$_{原}$）+（u_2–灵敏度$_{原}$）^{2}

Q_6=（灵敏度$_{原}$–l_2）$^2-2Q_4$（灵敏度$_{原}$–l_2）（u_2–灵敏度$_{新}$）+（u_1–灵敏度$_{新}$）^{2}

同样，特异性差值 D=特异性$_{新}$−特异性$_{原}$的 95%可信区间$[D-\sqrt{Q_5}$，$D+\sqrt{Q_6}]$。

Q_5、Q_6 可以通过下面的公式计算得到。首先应用上面所讲的公式计算新/原检测方法特异性 95%得分可信区间，然后按照下面的方法从 Q_1 计算到 Q_6。

l_1=新检测方法特异性的 95%得分可信区间的下限

u_1=新检测方法特异性的 95%得分可信区间的上限

l_2=原有检测方法特异性的 95%得分可信区间的下限

u_2=原有检测方法特异性的 95%得分可信区间的上限

Q_1=（a_2+b_2）（c_2+d_2）（a_2+c_2）（b_2+d_2）（如果 Q_1=0，那么 Q_4=0，直接计算 Q_5）

Q_2=$a_2d_2-b_2c_2$

如果 $Q_2>n_2/2$，那么 $Q_3=Q_2-n_2/2$；

如果 $0≤Q_2≤n_1/2$，那么 $Q_3=0$；

如果 $Q_2<0$，那么 $Q_3=Q_2$。

Q_4= $Q_3/\sqrt{Q_1}$（如果 Q_1=0，Q_4=0）

Q_5=（特异性$_{新}-l_1$）$^2-2Q_4$（特异性$_{新}-l_1$）（u_2-特异性$_{原}$）+（u_2-特异性$_{原}$）^{2}

Q_6=（特异性$_{原}-l_2$）$^2-2Q_4$（特异性$_{原}-l_2$）（u_2-特异性$_{新}$）+（u_1-特异性$_{新}$）^{2}

通过上面的计算得出结果，如果灵敏度（特异性）差值的可信区间包含零，因此不能推断出两种检测方法的灵敏度（特异性）有统计学差异；如果灵敏度（特异性）差值的可信区间不包括零，由此推测两种检测方法的灵敏度（特异性）在统计学上有显著性差异。

三、诊断性能评价时的注意事项

1. 应用灵敏度等率指标时应注意的问题　①计算灵敏度等率指标时，分母不宜过小。一般来说，观察样本足够多时，计算得到的灵敏度等率指标就比较稳定，能够正确反映实际情况。②根据样本估计总体时，应考虑到抽样误差，因此在表达灵敏度等指标时，还应描述其可信区间。③比较待评价方法与金标准诊断同一疾病的灵敏度等率指标时，应做显著性检验。

2. 评价检验方法诊断性能时的实验设计要点　①确定诊断疾病的金标准。该步骤是进行检验方法诊断性能评价试验的重要前提之一，如果金标准选择不当，会造成患者误诊，使评价试验的结果失真。②选择能代表研究总体的研究对象：关键是选择的研究对象能代表目标人群，即疾病组应包括各种临床类型的患者（病情轻度、中度、重度；病程早期、中期、晚期；症状典型、不典型；并发症有、无；治疗前、后等）；对照组应选择确无该病的其他病例，包括易与该病混淆的其他病例。此外，对照组与疾病组在其他非患病因素如年龄、性别、生理状态等之间应有较好的可比性。③评价试验还应有足够的样本量。④将疾病组、对照组样本用金标准与待评价检验方法进行同步盲法测试：这是保证评价试验结果真实可靠的关键，即试验操作者、结果判断者、报告单填写者均不知道患者分组情况和接受的处理措施，否则容易受主观因素影响，使结果发生偏倚，影响结论的可靠性。⑤选择合适的分界值：分界值一般可用统计学方法（正态分布法和百分位数法）、ROC 曲线法、尤登指数法等方法确定。⑥交代诊断试验的具体步骤。

四、案例分析

案例　临床诊断效能的评价报告

1. 目的　比较两种检测幽门螺杆菌抗体的方法对幽门螺杆菌感染的临床诊断效能。

2. 方法

（1）待评价的方法（新方法）和目前使用的方法（原方法）分别检测 102 份幽门螺杆菌感染患者的血清，将检测结果与明确诊断进行比较。

（2）新方法与明确诊断的比较结果见表 5-14。

表 5-14　新方法与明确诊断比较的 2×2 列联表

新检测方法	明确诊断：幽门螺杆菌		合计
	阳性	阴性	
阳性	57	2	59
阴性	4	39	43
合计	61	41	102

灵敏度（sens）$=100\%[A/(A+C)]=100\%[57/61]=93.4\%$

特异性（spec）$=100\%[D/(B+D)]=100\%[39/41]=95.1\%$

患病率$=100\%(A+C)/N=100\%(61/102)=59.8\%$

阳性预测值（PVP）$=100\%[A/(A+B)]=100\%(57/59)=96.6\%$

阴性预测值（PVN）$=100\%[D/(C+D)]=100\%(39/43)=90.7\%$

效能$=100\%(A+D)/N=100\%(96/102)=94.1\%$

新检测方法的灵敏度：

灵敏度$=100\%(57/61)=93.4\%$

计算 95% 得分可信区间：

$Q_1=2\times57+3.84=117.84$

$Q_2=1.96\sqrt{3.84+4\times57\times4/61}=8.496$

$Q_3=2\times61+7.68=129.68$

$100\%(Q_1-Q_2)/Q_3=100\%(117.84-8.496)/129.68=84.3\%$

$100\%(Q_1+Q_2)/Q_3=100\%(117.84+8.496)/129.68=97.4\%$

95% 得分可信区间是 [84.3%，97.4%]。

新检测方法的特异性：

特异性$=100\%(39/41)=95.1\%$

计算 95% 得分可信区间：

$Q_1=2\times39+3.84=81.84$

$Q_2=1.96\sqrt{3.84+4\times39\times2/41}=6.632$

$Q_3=2\times41+7.68=89.68$

$100\%(Q_1-Q_2)/Q_3=100\%(81.84-6.632)/89.68=83.9\%$

$100\%(Q_1+Q_2)/Q_3=100\%(81.84+6.632)/89.68=98.7\%$

95% 得分可信区间是 [83.9%，98.7%]。

（3）原方法与明确诊断的比较结果见表 5-15。

表 5-15　原方法与明确诊断之间比较的 2×2 列联表

| 原检测方法 | 明确诊断：幽门螺杆菌 | | 合计 |
	阳性	阴性	
阳性	54	7	61
阴性	7	34	41
合计	61	41	102

灵敏度（sens）$=100\%[A/(A+C)]=100\%[54/61]=88.5\%$

特异性（spec）$=100\%[D/(B+D)]=100\%[34/41]=82.9\%$

患病率 $=100\%(A+C)/N=100\%(61/102)=59.8\%$

阳性预测值（PVP）$=100\%[A/(A+B)]=100\%(54/61)=88.5\%$

阴性预测值（PVN）$=100\%[D/(C+D)]=100\%(34/41)=82.9\%$

效能$=100\%[(A+D)/N]=100\%(88/102)=86.3\%$

原方法的灵敏度：

灵敏度$=100\%(54/61)=88.5\%$

计算 95% 得分可信区间：

$Q_1=2\times54+3.84=111.84$

$Q_2=1.96\sqrt{3.84+4\times54\times7/61}=10.487$

$Q_2=2\times61+7.68=129.68$

$100\%(Q_1-Q_2)/Q_3=100\%(111.84-10.487)/129.68=78.2\%$

$100\%(Q_1+Q_2)/Q_3=100\%(111.84+10.487)/129.68=94.3\%$

95% 得分可信区间是 [78.2%，94.3%]。

可比较方法的特异性：

特异性$=100\%(34/41)=82.9\%$

计算 95% 得分可信区间：

$Q_1=2\times34+3.84=71.84$

$Q_2=1.96\sqrt{3.84+4\times34\times7/41}=10.196$

$Q_3=2\times41+7.68=89.68$

$100\%(Q_1-Q_2)/Q_3=100\%(71.84-10.196)/89.68=68.7\%$

$100\%(Q_1+Q_2)/Q_3=100\%(71.84+10.196)/89.68=91.5\%$

95% 得分可信区间是 [68.7%，91.5%]。

（4）两种方法灵敏度和特异度的绝对值及 95% 得分可信区间的比较，见表 5-16。

表 5-16　两种方法灵敏度、特异性的绝对值和 95% 得分可信区间的比较

| | 灵敏度（%） | 特异度（%） | 95% 得分可信区间 | |
			灵敏度（%）	特异度（%）
新方法	93.4	95.1	84.3～97.4	83.9～98.7
原方法	88.5	82.9	78.2～94.3	68.7～91.5

（5）新的检测方法、原来使用的方法与明确诊断之间进行比较，见表5-17。

表5-17　新方法、原方法及明确诊断之间的比较

方法结果		样本总数	明确诊断	
新检测方法	原检测方法		阳性	阴性
阳性	阳性	55	53	2
阳性	阴性	4	4	0
阴性	阳性	6	1	5
阴性	阴性	37	3	34
合计		102	61	41

比较灵敏度：

D=灵敏度$_{新}$-灵敏度$_{原}$=93.4%-88.5%或100%（4-1）/61=4.9%

l_1=84.3%　　u_1=97.4%（由新方法灵敏度的得分可信区间可知）

l_2=78.2%　　u_2=94.3%（由原方法灵敏度的得分可信区间可知）

Q_1=（53+4）（1+3）（53+1）（4+3）=57×4×54×7=86184

Q_2=（53×3）-（4×1）=155

$n_1/2$=61/2=30.5＜155=Q_2

Q_3=Q_2-n_1/2=155-30.5=124.5

Q_4=$Q_3/\sqrt{Q_1}$=124.5/$\sqrt{86\ 184}$=124.5/293.57=0.4241

Q_5=（93.4-84.3）^{2}-2×0.4241×（93.4-84.3）（94.3-88.5）+（94.3-88.5）^{2}=71.68

Q_6=（88.5-78.2）^{2}-2×0.4241×（88.5-78.2）（94.3-93.4）+（97.4-93.4）^{2}=114.23

$D-\sqrt{Q_5}$=4.9-$\sqrt{71.68}$=-3.6

$D+\sqrt{Q_6}$=4.9+$\sqrt{114.23}$=15.6

灵敏度差值的95%可信区间是（-3.6%，15.6%）。

比较特异性：

D=特异性$_{新}$-特异性$_{原}$=95.1%-82.9%或100%（5-0）/41=12.2%

l_1=83.9%　　u_1=98.7%（由新方法特异性的得分可信区间可知）

l_2=68.7%　　u_2=91.5%（由原方法特异性的得分可信区间可知）

Q_1=（2+0）（5+34）（2+5）（0+34）=18564

Q_2=（2×34）-（0×5）=68

$n_2/2$=41/2=20.5＜68=Q_2

Q_3=Q_2-n_1/2=68-20.5=47.5

Q_4=$Q_3/\sqrt{Q_1}$=47.5/$\sqrt{18\ 564}$=47.5/136.25=0.3486

Q_5=（95.1-83.9）^{2}-2×0.3486×（95.1-83.9）（91.5-82.9）+（91.5-82.9）^{2}=132.55

Q_6=（82.9-68.7）^{2}-2×0.3486×（82.9-68.7）（91.5-95.1）+（98.7-95.1）^{2}=250.24

$D-\sqrt{Q_5}$=12.2-$\sqrt{132.55}$=0.7

$D+\sqrt{Q_6}$=12.2+$\sqrt{250.24}$=28.0

特异性差值的95%可信区间是（0.7%，28.0%）。

3. 结论　两种检测方法灵敏度差值的95%可信区间是[-3.6%，15.6%]，该区间包含零，

因此不能推断出两种检测方法的灵敏度有统计学差异。两种检测方法特异性差值的95%可信区间是[0.7%，28.0%]，该区间不包括零，所以由此推测两种方法的特异性在统计学上有显著性差异。

（刘　丹）

第六节　定性检验方法的临床应用

定性试验在临床应用广泛，可用于疾病的筛查、诊断、确认。方法的敏感度和特异性、预测值、有效性、患病率、被检测人群条件等因素决定了定性试验的临床应用。

一、筛查试验

临床上，筛查试验（screening tests）通常用于检测整个人群（或某部分特定人群）中某待测物或因子的存在情况。例如，粪便隐血试验或梅毒血清学筛查试验，如性病研究实验室试验（venereal disease research laboratory test，VDRL）、快速血浆反应素环状卡片试验（rapid plasma reagin ring card test，RPR）、梅毒甲苯胺红不加热血清试验（tolulized red unheated serum test，TRUST）等。用于筛查的定性试验必须具有较高的敏感度，以确保真阳性结果的检出。与诊断试验或确认试验相比，筛查试验会产生更多的假阳性结果。但是，如果假阳性结果所造成的社会及经济后果不是非常严重，那么，筛查试验的低特异性是允许的，因为这个缺点可通过进一步进行特异性较好的确认试验加以弥补。

尽管筛查试验的阳性结果需要进一步的确认试验来证实，但总比筛查试验出现假阴性结果好。因为假阴性结果可能造成更严重的后果，比如漏检了某阳性物质，可能使疾病通过已感染血液进行传播或者延误了对本来可以治愈的严重疾病的治疗。

二、诊断试验

定性试验也用于临床怀疑某种特定疾病或状况是否存在的诊断。诊断试验（diagnostic tests）是把可疑有病但实际无病的人与真正的患者区分开来的过程，包括应用实验、仪器设备、随访等手段进行诊断的一切检测方法。例如，各种微生物培养就是用于判断细菌感染情况的诊断实验。因为临床要根据诊断试验结果对患者进行及时和正确的处理，这就要求诊断试验具有良好的敏感度和特异性。如果诊断试验后还有确认试验进行验证，那么对诊断试验的特异性要求可以稍微降低。诊断试验和筛查试验的主要区别见表 5-18。

表 5-18　诊断试验和筛查试验的区别

项目	筛查试验	诊断试验
目的	区别患者、可疑患者与无病者	区别患者与可疑有病但实际无病的人
观察对象	健康或表面健康的人	患者或可疑患者

续表

项目	筛查试验	诊断试验
试验要求	快速、简便、灵敏度高	科学、准确、特异性高
所需费用	价廉	一般较高
结果处理	阳性者需进一步的诊断	阳性者需治疗

三、确认试验

确认试验（confirmatory tests）用于验证筛查试验和诊断试验的结果，是当前公认的用于明确肯定或排除某种疾病的最可靠和准确的方法。如果确认试验证实了之前的检测结果，临床医生即可依其做出诊断。确认试验必须有较高的特异性（必要时，可以牺牲灵敏度）和阳性预测值。例如，梅毒密螺旋体抗体荧光吸收试验就是一种用于 VDRL、RPR、TRUST 等梅毒血清学筛查试验之后的确认试验；蛋白质印迹法就是用于 ELISA、硒标、电化学发光等 HIV 抗体初筛试验之后的确认试验。

（何　敏　刘　丹　尚陈宇）

第六章　半定量检验方法性能验证与确认

　　半定量分析（semi-quantitative analysis）是介于定性和定量分析之间的一种检测方法，适用于对某些分析准确度要求不高，但要求简便快速而又有一定数量级的结果的检测，或在定性分析中给出其大致含量。分析结果不用给出具体的量值，而是用有序分类变量等级（必须两个等级以上，如尿蛋白阴性，±，1+，2+，3+，4+）或滴度（如梅毒血清学检测 TRUST 1：64）等报告，其结果没有测量单位，定量计算的目的只是从趋势上为结果解释提供参考。

　　半定量检验方法在临床上常用于尿液干化学分析、尿液沉渣镜检（半定量）、李凡他（Rivalta）试验、潘氏（Pandy）试验、隐血试验（occult blood test）等以有序分类变量报告的项目，以及梅毒螺旋体抗体 TRUST 法、肺炎支原体抗体检测、自身抗体检测、肥达（Widal）试验、外斐（Weil-Felix）试验等以滴度报告的项目。本章节将以尿液干化学分析和肺炎支原体血清抗体滴度为例进行半定量检验方法性能验证与确认，感染性标志物采用电化学发光（COI 值）及血型抗原抗体反应凝集强度（阴性，±，1+，2+，3+，4+）等以半定量方法检测而以定性方式报告的项目不在本章讨论范围内。

　　检验程序在用于患者标本测试之前，实验室都要对该检验程序进行验证或确认（如准确度、精密度等），以保证检验数据的可接受性或达到预期用途。CNAS-CL01：2018《检测和校准实验室能力认可准则》（ISO/IEC 17025：2017）和 CNAS-CL02：2023《医学实验室质量和能力认可准则》（ISO 15189：2022）规定：①已由制造商确认并未经修改实施的方法，实验室必须进行独立的验证；②未经过制造商确认的方法或标准方法，用于非制造商意图的应用，必须在以下程度上进行确认，满足给定应用的要求（精密度、准确度、测量不确定度、分析特异性、分析灵敏度、检测限、定量限、诊断灵敏度和诊断特异性）。

　　绝大多数在临床实验室中使用的方法已经被制造商确认过，并在没有修改的情况下实施。因此，常用的方法是验证检测方法的精密度、准确度、检出限和测量范围，以及进行方法对比实验和验证新方法的参考区间。对于使用非一次性移液吸头的系统，应进行携带污染等附加实验。

　　检验程序验证：在常规应用前，应由实验室对未加修改而使用的已确认的检验程序进行独立验证。实验室应从制造商或方法开发者获得相关信息，以确定检验程序的性能特征。实验室进行的独立验证，应通过客观证据（以性能特征形式）证实检验程序的性能与其声明相符。验证过程证实的检验程序的性能指标，应与检验结果的预期用途相关。实验室应将验证程序文件化，并记录验证结果。验证结果应由适当的授权人员审核并记录审核过程。适用时，宜考虑测量不确定度。在我国的计量领域，"验证"也称为"检定"。

　　检验程序确认：实验室应对以下来源的检验程序进行确认，包括非标准方法、实验室设计或制定的方法、超出预定范围使用的标准方法、修改过的确认方法。方法确认应尽可能全面，并通过客观证据（以性能特征形式）证实满足检验预期用途的特定要求。检验程序的性能特征宜包括测量准确度、测量精密度（含测量重复性和测量中间精密度）、测量不确定度、分析特异性（含干扰物）、分析灵敏度、检出限和定量限、测量区间、诊断特异性和诊断灵敏度。实验室应将确认程序文件化，并记录确认结果。确认结果应由授权人员审核并记录审核过程。当修改已确认过的方法时，应确定这些修改的影响。当发现影响原有的确认时，应重新进行方法确认。

在对检验程序进行验证或确认前，应满足以下条件：实验操作人员应熟悉方法原理与操作，能对样本进行正确处理；实验室设施及环境符合检验程序工作要求；仪器经过校准，其各项性能指标合格；试剂及校准品满足检验程序要求。如果使用多个相同仪器或设备，实验室需要对每台仪器或设备分别进行验证和确认。

一、概念和术语

1. α错误/Ⅰ类误差/假阳性　拒绝无效假设的可能性。样本中无分析物存在，结果却为阳性，即假阳性的可能性。

2. β错误/Ⅱ类误差/假阴性　错误接受无效假设的可能性。样本中具有一定量水平的分析物，结果却为阴性，即假阴性的可能性。

二、检验程序的验证时机

1. 新检验程序常规应用前　新检验程序包括现用检验程序的任一要素（仪器、试剂、校准品等）变更，如试剂升级、仪器更新、校准品溯源性改变等。

2. 影响检验程序分析性能的情况发生后　影响检验程序分析性能的情况包括但不限于仪器主要部件故障、仪器搬迁、设施（如纯水系统）和环境的严重失控等。任何可能影响检验程序分析性能的情况发生后，应在检验程序重新启用前对受影响的性能进行验证。

3. 定期评审　常规使用期间，实验室可基于检验程序的稳定性，利用日常工作产生的检验和质控数据，定期对检验程序的分析性能进行评审，使其能满足检验结果预期用途的要求。

第一节　精密度和准确度的验证与确认

一、半定量项目精密度和准确度验证的特点

如果检验结果来自于一个定量值（如 OD 值），或者制造商说明书中描述了分析的精密度和准确度，则半定量检测需要进行精密度和准确度验证。最常见的方法是以类似于定量分析的方式估计，使用来自质控品测量信号而不是测量结果来计算。对测量信号的结果进行半定量方法的偏差估计，计算和可接受标准与定量方法所使用的相同。

批内精密度（重复性）样本采用新鲜或冻存的样本连续检测 10 次。当样本中待测物不稳定或样本不易得到时，也可考虑使用基质与实际待检样本相似的样本，如质控品或标准尿液（表 6-1）等。应至少评估 2 个等级样本的不精密度。半定量项目批间精密度检测批次通常参

考 CLSI EP05 文件（10 天，每天 2 批次）或 EP15 文件（5 天，每天 3 批次）进行。准确度验证样本可以是标准血清盘、室间质量评价样本、具有靶值的质控品或第三方校准实验室赋值样本。

表 6-1　标准尿液仪器示值技术要求（JJF 1129-2005 尿液分析仪校准规范）

参数	SG	pH	WBC（个/μL）	NIT（μmol/L）	PRO（g/L）	GLU（mmol/L）	KET（mmol/L）	URO（μmol/L）	BIL（μmol/L）	RBC（个/μL）	VC（mmol/L）
空白溶液	1.000～1.010	5.0～6.0	0	0	0	0	0	≤3.4	0	0	0
1 号溶液	1.010～1.020	6.0～7.0	5～70	13～40	0.1～0.3	1.7～5.6	0.5～1.5	16～34	3.3～17.1	5～25	0.6～1.4
2 号溶液	1.020～1.030	7.0～8.0	≥125	50～150	1.0～3.0	28～56	3.9～8.0	66～131	50～100	80～200	2.8～5.6

注：根据仪器说明书，个别仪器空白溶液 GLU≤0.6mmol/L、2 号溶液 BIL 结果为 33～103μmol/L、NIT 仅有阴、阳性两个等级。

半定量检测研究的重点不再是衡量观测结果与平均值之间的差异有多大（偏差），而是转向确定观察结果差异的频率，因此，定量检测精密度和偏差的统计就无法使用。2007 年，Kader 和 Perry 提出了"不相似系数"（coefficient of unalikeability，CU）这一参数，它为分类变量的可变性（相似性）提供了一种量化方法。CU 被定义为一个等级中的差异总数与同一等级中可能差异的最大数量的比值，如果所有结果都在同一级别中，则没有可变性，CU 为 0；相反的，当所有结果均匀分布于各个等级中时，变异性最大，CU 为 1。

1. 半定量项目精密度评估的统计学指标——不相似系数 CU%　用 k 个新鲜样本对某候选方法的 k 个类别（等级变量，$k \geq 3$，每个类别 1 个样本）重复检测判断半定量检验方法学的精密度，其判断结果常以 $k \times k$ 列联表的形式表示，见表 6-2。

表 6-2　$k \times k$ 列联表

候选方法	参考方法				合计
	1	2	…	k	
1	A_{11}	A_{12}	…	A_{1k}	A_1
2	A_{21}	A_{22}	…	A_{2k}	A_2
…	…	…	…	…	…
k	A_{k1}	A_{k2}	…	A_{kk}	A_k
合计	B_1	B_2	…	B_k	

则有序分类变量总 CU% 应报告为所有 k 水平的平均 CU%，其中，

$$CU\%_i = \left[1 - \sum_{i=1}^{k} \left(\frac{k_i}{n} \right)^2 \right] \times 100\%$$

$$CU\%_{total} = \frac{\sum_{i=1}^{k} CU\%_i}{k}$$

算式中 n 为重复测量次数；k_i 为参考方法等级 i 观察到的候选方法每一等级的数量（A_{ij}）；

k 为检测的等级个数。

2. 半定量项目准确度统计　与定量项目用偏差来表示准确度不同，半定量项目的准确度是根据检测系统能够正确识别的各测量等级的程度来定义的，即每个等级正确结果的比例 p_i 除以等级个数 k，再乘以 100%。

$$准确度 = \frac{\sum_{i=1}^{k} p_i}{k} \times 100\%$$

其中：$p_i = A_{ii}/n$。

3. 半定量项目的精密度和准确度非统计描述方法　对于半定量检测结果，因结果是有序分类变量，精密度和准确度判断标准都是以阴阳性结果一致、阳性结果相差等级或滴度来表示，具体标准可参考制造商声明或国家卫生健康委员会临床检验中心，同时实验室应规定合格结果的百分比要求。精密度检测的靶值可以是商品化质控品制造商声明或重复测量出现频率最高的结果，对于折射仪法定量检测尿比密（SG）其一个等级仍为 0.005，pH 检测等级参考制造商说明（0.5 或 1.0 为一个等级）。

二、示例

（1）临床检验实验室新购一台尿液分析仪，采用标准尿液对仪器尿蛋白的半定量结果做批内精密度验证，结果见表 6-3、表 6-4。

表 6-3　尿液分析仪尿蛋白批内精密度验证结果

测量次数	标本编号		
	1 号	2 号	3 号
1	阴性	+	++
2	阴性	+	++
3	阴性	+	++
4	阴性	+	++
5	阴性	++	++
6	阴性	+	++
7	阴性	+	++
8	阴性	+	++
9	阴性	+	++
10	阴性	+	++

表 6-4　尿液分析仪尿蛋白批内精密度验证列联表

候选方法	标准尿液			合计
	阴性	1+	2+	
阴性	10	0	0	10
1+	0	9	0	9
2+	0	1	10	11
合计	10	10	10	30

1）统计学描述

各水平 CU%：

$$CU\%_i = \left[1 - \sum_{i=1}^{k}\left(\frac{k_i}{n}\right)^2\right] \times 100\%，则$$

$$CU\%_{阴性} = \left\{1 - \left[\left(\frac{10}{10}\right)^2 + \left(\frac{0}{10}\right)^2 + \left(\frac{0}{10}\right)^2\right]\right\} \times 100\% = \left[1 - (1+0+0)\right] \times 100\% = 0\%$$

$$CU\%_{1+} = \left\{1 - \left[\left(\frac{0}{10}\right)^2 + \left(\frac{9}{10}\right)^2 + \left(\frac{1}{10}\right)^2\right]\right\} \times 100\% = \left[1 - (0+0.81+0.01)\right] \times 100\% = 18\%$$

$$CU\%_{2+} = \left\{1 - \left[\left(\frac{0}{10}\right)^2 + \left(\frac{0}{10}\right)^2 + \left(\frac{10}{10}\right)^2\right]\right\} \times 100\% = \left[1 - (0+0+1)\right] \times 100\% = 0\%$$

总精密度 CU%$_{total}$：

$$CU\%_{total} = \frac{\sum_{i=1}^{k} CU\%_i}{k} = \frac{0\% + 18\% + 0\%}{3} = 6\%$$

即该尿液分析仪的不相似系数 CU% 为 6%。

2）非统计学描述：该尿液分析仪重复性检测阴阳性结果一致，阳性结果在 1 个等级内的重复性为 100%。

（2）若尿蛋白准确度验证数据列联表同上，则该项目的准确度如下。

1）统计学描述

$$准确度 = \frac{\sum_{i=1}^{k} p_i}{k} \times 100\% = \frac{(10/10) + (9/10) + (10/10)}{3} \times 100\% = 96.7\%$$

该尿液分析仪准确度为 96.7%。

2）非统计学描述：该尿液分析仪检测阴阳性结果一致，阳性结果相差不超过 1 个等级时的准确度为 100%。

第二节　符合率的验证与确认

一、半定量项目符合率验证的特点

半定量项目因结果是有序分类变量，不同于定性项目阴阳性明确的二分法，而是有两个以上的备选值，其与临床诊断（有或无的二分法）符合率不能直接计算（如有验证需求，需将半定量项目结果简化为定性项目的二分法并按照定性项目要求进行验证）。实际工作中半定量项目更多是验证分析性能符合率，采用标准血清盘、标准尿液、室间质量评价样本或与实验室目前使用的或业界公认比较成熟的参比方法进行比对的方式进行。进行方法学比对时，有序分类变量每个等级至少要分析 10 个样本，并在所有等级中均匀分布。对于血清学抗体滴度检测建议至少选择阴性、临界值附近和强阳性标本进行比对。

由于有序分类变量的性质，用于定量方法比较实验的统计工具在这里不能应用，而需用到一致性检验[如加权 Kappa 系数（Cohen's Kappa（weighted）]、肯德尔等级相关系数（Kendall'

Taub）、鲍克尔的对称检定（Bowker's test for internal symmetry）和气泡图（bubble chart）等统计学工具，在临床上最常用的是线性加权 Kappa 系数。

实验室应根据检验项目的预期用途和性能要求，制订适宜的检测系统结果间可比性的判断标准。实验室制订判断标准时，应参考制造商或研发者声明的标准、国家标准、行业标准、地方标准、团体标准、公开发表的临床应用指南和专家共识等。验证结果应满足实验室制订的判断标准。符合率的确认比验证要求更严格，包括不同疾病来源的标本、不同对照组的标本和标本数量等要求。

1. 半定量项目方法学评估的统计学指标——加权 Kappa 系数（κ_w）　用两种方法分别对 N 个样本逐一判断属于 k 类别（等级变量，$k \geqslant 3$）中的哪一类，其判断结果常以 $k \times k$ 列联表的形式表示，见表 6-5。

表 6-5　$k \times k$ 列联表

候选方法	参比方法				合计	比率
	1	2	⋯	k		
1	A_{11}	A_{12}	⋯	A_{1k}	A_1	a_1
2	A_{21}	A_{22}		A_{2k}	A_2	a_2
⋯	⋯	⋯	⋯	⋯	⋯	⋯
k	A_{k1}	A_{k2}	⋯	A_{kk}	A_k	a_k
合计	B_1	B_2	⋯	B_k	N	
比率	b_1	b_2	⋯	b_k		

注：当两种评价方法等级量值不一致时（即 $k \times c$ 列联表，$3 \leqslant k < c$），需要将 k 列补齐至 c 列，且将 A_{kk} 的测量值加权为 0.001。

则 $\kappa = \dfrac{P_o - P_e}{1 - P_e}$

其中：

$$P_o = \left(\sum_{i=1}^{c} A_{ij} \right) / N$$

$$P_e = \sum_{i=1}^{c} a_i b_j$$

$$a_i = A_i / N$$

$$b_i = B_i / N$$

算式中的 P_o 为两种方法测定结果的实际一致率；P_e 为两种方法测定结果的期望一致率；A_{ij} 为 $k \times k$ 列联表中主对角线上的实际值；N 为总样本数；A_i 和 B_i 分别为第 i 行或第 i 列的合计值；a_i 和 b_i 分别为第 i 行或第 i 列的比率。

对于有序分类变量需要引入被第一种方法判定为第 i 类，被第二种方法判定为第 j 类的权重 W_{ij}，临床上常用线性权重进行加权：

$$W_{ij} = 1 - |i - j| / (k - 1)$$

$0 \leqslant W_{ij} = W_{ji} < 1$，$i \neq j$，$W_{ii} = 1$

加权后 P_o 和 P_e 分别为：

$$P_o(W) = \sum \sum A_{ij} W_{ij} / N$$

$$P_e(W) = \sum \sum a_i b_j W_{ij}$$

$$\kappa_w = \frac{P_o(W) - P_e(W)}{1 - P_e(W)}$$

一致性检验不仅可以明确两种方法是否存在一致，更重要的是可以计算 Kappa 值，进而评价一致性的程度。κ_w 的值介于 $-1\sim1$，如果 $\kappa_w<0$，说明 $P_o(W) < P_e(W)$，两种方法检测结果不一致；如果 $\kappa_w=-1$，说明完全不一致；如果 $\kappa_w=0$，即两种方法检测结果的一致率是由随机因素造成的；如果 $\kappa_w>0$，两种方法检测结果较大可能存在一致性。κ_w 越大说明两种方法检测结果越一致：$0<\kappa_w\leqslant0.20$，一致性较差；$0.21\leqslant\kappa_w\leqslant0.40$，一致性一般；$0.41\leqslant\kappa_w\leqslant0.60$，一致性中度；$0.61\leqslant\kappa_w\leqslant0.80$，一致性较强；$0.81\leqslant\kappa_w\leqslant1.0$，一致性强。临床实践中 κ_w 应 >0.60，最佳为 >0.80，即非随机病例中有一半以上的 κ_w 是正确的。

2. 半定量项目方法学比对非统计学描述方法　计算候选方法与参比方法阴、阳性结果的符合率，符合的判断标准是以阴阳性结果一致、阳性结果相差不超过一个等级或一个滴度来表示，实验室应规定符合率验证通过的百分比要求。

二、示例

某临床检验实验室计划新采购一种肺炎支原体抗体检测试剂盒（被动凝集法，B 厂家），与现用试剂盒（A 厂家）做方法学比对，具体结果见表 6-6、表 6-7。

表 6-6　肺炎支原体抗体滴度检测试剂盒比对数据

样本编号	A 厂家	B 厂家	样本编号	A 厂家	B 厂家
1	阴性	阴性	21	1：80	1：80
2	阴性	阴性	22	1：80	1：80
3	阴性	阴性	23	1：80	1：80
4	阴性	阴性	24	1：80	1：80
5	阴性	阴性	25	1：80	1：80
6	阴性	阴性	26	1：80	1：80
7	阴性	阴性	27	1：80	1：80
8	阴性	阴性	28	1：80	1：80
9	阴性	阴性	29	1：80	1：40
10	阴性	阴性	30	1：80	1：40
11	1：40	1：40	31	1：160	1：80
12	1：40	1：40	32	1：160	1：160
13	1：40	1：40	33	1：160	1：160
14	1：40	1：40	34	1：160	1：160
15	1：40	1：40	35	1：160	1：160
16	1：40	1：40	36	1：160	1：160
17	1：40	1：40	37	1：160	1：160
18	1：40	1：40	38	1：160	1：160
19	1：40	1：40	39	1：160	1：160
20	1：40	1：80	40	1：160	1：160

表 6-7 肺炎支原体抗体滴度检测试剂盒比对列联表

B厂家	A厂家				合计	比率
	阴性	1∶40	1∶80	1∶160		
阴性	10	0	0	0	10	0.2500
1∶40	0	9	2	0	11	0.2750
1∶80	0	1	8	1	10	0.2500
1∶160	0	0	0	9	9	0.2250
合计	10	10	10	10	40	
比率	0.2500	0.2500	0.2500	0.2500		

1）统计学描述：采用线性加权，则

$$W_{ij} = 1 - |i - j|/(k-1)$$
$$W_{11} = W_{22} = W_{33} = W_{44} = 1 - 0/(4-1) = 1$$
$$W_{12} = W_{21} = W_{23} = W_{32} = W_{34} = W_{43} = 1 - 1/(4-1) = 2/3$$
$$W_{13} = W_{31} = W_{24} = W_{42} = 1 - 2/(4-1) = 1/3$$
$$W_{14} = W_{41} = 1 - 3/(4-1) = 0$$

加权后，

$$P_o(W) = \sum\sum A_{ij}W_{ij}/N$$
$$= \frac{1\times(10+9+8+9) + 2/3\times(0+1+0+0+2+1) + 1/3\times(0+0+0+0) + 0\times(0+0)}{40}$$
$$= 0.9667$$

$$P_e(W) = \sum\sum a_i b_j W_{ij}$$
$$= 0.2500\times(0.2500\times1 + 0.2500\times2/3 + 0.2500\times1/3 + 0.2500\times0) +$$
$$0.2750\times(0.2500\times2/3 + 0.2500\times1 + 0.2500\times2/3 + 0.2500\times1/3) +$$
$$0.2500\times(0.2500\times1/3 + 0.2500\times2/3 + 0.2500\times1 + 0.2500\times2/3) +$$
$$0.2250\times(0.2500\times0 + 0.2500\times1/3 + 0.2500\times2/3 + 0.2500\times1)$$
$$= 0.5875$$

注：括号内数据为 $\sum b_j W_{ij}$，计算后再与 a_i 相乘，得出每一个等级的一致率。

$$\kappa_W = \frac{P_o(W) - P_e(W)}{1 - P_e(W)} = \frac{0.9667 - 0.5875}{1 - 0.5875} = 0.92$$

$\kappa_W \geqslant 0.81$，说明两个厂家的肺炎支原体抗体检测结果一致性强。

2）非统计学描述：两个厂家的肺炎支原体抗体检测在相差不超过一个滴度时，方法学比对的符合率为 100%。

第三节 半定量检验项目检验方法的临床应用

一、概述

虽然半定量检验项目结果是有序分类变量，但在临床应用时也要考虑与临床诊断符合率的问题，将结果二分化，并按照定性检验方法进行验证。同时，实验室也可参考定性方法验证厂家声明的临界值（Cut-off 值）、携带污染和干扰等性能。

在临床实验室对半定量检验项目进行方法学验证时，可能会因为某些等级的样本量无法满足统计学的要求，转而使用非统计学方法进行结果描述。下面以尿液分析流水线为例，同时对尿液干化学分析的半定量项目和尿液沉渣的定量项目进行验证。

二、尿液分析流水线性能验证案例

某医院因工作需求采购一台 Atellica 1500 全自动尿液分析流水线，为保障检验质量及达到科室的预期目的，根据制造商声明及有关标准对其进行性能验证。所涉及的行业标准及指南有《干化学尿液分析仪》（YY/T0475-2011）、《尿液有形成分分析仪（数字成像自动识别）》（YY/T0996-2015）、《定量测量方法的精密度性能评价：批准指南—第二版》（CLSI EP5-A2）及 CNAS-CL02-A002：2018《医学实验室质量和能力认可准则在体液学领域的应用说明》等。

××检验科尿液分析流水线验证报告

为满足临床工作需求，科室新采购西门子 Atellica 1500 全自动尿液分析流水线，为保障检测质量，现对仪器性能进行验证，具体报告如下。

一、CLINITEK Novus 尿液干化学分析仪性能验证方法

1. 重复性　采用厂家配套尿液干化学阴性和阳性质控品分别重复测定 10 次，记录结果。参考国家卫生健康委员会临床检验中心室间质量评价判断标准：阴、阳性结果一致，阳性结果以出现频率最高的结果作为靶值，测定结果与靶值相差不超过 1 个等级，符合率应为 100%。

2. 批间精密度　采用厂家配套尿液干化学阴性和阳性质控品，每天开机后和关机前，分别检测一次阴、阳性质控品，记录连续 10 天的结果。参考国家卫生健康委员会临床检验中心室间质量评价判断标准：阴、阳性结果一致，阳性结果以出现频率最高的结果作为靶值，测定结果与靶值相差不超过 1 个等级，符合率应≥90%。

3. 检测稳定性　采用厂家配套尿液干化学阴性质控品，在开机预热 0h、4h、8h 三个时间段，分别进行 10 次重复测试，记录结果。判断标准：所有检测结果不得出现阳性结果，符合率应为 100%。

4. 携带污染　检测一个除比重和 pH 外各测试项目达最高浓度的阳性样本 1 次，随后检测阴性样本 1 次，阴性样本不得出现阳性结果。

5. 方法学比对　取 40 个临床标本，正常标本和病理标本各 20 个，分别在 CLINITEK Novus 尿液干化学分析仪（候选系统）和科宝 Urilyzer Auto 全自动尿液分析仪（参考系统）上进行检测，以候选系统结果与参考系统测定结果相差不超过 1 个等级，且阴、阳性结果一致为符合，各项目标本比对符合率≥90% 为满足实验室要求。

二、尿液干化学分析仪性能验证结果

1. 重复性　阴、阳性结果一致，各检测项目的阳性结果均为同一等级，符合率为 100%。

2. 批间精密度　阴、阳性结果一致，阳性测定结果与靶值相差不超过 1 个等级，符合率均≥95%，具体见表 6-8。

表 6-8 CLINITEK Novus 尿液干化学分析仪批间精密度符合率（%）

项目	BIL	UBG	KET	GLU	PRO	BLD	pH	NIT	LEU	SG
阴性质控	100	100	100	100	100	100	100	100	100	100
阳性质控	100	95	100	100	95	100	100	100	100	95

3. 检测稳定性　3 个时间段的检测结果符合率均为 100%，具体见表 6-9。

表 6-9 CLINITEK Novus 尿液干化学分析仪检测稳定性符合率（%）

项目	BIL	UBG	KET	GLU	PRO	BLD	pH	NIT	LEU	SG
0h	100	100	100	100	100	100	100	100	100	100
4h	100	100	100	100	100	100	100	100	100	100
8h	100	100	100	100	100	100	100	100	100	100

4. 携带污染率　阴性样本未出现阳性结果。

5. 方法学比对　各项目阴性和阳性符合率均≥90%，具体见表 6-10。

表 6-10 CLINITEK Novus 尿液干化学分析仪方法学比对符合率（%）

项目	BIL	UBG	KET	GLU	PRO	BLD	pH	NIT	LEU	SG
阴性符合率	100	100	100	100	95	100	100	100	100	100
阳性符合率	90	95	100	100	95	100	95	95	95	100

三、Atellica UAS 800 尿液有形成分分析系统验证方法

1. 重复性　使用红细胞、白细胞浓度各为 50 个/μL 和 200 个/μL 的样本，进行 20 次检测，记录结果，计算 CV 值。判断标准（YY/T 0996-2015）：浓度为 50 个/μL 时，CV≤25%；浓度为 200 个/μL 时，CV≤15%。

2. 批间精密度　使用第三方低值和高值的尿液有形成分质控品，每个质控每天检测 2 次，连续检测 10 天，记录红细胞和白细胞值，计算 SD、均值和 CV 值。

3. 检出限　使用浓度水平 5 个/μL 的红细胞、白细胞样本，重复检测 20 次，计算样本检测结果的检出率（检测结果大于 0 个/μL 的次数与总检测次数的比值）。判断标准（YY/T 0996-2015）：检出率≥90%。

4. 稳定性　使用红细胞、白细胞浓度各为 200 个/μL 的样本，在开机预热 0h、4h、8h 三个时间段，分别进行 10 次重复测试，计算所有结果的 CV 值。判断标准（YY/T 0996-2015）：CV≤15%。

5. 携带污染率　选用高值红细胞、白细胞尿液样本（在检测线性范围内）及生理盐水，先取高值样本连续检测 3 次，记录检测结果为 H1/H2/H3，再取生理盐水连续检测 3 次，记录检测结果为 L1/L2/L3。根据携带污染率公式（L1–L3）/（H3–L3）×100%计算，判断标准（YY/T 0996-2015）：携带污染率≤0.05%。

6. 线性范围　取仪器厂家声明的线性范围上限浓度附近的红细胞和白细胞样本，使用正常人混合尿液（收集多人尿液，用高速离心方法除去细胞成分，留取上清液），将高浓度样本与上清液按照 1:2、1:4、1:16、1:64、1:256 的比例进行稀释。每个稀释度测定 3 次，取平均值为实测值，以稀释计算值作为理论值，将实测值与理论值进行线性回归相关分析，要求相关系数 R^2≥0.95。

7. 识别率　收集新鲜尿液标本 450 份，其中至少 90 份红细胞病理标本、90 份白细胞病理样本、30 份管型病理样本，先在尿液有形成分分析系统检测，再人工显微镜镜检。以镜检法为金标准，单项结果与镜检结果的符合率标准（YY/T 0996-2015）：红细胞识别率≥70%、白细胞识别率≥80%、管型识别

率≥50%。

8. 假阴性率　收集新鲜尿液标本 400 份，对红细胞、白细胞和管型进行检测，同时以人工显微镜镜检为金标准，计算分析仪检测结果的假阴性率，假阴性率计算及判断标准（YY/T 0996-2015）：假阴性率=（镜检阳性而仪器阴性数/总标本数）×100%，假阴性率≤3%。

9. 临床生物参考区间验证　生物参考区间的验证参照 CLSI C28-A3：2008，分别选取男、女各 20 例健康成人随机中段尿标本，采用 Atellica UAS 800 尿液有形成分分析系统进行检测。健康成人定义为：中位年龄 41（18～70）岁的健康人群，无已知疾病，无服药史，体重在健康范围，步态平稳，女性在非月经期。检测值与参考区间进行比较，R=落在参考区间内个数/实验个数，R≥0.9 说明该参考区间有效。

四、Atellica UAS 800 尿液有形成分分析系统验证结果

1. 重复性　红细胞、白细胞计数的重复性检测 CV 值见表 6-11。

表 6-11　Atellica UAS 800 尿液有形成分分析系统的红细胞、白细胞重复性

细胞	红细胞 50 个/μL	红细胞 200 个/μL	白细胞 50 个/μL	白细胞 200 个/μL
平均数（个/μL）	53.25	204.16	55.73	203.51
SD（个/μL）	7.53	13.64	9.15	12.77
CV（%）	14.14	6.68	16.42	6.27

2. 批间精密度　红细胞、白细胞批间精密度的 CV 值均达到实验室要求，具体结果见表 6-12。

表 6-12　Atellica UAS 800 尿液有形成分分析系统红细胞、白细胞批间精密度

细胞	红细胞低值	红细胞高值	白细胞低值	白细胞高值
平均数（个/μL）	176.35	1052.81	24.54	136.75
SD（个/μL）	12.36	78.21	3.46	16.51
CV（%）	7.01	7.43	14.10	12.07

3. 检出限　红细胞和白细胞的检出率均为 95%。

4. 稳定性　开机预热 0h、4h、8h 三个时间点的仪器稳定性评价中，红细胞和白细胞检测的 CV 值分别为 8.02% 和 7.87%。

5. 携带污染率　红细胞、白细胞的携带污染率均为 0。

6. 线性范围　红细胞的相关系数 R^2 为 0.9998，回归方程为 $Y=0.9982X+2.6265$；白细胞的相关系数 R^2 为 0.9981，回归方程为 $Y=1.0057X-10.0675$，仪器在红细胞 5～1369 个/μL、白细胞 4～818 个/μL 时线性良好。

7. 识别率　通过与显微镜镜检结果进行比对，仪器对红细胞、白细胞、管型的识别率分别为 87.3%、88.7%、88.0%，具体结果见表 6-13。

表 6-13　Atellica UAS 800 尿液有形成分分析系统的识别率数据

仪器测定	镜检红细胞		镜检白细胞		镜检管型	
	阴性	阳性	阴性	阳性	阴性	阳性
阴性	42	1	47	4	108	6
阳性	18	89	13	86	12	24

8. 假阴性率　通过与显微镜镜检结果进行比对，红细胞、白细胞、管型的假阴性率分别为 0.75%、

1.25%、2.50%，具体结果见表 6-14。

表 6-14 Atellica UAS 800 尿液有形成分分析系统的假阴性率数据

仪器测定	镜检红细胞		镜检白细胞		镜检管型	
	阴性	阳性	阴性	阳性	阴性	阳性
阴性	203	3	254	5	301	10
阳性	85	109	72	69	33	56

9. 临床生物参考区间验证 红细胞、白细胞、结晶、透明管型、病理管型、上皮细胞的 R 值均≥ 0.9，证明厂家生物参考区间有效，具体结果见表 6-15。

表 6-15 Atellica UAS 800 尿液有形成分分析系统生物参考区间验证结果

参数	红细胞	白细胞	结晶	透明管型	病理管型	上皮细胞
参考区间（个/μL）	0～5	0～9	0～6	0～2	0～1.5	1～5
男性组 R 值	1.0	1.0	0.975	1.0	1.0	1.0
女性组 R 值	1.0	0.975	0.975	1.0	1.0	0.95

五、结论

根据上述性能验证结果，西门子 Atellica 1500 全自动尿液分析流水线的干化学检测及尿液有形成分分析系统性能达到行业标准或实验室标准，满足临床实验室使用需求。

验证人员：××、××

××年××月××日

（高云龙 吴新忠）

参 考 文 献

国家食品药品监督管理局. 2017. 中华人民共和国医药行业标准，YY/T 0654-2017 全自动生化分析仪. 北京：中国标准出版社.

国家卫生健康委员会. 2012. 医疗机构内定量检验结果的可比性验证指南，WS/T 407. 北京：国家卫生健康委员会.

国家卫生健康委员会. 2012. 临床实验室检验项目参考区间的制定，WS/T 402. 北京：国家卫生健康委员会.

国家卫生健康委员会. 2013. 临床实验室对商品定量试剂盒分析性能的验证，WS/T 420. 北京：国家卫生健康委员会.

国家卫生健康委员会. 2016. 临床检验定量测定项目精密度与正确度性能验证，WS/T 492. 北京：国家卫生健康委员会.

国家质量监督检验检疫总局和中国国家标准化管理委员会. 2005. 测量方法与结果的准确度（正确度与精密度）第 1 部分：总则与定义，GB/T 6379.1. 北京：国家质量监督检验检疫总局.

国家质量监督检验检疫总局和中国国家标准化管理委员会. 2009. 测量方法与结果的准确度（正确度与精密度）第 6 部分：准确度值的实际应用，GB/T 6379.6. 北京：国家质量监督检验检疫总局.

侯振江，郭桂平. 2012. 生物化学检验技术. 北京：人民军医出版社.

李慎安，王玉莲，范巧成. 2008. 化学实验室测量不确定度. 北京：化学工业出版社.

欧元祝，陈宝荣，居漪. 2021. 临床化学检测的标准化现状. 检验医学，36（3）：240-244.

沈霞，朱根娣. 2005. 现代检验医学仪器分析技术及应用. 上海：上海科学技术文献出版社.

王治国. 2008. 临床检验质量控制技术. 第 2 版. 北京：人民卫生出版社.

王治国. 2009. 临床检验方法确认与性能验证. 北京：人民卫生出版社.

王治国. 2012. 临床检验生物学变异与参考区间. 北京：人民卫生出版社.

徐建华，刘冬冬，徐宁，等. 2018. CLSI EP15-A3 在临床生化正确度验证中的应用. 临床检验杂志，36（10）：779-781.

张秀明，黄宪章，曾方银，等. 2012. 临床化学检验诊断学. 北京：人民卫生出版社.

中国合格评定国家认可委员会. 2008. 量值溯源要求在医学测量领域的实施指南，CNAS-CL18. 北京：中国合格评定国家认可委员会.

中国合格评定国家认可委员会. 2011. 测量不确定度要求的实施指南，CNAS-GL05. 北京：中国合格评定国家认可委员会.

中国合格评定国家认可委员会. 2012. 医学实验室质量和能力认可准则在临床化学检验领域的应用说明，CNAS-CL38. 北京：中国合格评定国家认可委员会.

中国合格评定国家认可委员会. 2012. 医学实验室—测量不确定度的评定与表达，CNAS-TRL-001. 北京：中国合格评定国家认可委员会.

中国合格评定国家认可委员会. 2014. 测量结果的溯源性要求，CNAS-CL06. 北京：中国合格评定国家认可委员会.

中国合格评定国家认可委员会. 2019. 临床化学定量检验程序性能验证指南，CNAS-GL037. 北京：中国合格评定国家认可委员会.

中国合格评定国家认可委员会. 2021. 医学实验室定量检验程序结果可比性验证指南, CNAS-GL047. 北京：中国合格评定国家认可委员会.

庄俊华, 冯桂湘, 黄宪章, 等. 2009. 临床生化检验技术. 北京：人民卫生出版社.

庄俊华, 黄宪章, 翟培军. 2015. 医学实验室质量体系文件编写指南. 第 2 版. 北京：人民卫生出版社.

Braga F, Panteghini M. 2018. Defining permissible limits for the combined uncertainty budget in the implementation of metrological traceability. Clinical Biochemistry, 57: 7-11.

Clinical and Laboratory Standards Institute（CLSI）. 2002. Method Comparison and Bias Estimation Using Patient Samples; Approved Guideline-Second Edition. EP9-A2, Wayne, CLSI.

Clinical and Laboratory Standards Institute（CLSI）. 2005. Interference Testing in Clinical Chemistry; Approved Guideline-Second Edition. EP7-A2, Wayne, CLSI.

Clinical and Laboratory Standards Institute（CLSI）. 2008. User Protocol for Evaluation of Qualitative Test Performance; Approved Guideline-Second Edition. EP12-A2, Wayne, CLSI.

Clinical and Laboratory Standards Institute（CLSI）. 2010. Characterization and Qualification of Commutable Reference Materials for Laboratory Medicine; Approved Guideline. EP30-A, Wayne, CLSI.

Clinical and Laboratory Standards Institute（CLSI）. 2011. Assessment of the Diagnostic Accuracy of Laboratory Tests Using Receiver Operating Characteristic Curves; Approved Guideline-Second Edition. EP24-A2, Wayne, CLSI.

Clinical and Laboratory Standards Institute（CLSI）. 2012. Evaluation of Detection Capability for Clinical Laboratory Measurement Procedures; Approved guideline-Second edition. EP17-A2, Wayne, CLSI.

Clinical and Laboratory Standards Institute（CLSI）. 2013. Measurement Procedure Comparison and Bias Estimation Using Patient Samples; Approved Guideline-Third Edition. EP09-A3, Wayne, CLSI.

Clinical and Laboratory Standards Institute(CLSI). 2013. User Evaluation of Between-Reagent Lot Variation; Approved Guideline. EP26-A, Wayne, CLSI.

Clinical and Laboratory Standards Institute（CLSI）. 2014. Evaluation of Precision of Quantitative Measurement Procedures; Approved Guideline-Third Edition. EP05-A3, Wayne, CLSI.

Clinical and Laboratory Standards Institute（CLSI）. 2014. User Verification of Precision and Estimation of Bias; Approved Guideline-Third Edition. EP15-A3, Wayne, CLSI.

Clinical and Laboratory Standards Institute（CLSI）. 2018. Measurement Procedure Comparison and Bias Estimation Using Patient Samples. Third Edition. EP09-C, Wayne, CLSI.

Clinical and Laboratory Standards Institute（CLSI）. 2020. Evaluation of Linearity of Quantitative Measurement Procedures; Approved Guideline-Second Edition. EP06-A2, Wayne, CLSI.

International Organization for Standardization(ISO). 1994. Accuracy(trueness and precision)of measurement methods and results—Part 3: Intermediate measures of the precision of a standard measurement method. ISO 5725-3, Switzerland, ISO.

International Organization for Standardization（ISO）. 1994. Accuracy（trueness and precision）of measurement methods and results—Part 5: Alternative methods for the determination of the precision of a standard measurement method. ISO 5725-5, Switzerland, ISO.

International Organization for Standardization（ISO）. 1994. Accuracy（trueness and precision）of measurement methods and results- Part 1: General principles and definitions. ISO 5725-1, Switzerland, ISO.

International Organization for Standardization（ISO）. 1994. Accuracy（trueness and precision）of measurement methods and results- Part 6: Use in practice of accuracy values. ISO 5725-6, Switzerland, ISO.

International Organization for Standardization（ISO）. 1995. Guide to the expression of uncertainly in measurement. ISO 5725, Switzerland, ISO.

International Organization for Standardization（ISO）. 2009. In vitro diagnostic medical devices – Measurement of quantities in samples of biological origin – Requirements for certified reference materials and the content of supporting documentation. ISO 15194，Switzerland，ISO.

International Organization for Standardization(ISO). 2017. In vitro diagnostic medical devices - Measurement of quantities in biological samples—Metrological traceability of measured or assigned values in product calibrators，trueness control materials and human samples. ISO/IEC 17025，Switzerland，ISO.

International Organization for Standardization（ISO）. 2019. Accuracy（trueness and precision）of measurement methods and results—Part 2：Basic method for the determination of repeatability and reproducibility of a standard measurement method. ISO 5725-2，Switzerland，ISO,

International Organization for Standardization（ISO）. 2019. Medical laboratories-Practical guidance for the estimation of measurement uncertainty. ISO/TS 20914，Switzerland，ISO.

International Organization for Standardization（ISO）. 2020. Accuracy（trueness and precision）of measurement methods and results—Part 4：Basic methods for the determination of the trueness of a standard measurement method. ISO 5725-4，Switzerland，ISO.

International Organization for Standardization（ISO）. 2020. In vitro diagnostic medical devices—Requirements for establishing metrological traceability of values assigned to calibrators，trueness control materials and human samples. ISO 17511，Switzerland，ISO.

Miller WG，Erek A，Cunningham TD，et al. 2011. Commutability limitations influence quality control results with different reagent lots. Clin Chem，57（1）：76-83.

Zhang Q，Zhang L，Lin H，et al. 2019. Evaluation of a bracketing calibration-based isotope dilution liquid chromatography-tandem mass spectrometry candidate reference measurement procedure for 17α-hydroxyprogesterone in human plasma. Anal Bioanal Chem，411（27）：7095-7104.

附表 极差检验临界差值（%）表

方法	重复次数	分析的CV												
		1	2	3	4	5	6	7	8	9	10	15	20	25
2	2	4.298953	8.597906	12.89686	17.19581	21.49476	25.79372	30.09267	34.39162	38.69058	42.98953	64.48429	85.97906	107.4738
2	3	2.266968	4.533936	6.800903	9.067871	11.33484	13.60181	15.86877	18.13574	20.40271	22.66968	34.00452	45.33936	56.67419
2	4	1.730228	3.460456	5.190683	6.920911	8.651139	10.38137	12.11159	13.84182	15.57205	17.30228	25.95342	34.60456	43.2557
2	5	1.458445	2.91689	4.375335	5.83378	7.292225	8.75067	10.20912	11.66756	13.12601	14.58445	21.87668	29.1689	36.46113
3	1	8.330783	16.66157	24.99235	33.32313	41.65391	49.9847	58.31548	66.64626	74.97704	83.30783	124.9617	166.6157	208.2696
3	2	4.178763	8.357526	12.53629	16.71505	20.89381	25.07258	29.25134	33.4301	37.60887	41.78763	62.68144	83.57526	104.4691
3	3	2.505236	5.010471	7.515707	10.02094	12.52618	15.03141	17.53665	20.04188	22.54712	25.05236	37.57853	50.10471	62.63089
3	4	1.974246	3.948492	5.922738	7.896984	9.871231	11.84548	13.81972	15.79397	17.76821	19.74246	29.61369	39.48492	49.35615
3	5	1.687305	3.37461	5.061915	6.749221	8.436526	10.12383	11.81114	13.49844	15.18575	16.87305	25.30958	33.7461	42.18263
4	1	6.824526	13.64905	20.47358	27.29811	34.12263	40.94716	47.77169	54.59621	61.42074	68.24526	102.3679	136.4905	170.6132
4	2	4.070855	8.14171	12.21257	16.28342	20.35428	24.42513	28.49599	32.56684	36.6377	40.70855	61.06283	81.4171	101.7714
4	3	2.614709	5.229419	7.844128	10.45884	13.07355	15.68826	18.30297	20.91768	23.53239	26.14709	39.22064	52.29419	65.36774
4	4	2.09933	4.19866	6.29799	8.39732	10.49665	12.59598	14.69531	16.79464	18.89397	20.9933	31.48995	41.9866	52.48325
4	5	1.809468	3.618936	5.428403	7.237871	9.047339	10.85681	12.66627	14.47574	16.28521	18.09468	27.14202	36.18936	45.2367
5	1	6.287027	12.57405	18.86108	25.14811	31.43513	37.72216	44.00919	50.29622	56.58324	62.87027	94.3054	125.7405	157.1757
5	2	4.011505	8.02301	12.03451	16.04602	20.05752	24.06903	28.08053	32.09204	36.10354	40.11505	60.17257	80.2301	100.2876
5	3	2.687157	5.374315	8.061472	10.74863	13.43579	16.12294	18.8101	21.49726	24.18442	26.87157	40.30736	53.74315	67.17893
5	4	2.183492	4.366985	6.550477	8.733969	10.91746	13.10095	15.28445	17.46794	19.65143	21.83492	32.75239	43.66985	54.58731

方法	重复次数	分析的 CV												
		1	2	3	4	5	6	7	8	9	10	15	20	25
5	5	1.892544	3.785088	5.677632	7.570175	9.462719	11.35526	13.24781	15.14035	17.03289	18.92544	28.38816	37.85088	47.3136
6	1	6.032903	12.06581	18.09871	24.13161	30.16451	36.19742	42.23032	48.26322	54.29612	60.32903	90.49354	120.6581	150.8226
6	2	3.979847	7.959693	11.93954	15.91939	19.89923	23.87908	27.85893	31.83877	35.81862	39.79847	59.6977	79.59693	99.49617
6	3	2.742547	5.485095	8.227642	10.97019	13.71274	16.45528	19.19783	21.94038	24.68293	27.42547	41.13821	54.85095	68.56369
6	4	2.24721	4.4942	6.74163	8.98884	11.23605	13.48326	15.73047	17.97768	20.22489	22.4721	33.70815	44.9442	56.18025
6	5	1.955509	3.911018	5.866527	7.822036	9.777545	11.73305	13.68856	15.64407	17.59958	19.55509	29.33263	39.11018	48.88772
7	1	5.895309	11.79062	17.68593	23.58124	29.47655	35.37186	41.26717	47.16247	53.05778	58.95309	88.42964	117.9062	147.3827
7	2	3.963844	7.927687	11.89153	15.85537	19.81922	23.78306	27.7469	31.71075	35.67459	39.63844	59.45765	79.27687	99.09609
7	3	2.787998	5.575996	8.363994	11.15199	13.93999	16.72799	19.51599	22.30399	25.09198	27.87998	41.81997	55.75996	69.69995
7	4	2.298651	4.597302	6.895953	9.194603	11.49325	13.79191	16.09056	18.38921	20.68786	22.98651	34.47976	45.97302	57.46627
7	5	2.006231	4.012462	6.018694	8.024925	10.03116	12.03739	14.04362	16.04985	18.05608	20.06231	30.09347	40.12462	50.15578
8	1	5.815314	11.63063	17.44594	23.26126	29.07657	34.89188	40.7072	46.52251	52.33783	58.15314	87.22971	116.3063	145.3828
8	2	3.957097	7.914194	11.87129	15.82839	19.78549	23.74258	27.69968	31.65678	35.61387	39.57097	59.35646	79.14194	98.92743
8	3	2.826834	5.653668	8.480503	11.30734	14.13417	16.96101	19.78784	22.61467	25.44151	28.26834	42.40251	56.53668	70.67086
8	4	2.341876	4.683752	7.025628	9.367504	11.70938	14.05126	16.39313	18.73501	21.07688	23.41876	35.12814	46.83752	58.5469
8	5	2.048712	4.097424	6.146137	8.194849	10.24356	12.29227	14.34099	16.3897	18.43841	20.48712	30.73068	40.97424	51.21178
9	1	5.767266	11.53453	17.3018	23.06906	28.83633	34.6036	40.37086	46.13813	51.90539	57.67266	86.50899	115.3453	144.1817
9	2	3.956059	7.912118	11.86818	15.82424	19.78029	23.73635	27.69241	31.64847	35.60453	39.56059	59.34088	79.12118	98.90147
9	3	2.860891	5.721783	8.582674	11.44357	14.30446	17.16535	20.02624	22.88713	25.74802	28.60891	42.91337	57.21783	71.52228
9	4	2.3792	4.7584	7.137601	9.516801	11.896	14.2752	16.6544	19.0336	21.4128	23.792	35.688	47.584	59.48
9	5	2.085263	4.170526	6.255788	8.341051	10.42631	12.51158	14.59684	16.6821	18.76736	20.85263	31.27894	41.70526	52.13157
10	1	5.738386	11.47677	17.21516	22.95354	28.69193	34.43031	40.1687	45.90709	51.64547	57.38386	86.07579	114.7677	143.4596
10	2	3.958657	7.917314	11.87597	15.83463	19.79329	23.75194	27.7106	31.66926	35.62791	39.58657	59.37986	79.17314	98.96643
10	3	2.891302	5.782605	8.673907	11.56521	14.45651	17.34781	20.23912	23.13042	26.02172	28.91302	43.36954	57.82605	72.28256
10	4	2.412071	4.824141	7.236212	9.648283	12.06035	14.47242	16.88449	19.29657	21.70864	24.12071	36.18106	48.24141	60.30177
10	5	2.117339	4.234677	6.352016	8.469354	10.58669	12.70403	14.82137	16.93871	19.05605	21.17339	31.76008	42.34677	52.9934